新编高职高专旅游管理类专业规划教材

谢彦君　总主编

SHIPIN YINGYANG YU ANQUAN WEISHENG

食品营养与安全卫生

（第2版）

赵建春　主　编

朱丹丹　副主编

U0241881

北京·旅游教育出版社

新编高职高专旅游管理类专业规划教材编委会

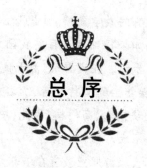

总 序

经过将近三年的策划与组织,旅游教育出版社的"新编高职高专旅游管理类专业规划教材"终于要整体付梓印行了。本套丛书不管是在编写宗旨的确立还是在撰著者的遴选方面,都经历了一个较为严谨而细致的过程,这也为保证丛书的质量奠定了一个良好的基础。

中国的高等旅游教育和旅游产业发展,已经度过了三十多个春秋。从20世纪70年代末的筚路蓝缕到今天已蔚为大观的局面,这当中包含了几代学人和业者共同努力、共同创业的艰辛。在今天看来,尽管在这个知识和行业共同体中曾经并依然存在着观点、思想和认识上的碰撞和摩擦,但一路前行的步伐却始终没有停止过。这也是中国旅游教育界、旅游产业界呈现于世人的最令人鼓舞的风貌和景观。

在整个高等旅游教育体系中,职业教育的发展只是在最近的十几年中才真正被政府纳入到大力发展的战略框架当中,并在今天形成了占据旅游高等教育半壁江山的势头。如果站在整个旅游高等教育的视野来审视旅游职业教育和普通教育在整个旅游高等教育中的局面,大家会有一个基本的共识:旅游高等职业教育在人才培养方面,无疑更加体现了专业细分、供需对接、学为所用的人才培养效率和效果,并不像旅游本科教育那样,每年的毕业生有70%以上流入其他行业或领域,从而造成社会教育资源的极大浪费。这个问题学界多有认识、阐述和呼吁,并一致认为,其根源在一定程度上是由本科专业目录管理过于僵化的行政机制所造成。值得欣慰的是,最新的本科专业目录调整方案中,已经增设了饭店管理专业,这一举措借鉴了旅游专业高等职业教育按照旅游大类进行专业细化的成功方面,昭示了旅游大类下设专业(二级学科)进一步有限度地细化的趋势。

不过，尽管旅游专业的高等职业教育有其成功的地方，但也不是没有问题。在专业格局有了科学规划的前提下，人才培养的质量就取决于具体的人才培养方案了。在这当中，各个学校所拥有的教学资源、师资队伍、教材、教学方法等方面的准备，就成为关键的教育因素。如果仔细盘点目前我国旅游专业高等职业教育在这一方面的家底，其实还很不容乐观。在我看来，由于我们对职业教育在认识上还不够成熟，准备上还不够充分，操作上还有待完善，加之旅游职业教育向来多以接待服务为教育的主体内容，缺乏硬技术、高门槛，因此，中国的旅游职业教育，依然显得离岗位培训距离不远、差异不大。在知识体系和职业技能的衔接方面，始终没有找到最好的途径和策略。因此，旅游职业教育在培养人的职业深度发展空间方面，始终有浅薄无力的缺欠。这是一个需要警觉，同时也是一个需要时间才能加以解决的问题。

旅游教育出版社在策划本套丛书的初期，就曾意识到这个问题，并有努力解决这一问题的想法。在本套丛书的书目确定、作者遴选、写作宗旨的厘定等方面，都试图对上述问题做出回应。从各位作者所做的努力来看，本套丛书还是在一定程度上解决了这个问题。整套丛书中，不乏在这方面做得很好的，也有在其他方面展现了充分特色的著作。因此，希望本套丛书的面世能够给旅游职业教育提供一套比较适用的教材资源。

本套丛书的作者都来自职业教育工作的教学与科研第一线，他们在各自所长的学科领域也都多有建树。作为本丛书的主编，我十分感谢他们在编写过程中所作出的巨大努力以及展现出来的合作与奉献精神。

由于水平所限，加之本人对旅游职业教育的理解缺乏深度，因此，本套丛书还是会存在总体架构、基本思想和具体编写工作方面的诸多不足甚至错谬。希望广大读者和其他人士对本书的缺欠不吝赐教，以图再版时予以修正，避免贻误学生。

是为序。

谢彦君

2011 年 7 月 22 日于灵水湖畔

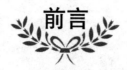

前言

随着我国经济的快速发展和人民生活水平的普遍提高,合理的膳食与营养平衡备受人们关注,这就对酒店、食品等从业人员提出了更高的要求。进入21世纪,食品营养与卫生学的发展出现了新的趋势,而我国食品营养与卫生方面的课程内容已经明显滞后于我国食品营养与卫生发展的现实状况。教学内容是课程的核心,内容的合理性和先进性直接关系到教学效果的优劣。因此,为了使教学内容更顺应社会发展的需要,紧跟时代步伐,贴近现实生活,编者在教材的编写过程中,遵循"以够用为度,以适用为则,以实用为标"的方针,以职业活动为导向,以职业技能为核心,突出体现实用性、技能性、职业性、趣味性和可读性于一体,注重反映近年来我国酒店、食品专业教育政策和教学科研的新成果,突出理论与实践相结合,紧扣应用型人才培养目标。

本教材是根据我国职业教育专业人才的培养目标和规格编写的。根据学生的专业特点和基础知识背景,从应用的角度出发,较系统地阐述食品营养与安全卫生的基本理论和技能。全书共分7章,包括人体营养素和能量、食品的营养价值、公众营养健康、人体健康与保健食品、食品卫生学基础、食源性疾病与食物过敏和食品安全监督与管理。本书还对近年来营养学中的热点问题,如人体基础营养、食品安全卫生及其管理等知识进行了阐述。

本书由赵建春担任主编,朱丹丹担任副主编。郑州旅游职业学院赵建春编写第一、二、六、七章;郑州旅游职业学院朱丹丹编写第三、四、五章;赵建春对全书进行统稿整理。

在编写过程中,本书得到了业内许多朋友的大力支持和帮助,在此一并表示感谢。

鉴于编者水平和能力有限,书中难免有遗漏、错误和不足之处,敬请广大读者给予批评指正,以便今后进一步修订完善。

目 录

人体营养素和能量

了解中国营养学会推荐的"中国居民膳食营养素参考摄入量(DRIs)"。

掌握营养素、食物特殊动力作用、必需氨基酸、蛋白质的互补作用、必需脂肪酸、膳食纤维等概念。

掌握各种营养素的生理功能,各种矿物质、维生素的相应缺乏症状,三大产热营养素的作用机理。

第一节　营养与能量

一、营养的基本概念

食物是人类赖以生存和发展的物质基础,随着社会的发展,人们对食物的要求层次不断提高,《食品工业基本术语》对食品的定义是可供人类食用或饮用的物质,包括加工食品、半成品和未加工食品,不包括烟草或只作药品用的物质。2015年颁布实施的《中华人民共和国食品安全法》第一百五十条对食品的定义如下:"食品,指各种供人食用或者饮用的成品和原料以及按照传统既是食品又是中药材的物品,但是不包括以治疗为目的的物品。"

营养就是谋求养生之意,是指人们摄取食物,进行消化、吸收和利用食物对身体有益物质的整个过程。在此过程中,所有能够维持人体正常生理功能、生长发育及生命活动的有效成分称为营养素。食品营养是指食品中所含的能被人体摄取以维持生命活动的物质及其特性的总称。

目前已知,人体必须从食品中获得的营养素有 40 种(见表 1-1),分为宏量营养素和微量营养素,水和膳食纤维则归入其他膳食成分(见图 1-1)。宏量营养素包括蛋白质、脂肪、碳水化合物,这三种营养素人体需要量大,属大分子有机化合物,是人体的能量来源,也称为三大产能营养素。微量营养素包括无机盐和维生素,人体需要量不大但必须由食品供给。营养素的功能主要有三个方面:构成机体组织的原材料;提供人体所需要的能量;调节各种生理功能。

表 1-1　人体必需营养素

氨基酸	脂肪酸	碳水化合物	常量元素	微量元素	维生素
异亮氨酸	亚油酸		钙	铁	维生素 A
亮氨酸	亚麻酸		磷	锌	维生素 D
赖氨酸			钾	碘	维生素 E
蛋氨酸			钠	硒	维生素 K
苯丙氨酸			镁	铜	维生素 B_1
苏氨酸			硫	钼	维生素 B_2
色氨酸			氯	钴	维生素 B_6
缬氨酸					烟酸
组氨酸					泛酸
					叶酸
					维生素 B_{12}
					生物碱
					维生素 C

资料来源:葛可佑.中国营养科学全书.北京:人民卫生出版社,2006.

营养素 { 1.宏量营养素:蛋白质、脂类、碳水化合物——生热营养素,大分子物质
2.微量营养素:矿物质(无机盐)、维生素——人体不能合成,低分子物质
3.其他膳食成分:水、膳食纤维、其他生物活性成分——有些为膳食非必要成分

图 1-1　营养素分类

人体需要的各种营养素都需从饮食中获得,一种食品不可能包含所有的营养素,人体需要从多种食品中获取足够和平衡的各种营养素,因此必须科学地安排每日膳食,以提供数量及质量适宜的营养素。

二、膳食营养素参考摄入量(DRIs)

人体每天都需要从膳食中获得一定量的各种必需营养成分,人体对营养素的需要量依年龄、性别、体型、活动强度、生长发育情况及健康状况而异,也同时受环境因素的影响。为了帮助个体和人群安全地摄入各种营养素,避免可能产生的营养缺乏或营养过多的危害,中国营养学会于 2001 年制定了"中国居民膳食营养素参考摄入量(DRIs)",作为我国人民保证正常人身体健康的膳食质量标准。

DRIs 包括四项内容:平均需要量(EAR)、推荐摄入量(RNI)、适宜摄入量(AI)和可耐受最高摄入量(UL)(见图 1-2)。

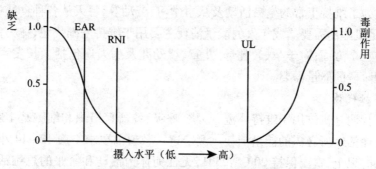

图 1-2 营养素摄入量及随机个体危险性大小关系

1. 平均需要量(EAR)

EAR 是根据个体需要量的研究资料制定的,是根据某些指标判断可以满足某一特定性别、年龄及生理状况群体中 50% 个体需要量的摄入水平。这一摄入水平不能满足群体中另外 50% 个体对该营养素的需要。EAR 是制定 RNI 的基础。

2. 推荐摄入量(RNI)

RNI 相当于传统使用的每日膳食中营养素供给量(RDA),是可以满足某一特定性别、年龄及生理状况群体中绝大多数(97%~98%)个体需要量的摄入水平。长期摄入 RNI 水平,可以满足身体对该营养素的需要,保持健康和维持组织中有适当的贮备。但个体摄入量低于 RNI 时并不一定表明该个体未达到适宜营养状态。RNI 的主要用途是作为个体每日摄入该营养素的目标值。

3. 适宜摄入量(AI)

在个体需要量的研究资料不足而不能计算 EAR,因而不能求得 RNI 时,可设定 AI 来代替 RNI 。AI 是通过观察或实验获得的健康人群某种营养素的摄入量。AI 可能显著高于 RNI。AI 的主要用途是作为个体营养素摄入量的目标,同时用作限制过多摄入的标准。当健康个体摄入量达到 AI 时,出现营养缺乏的危险性很小。如长期摄入超过 AI,则有可能产生毒副作用。

4.可耐受最高摄入量(UL)

UL 是平均每日摄入营养素的最高限量。这个量对一般人群中的几乎所有个体都不致引起不利于健康的作用。当摄入量超过 UL 而进一步增加时,损害健康的危险性随之增大。UL 并不是一个建议的摄入水平。"可耐受"指这一剂量在生物学上大体是可以耐受的,但并不表示可能是有益的,在大多数情况下,UL 包括膳食、强化食品和添加剂等各种来源的营养素之和。

三、人体的能量消耗

人类为了维持正常的生命活动及从事学习、劳动等,每天从各种食物中获取能量,以满足机体的需要。成年人的能量消耗主要用于维持基础代谢、体力活动和食物热效应三个方面;对于孕妇、乳母、儿童、婴幼儿及病人还包括生长发育、康复等特殊生理阶段的能量需要。

1. 基础代谢

基础代谢是机体用于维持体温、心跳、呼吸、各器官组织和细胞基本功能等最基本的生命活动所必需的能量消耗。测定这一数值前要求空腹 12~14 小时,清醒静卧半小时以上,室温保持 20℃~25℃,无任何体力活动和紧张的思维活动,全身肌肉松弛,消化系统处于静止状态下。实际上基础代谢受许多因素的影响,特别是身体的状况如身高、体重、性别、年龄以及气候等。一般相对地说,男性基础代谢比女性高,儿童和青少年比成年人高,寒冷气候下比温热气候下高。

2.体力活动的能量消耗

每日从事各种活动消耗的能量,主要取决于体力活动的强度和持续时间。体力活动一般分为职业活动、社会活动、家务活动和休闲活动等,其中以职业活动消耗的能量差别最大。一般根据劳动强度不同,分 3 个等级:

(1) 轻体力活动。75%时间坐或站立,25%时间站着活动。如办公室工作、售货员、酒店服务员、组装和修理电子产品、化学实验操作、教师讲课等。

(2) 中等体力活动。75%时间坐或站立,25%时间进行特殊职业活动。如学生日常活动、机动车驾驶、电工安装、车床操作、金工切割等。

(3) 重体力活动。60%时间坐或站立,40%时间进行特殊职业活动。如非机械化农业劳动、体育运动、炼钢、舞蹈、装卸、搬运、采矿等。

影响体力活动能量消耗的因素有很多,如体重越重、肌肉越发达,能量消耗就越多;劳动强度越大、持续时间越长,能量消耗就越多;对工作熟练程度越差,能量消耗就较多。

实际上,各种劳动强度的分级划分,与特定职业活动的机械化、自动化水平直接有关,随着科学技术的迅速发展,人们的劳动强度正逐步降低。

3.食物的热效应

食物的热效应(TEF)是指人体摄食过程中引起的额外的能量消耗,过去也称食物特殊动力作用(SDA)。这是摄食后一系列消化、吸收、利用以及营养素及营养素代谢产物之间相互转化过程中所消耗的能量。例如,进食碳水化合物可使能量消耗增加5%～6%,进食脂肪增加4%～5%,进食蛋白质增加30%～40%。一般成人摄入的混合膳食能量消耗增加约相当于基础代谢的10%。

4.生长发育及孕妇、乳母对能量的需求

婴幼儿、儿童、青少年的能量消耗还应包括生长发育所需要的能量,主要是机体生长发育中形成新的组织所需要的能量及新生成的组织进行新陈代谢所需要的能量。孕妇的能量消耗则应包括满足胎儿的生长发育和自身器官及生殖系统的孕期发育特殊需要的能量。乳母合成和分泌乳汁也需要额外补充能量。

四、能量的来源及推荐摄入量

1.能量来源

人体所需的能量来源于食物中蛋白质、脂肪和碳水化合物三种产能营养素。根据我国人民的饮食习惯和生理需要,我国居民所需热能的10%～15%应由蛋白质提供,20%～30%应由脂肪提供,55%～65%应由碳水化合物提供。

每克营养素在体内氧化所产生的能量值称为食物的能量卡价,亦称能量系数。食物的能量卡价是经体外燃烧实验推算而得,较在体外氧化燃烧释放的热能偏低。每1g蛋白质、脂肪和碳水化合物的消化率分别为92%、95%、98%,在体内氧化可供热能分别为16.74 kJ(4.0 kcal)、37.56 kJ(9.0 kcal)、16.81 kJ(4.0 kcal)。

2.能量的推荐摄入量

人体能量代谢的最佳状态是达到能量消耗与能量摄入的平衡,能量代谢失衡即能量缺乏或过剩都对身体不利。能量的摄入必须满足机体对能量的需求,一般成人能量的摄入和消耗保持平衡,就能维持人体的健康和正常体力活动的需要。正常情况下,人体能量的需要与食欲相适应,当正常食欲得到满足时,能量需要量一般也可以满足。

成人的体重是评定膳食能量摄入适当与否的重要标志,人体标准体重的计算公式:身高(cm)－105＝体重(kg)。如果实际体重偏离标准体重10%范围内都属于正常;超过10%为过重,超过20%为肥胖;低于20%为消瘦。如能量摄入量过多或不足,对健康都极为不利。

膳食中能量供给量依不同性别、年龄、活动强度而不同,各个国家都有相应的能量供给量的推荐值,包括三大产能营养素合理的摄入比。2001年中国营养学会

制定的中国居民(成人)膳食营养素参考摄入量中,对各年龄组人群的能量摄入作了具体的推荐量,也根据不同的活动强度,按轻体力劳动、中等体力劳动和重体力劳动来推荐摄入量(见表1-2)。

表1-2　中国居民(成人)膳食能量推荐摄入量(RNIs)

年龄及体力活动	能量				蛋白质		脂肪占能量百分比(%)
	RNI/(MJ/d)		RNI(kcal/d)		RNI/(g/d)		
	男	女	男	女	男	女	
18~49岁							20~30
轻	10.03	8.8	2400	2100	75	65	
中	11.29	9.62	2700	2300	80	70	
重	13.38	11.30	3200	2700	90	80	
50~59岁							20~30
轻	9.62	8.00	2300	1900	75	65	
中	10.87	8.36	2600	2000			
重	13.00	9.20	3100	2200			
60~69岁							20~30
轻	7.94	7.53	1900	1800	75	65	
中	9.20	8.36	2200	2000			

资料来源:中国营养学会.中国居民膳食营养素参考摄入量(简要本).北京:中国工业出版社,2001.

第二节　蛋白质

一、蛋白质的组成

(一)元素组成

蛋白质是一种化学结构复杂的高分子含氮有机化合物,主要是由碳、氢、氧、氮四种元素构成,部分也含有硫、磷、铁和铜等元素。其中氮元素是蛋白质组成上的特征,碳水化合物和脂肪都不含氮,仅含有碳、氢、氧三种元素,所以蛋白质是人体氮元素的唯一来源,碳水化合物和脂肪都不能代替蛋白质。

氮在各种蛋白质中含量最稳定,平均含量为16%,所以常以食物中氮的含量来测定蛋白质的含量。在食物中,每克氮相当于 6.25(即 100÷16)克蛋白质,只要测定出食物中的含氮量,即可折算出其中蛋白质的大致含量:

食物中蛋白质的百分含量(g%)= 每克食物中含氮量(g)×6.25×100%。

实际上,各种蛋白质的折算系数不同。准确计算时,不同食物应采用不同的蛋白质换算系数(见表 1- 3)。

表 1-3 常见食物蛋白质的折算系数

食物	折算系数	食物	折算系数
小麦	5.83	花生	5.46
大米	5.95	芝麻	5.30
玉米	6.25	混合菜肴	6.25
小米	6.31	全鸡蛋	6.25
荞麦	6.31	肉类和鱼类	6.25
大豆	5.71	乳及乳制品	6.38

(二)氨基酸

天然的氨基酸现已发现 300 多种,其中构成蛋白质的主要有 20 多种。氨基酸是与羧基分子相连的 α-碳原子上的氢被一个氨基所取代,同时具有氨基(-NH$_2$)和羧基(-COOH)的一类非常特殊的化合物,具有共同的基本结构,故又称 α-氨基酸。氨基酸是组成蛋白质的基本单位,也是蛋白质消化分解的最终产物。

1.氨基酸分类

人体对蛋白质的需要实际上是对氨基酸的需要。氨基酸根据其营养学上的作用可分为必需氨基酸和非必需氨基酸两大类。

必需氨基酸是指人体内不能合成或合成的速度不能满足机体的需要,必须每天由食物蛋白质供给的氨基酸。成年人的必需氨基酸有 8 种:亮氨酸、异亮氨酸、赖氨酸、蛋氨酸(甲硫氨酸)、苯丙氨酸、苏氨酸、色氨酸和缬氨酸。此外,对婴儿来说,组氨酸也是必需氨基酸。

非必需氨基酸是指在人体内能够合成,或者可以由其他氨基酸转化而成,不必由食物蛋白质供给的氨基酸,有甘氨酸、丙氨酸、谷氨酸、酪氨酸、胱氨酸、丝氨酸、半胱氨酸、脯氨酸、羟脯氨酸、门冬氨酸、精氨酸和羟谷氨酸。从营养学观点来看,上述氨基酸均是机体构造材料,而必需氨基酸则是食物蛋白质营养价值的关键成分。

人体内的酪氨酸可由苯丙氨酸转变而成,半胱氨酸可由蛋氨酸转变而成,因此当膳食中这两种氨基酸含量丰富时,则人体对蛋氨酸和苯丙氨酸的需要量可以减少30%和50%。由于这种关系,有人将酪氨酸和半胱氨酸称为半必需氨基酸。在计算食物必需氨基酸组成时,通常将苯丙氨酸和酪氨酸、蛋氨酸和半胱氨酸合并计算。

在特殊生理条件下,某些非必需氨基酸人体不能及时合成,如精氨酸、脯氨酸、甘氨酸及上述的胱氨酸和酪氨酸,所以也有人称这些氨基酸为条件必需氨基酸。

2. 氨基酸模式

人体对必需氨基酸的需要量随年龄的增长而不断下降。婴儿和儿童对蛋白质和必需氨基酸的需要比成人高,主要是用以满足其生长、发育的需要。

人体对必需氨基酸不仅有数量上的需要,而且还有比例上的要求。所以,为了保证人体合理营养的需要,一方面要充分满足人体对必需氨基酸所需要的数量,另一方面还必须注意各种必需氨基酸之间的比例。各种必需氨基酸之间的相互比例也可以称为氨基酸构成比例或相互比值,亦有人称为氨基酸模式。

如果膳食中蛋白质的氨基酸构成比例与机体的需要不相符合,一种必需氨基酸的数量不足,其他氨基酸也不能充分利用,蛋白质合成就不能顺利进行。一种必需氨基酸过多,也同样会对其他氨基酸的利用产生影响。所以当必需氨基酸供给不足或不平衡时,蛋白质合成减少,也会出现类似蛋白质缺乏的症状。

3. 限制性氨基酸

当食物蛋白质中某一种或几种必需氨基酸含量不足或缺乏时,能够限制其他氨基酸的利用,这些必需氨基酸就称为限制性氨基酸(LAA)。其中含量最低的是第一限制性氨基酸,且根据其缺乏程度类推。一般赖氨酸是谷类蛋白质的第一限制性氨基酸,蛋氨酸则是大豆、花生蛋白质的第一限制性氨基酸。此外,小麦、大麦、燕麦和大米还缺乏苏氨酸;玉米缺乏色氨酸,分别是第二限制性氨基酸。所以,限制性氨基酸是某些食物蛋白质营养价值高低的关键。

(三)蛋白质分类

在营养学上,常按蛋白质的营养价值进行分类,一般分为三类:

1. 完全蛋白质

完全蛋白质是指所含的必需氨基酸种类齐全、数量充足、比例与人体蛋白质的氨基酸模式相接近的优质蛋白质。在膳食中作为唯一的蛋白质来源时,不仅可以维持生命和健康,也可以促进儿童的生长发育。如乳类中的酪蛋白、乳白蛋白,蛋类中的卵白蛋白、卵黄磷蛋白,肉类中的白蛋白、肌蛋白,大豆中的大豆蛋白,小麦中的麦谷蛋白,玉米中的谷蛋白等。

2.半完全蛋白质

半完全蛋白质是指所含的必需氨基酸种类齐全但有一种或几种数量不足、相互间比例不平衡的蛋白质。作为唯一蛋白质来源时，只能维持生命，不能促进生长发育。如小麦、大麦中的麦胶蛋白。

3.不完全蛋白质

不完全蛋白质是指所含的必需氨基酸种类不全的蛋白质，作为唯一蛋白质来源时，既不能维持生命，也不能促进生长发育。如动物结缔组织和肉皮中的胶原蛋白、豌豆中的豆球蛋白、玉米中的玉米胶蛋白等。

（四）蛋白质的互补作用

将两种或多种不同的食物适当搭配，其各自所缺少的必需氨基酸得以相互补偿，达到较好的比例，从而提高蛋白质的总体营养价值，就称为蛋白质的互补作用或氨基酸的互补作用。这在饮食调配、原料选择及提高蛋白质的生物价等方面有重要的实际意义。

为了充分发挥食物蛋白质的互补作用，在搭配食物时应遵循以下几个原则：一是食物的生物学种属越远越好，如荤素搭配，谷、豆、菜混食等；二是搭配的种类越多越好；三是食用的时间越近越好，最好同时吃。

二、蛋白质的营养评价

食物中蛋白质营养价值的高低，主要取决于其所含必需氨基酸的种类、含量及其相互比例是否与人体内的蛋白质相似。评定一种食物中蛋白质营养价值的高低，无非是从一量（食物中蛋白质的含量）、二质（被人体消化、利用的程度）两方面考虑。

（一）蛋白质的含量

食品中蛋白质含量的多少是评价其营养价值的基础。蛋白质的含量虽然不能决定一种食品蛋白质营养价值的高低，但也不能不单纯考虑，如其含量太低时就无法发挥蛋白质的应有作用。

常用食物中，每 500g 食物约含蛋白质：肉类 100g，蛋类 60~64g，鱼类 70~90g，奶类 15~20g，谷类 40~56g，豆类 110~170g，蔬菜 5~10g。

（二）蛋白质的消化率

蛋白质的消化率是指一种食物蛋白质可被消化酶分解、吸收的程度，通常以蛋白质中被消化吸收的氮的数量与该种蛋白质的含氮总量的比值来表示，可分为表观消化率和真消化率。

$$表观消化率 = \frac{摄入氮 - 粪氮}{摄入氮} \times 100\%$$

$$真消化率 = \frac{摄入氮 - (粪氮 - 粪代谢氮)}{摄入氮} \times 100\%$$

蛋白质的消化率越高,则被机体吸收利用的可能性越大,营养价值也越高。有许多因素可以影响食物中蛋白质的消化率,如食物的属性、烹调加工的方法和人体自身的因素等。一般植物性食品中蛋白质的消化率要比动物性食品蛋白质的消化率低。有的食物中含有蛋白质酶抑制剂,如大豆中的胰蛋白酶抑制剂、蛋清中的抗生物素等,都可降低蛋白质的消化率。

(三)蛋白质的利用率

蛋白质利用率是食物蛋白质营养评价常用的生物学方法,衡量蛋白质利用率的指标很多,各指标分别从不同角度反映蛋白质被消化吸收后在体内利用的程度。我们这里只介绍两种方法。

1.生物价(BV)

生物价是反映食物蛋白质消化吸收后被机体利用程度的指标,是评定食物蛋白质营养价值高低的常用方法。它与体内代谢有更直接的关系。

生物价 = 储留氮/吸收氮 × 100

储留氮 = 吸收氮 - (尿氮 - 尿内源氮)

吸收氮 = 摄入氮 - (粪氮 - 粪代谢氮)

生物价越高,说明蛋白质被机体利用的程度越高,营养价值也越高,最高值100。生物价高,说明食物蛋白质中氨基酸主要用来合成人体蛋白,极少有过多的氨基酸经肝、肾代谢而释放能量或由尿排出多余的氮,从而可以大大减轻肝肾的负担。

2.氨基酸评分(AAS)

氨基酸评分亦称蛋白质化学分,主要反映蛋白质构成和利用率的关系。氨基酸评分是目前应用极广的一种食物蛋白质营养价值评价方法,不仅适用于单一食物蛋白质评价,还可用于混合食物蛋白质的评价。

$$AAS = \frac{被测食物蛋白质每克氮或蛋白质氨基酸含量(mg)}{参考蛋白质每克氮或蛋白质氨基酸含量(mg)}$$

确定食物蛋白质氨基酸评分时,首先将被测食物蛋白中必需氨基酸与参考蛋白中的必需氨基酸进行比较,比值最低者,为限制性氨基酸。被测食物蛋白质的第一限制性氨基酸与参考蛋白质中同种必需氨基酸的比值即为该种蛋白质的氨基酸评分。不同年龄的人群其氨基酸评分模式不同,不同的食物其氨基酸评分模式也不同。

评定食物蛋白质营养应采用多种方法、多个指标全面考虑(见表1-4)。

表1-4 常见食物蛋白质的营养质量

食物种类	蛋白质的含量（%）	消化率（%）	生物价	氨基酸评分	第一、第二限制氨基酸
全鸡蛋	11.8	99	94	1.06	无
全牛肉	3.5	97	81	0.98	无
鱼肉	19	98	83	1.00	无
牛肉	18	99	74	1.00	无
大豆	35	90	73	0.63	无,蛋氨酸较少
精面粉	11	99	52	0.34	赖氨酸、苏氨酸
一般豆干类	22	73	58	0.79(豌豆)	—
花生	26	87	54	0.55	蛋氨酸
绿叶菜(甘蓝)	1.5～4.5	85	64	—	—
玉米	10	90	59	0.67	赖氨酸、色氨酸
精大米	7	98	63	0.59	赖氨酸、苏氨酸
糙大米	8	96	73	—	赖氨酸、苏氨酸
土豆	2	89	67	—	—

注:"—"为无资料。

资料来源:黄刚平.营养与卫生.北京:旅游教育出版社,2008.

三、蛋白质的生理功能

1.构成和修补机体组织

蛋白质占人体总重量的16%～19%,是组成机体所有组织和细胞的主要成分。如果缺乏蛋白质,就会影响组织细胞的正常生命活动,机体也就无法进行正常的生长发育。

2.构成体内重要物质

蛋白质可作为酶或激素参与机体代谢或机体功能活动的调节,如甲状腺激素能促进蛋白质的合成和骨的钙化,胰岛素能调节糖代谢的速度等;作为运载工具参与机体内物质的运输,如血红蛋白参与氧的运输,脂蛋白参与脂肪的运输;作为抗体或细胞因子参与免疫调节,如免疫球蛋白的免疫作用;蛋白质还可作为肌纤维蛋白参与肌肉收缩,或作为胶原蛋白构成机体支架等。

3.参与调节和维持体内各种功能

如维持体液的胶体渗透压、酸碱平衡、水分在体内的正常分布。此外,遗传信息的传递及许多重要物质的运转都与蛋白质有关。

4.供给能量

蛋白质在体内虽然主要的功用不是供能,但由食物提供的蛋白质在不符合人体需要,或者摄入量大时,也将被氧化分解而释放能量。

四、氮平衡

所谓氮平衡是指一个人每日摄入的氮量与排出的氮量相等时的状态。氮平衡说明组织蛋白质的分解与合成处于动态平衡状态,反映了体内蛋白质代谢的状态。图1-3 表示一个健康成人蛋白质代谢和氮平衡的关系。氮平衡可用下式表示:

摄入氮=尿氮+粪氮+其他氮损失(由皮肤及其他途径排出的氮)

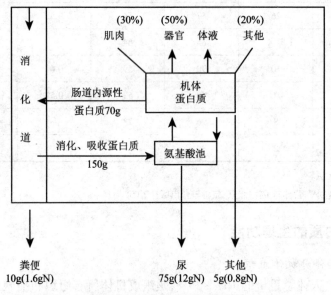

图1-3 蛋白质代谢和氮平衡

在不同人群中氮平衡体现出不同的形式和特征,从而用氮平衡来判断人群的蛋白质营养状况。当摄入氮和排出氮相等时为零氮平衡,健康成年人应维持零氮平衡并富余5%;如摄入氮多于排出氮则为正氮平衡,儿童处于生长发育阶段,妇女怀孕、病人疾病恢复时以及运动、劳动需要增加肌肉时均应保证正氮平衡,满足机体对蛋白质的额外需要;摄入氮少于排出氮则是负氮平衡,人在饥饿、老年、慢性消耗性病变、组织损伤以及蛋白质摄入量过少时,一般会处于这种状态,应尽量避免。

负氮平衡的出现是蛋白质营养不良的信号,需要予以改善,最有效的办法就是摄食足够量的优质蛋白质。

五、蛋白质的推荐摄入量和食物来源

1.蛋白质的推荐摄入量

我国居民每日膳食蛋白质推荐摄入量为:1岁以内婴儿按1.5~3g/kg体重,成人可按1.0~1.2g/kg体重为标准推算。如按热能计算,蛋白质摄入量占膳食总热能的10%~12%,儿童青少年为12%~15%。

要保证膳食中优质蛋白质比例,包括动物性蛋白质和大豆蛋白质,应占成人膳食蛋白质供给量1/3以上,儿童所占比例应更高,以防止蛋白质营养不良。

蛋白质营养不良有两种表现形式:一种是水肿型营养不良,即热能摄入基本满足而蛋白质严重不足;另一种是干瘦型营养不良,指蛋白质和热能摄入均长期不足。蛋白质缺乏在成人和儿童中都有发生,但处于生长阶段的儿童更为敏感,造成生长发育迟缓、体重下降、淡漠、易激怒、贫血以及患干瘦病或水肿病,并因为易感染而继发疾病。

如果膳食中优质蛋白质达到总摄入量的40%以上时,蛋白质的供应量可以减少。如果长期蛋白质摄入量过多,尤其是动物蛋白会同时摄入较多的动物脂肪和胆固醇,而且过多的动物蛋白还会造成含硫氨基酸摄入过多,加速骨骼中钙的流失,易产生骨质疏松。过多的蛋白质也会增加胃、肠、肝、肾的负担,蛋白质脱氨分解产生的氮及大量水分需经肾脏排出体外,若肾功能不好,则危害就更大了。

2.蛋白质的食物来源

人体蛋白质的来源主要有动物性食物(见表1-5)如各种肉、乳和蛋类等,植物性食物如大豆、谷类和花生等,其中动物性食物蛋白质和大豆蛋白质是人类膳食中优质蛋白质的来源。目前,我国许多地区居民膳食蛋白质还主要为粮谷类蛋白质,因此应注意蛋白质互补,进行适当搭配,提倡增加牛奶和大豆及其制品等优质蛋白质的摄入量。

表1-5 常见动物性食物蛋白质含量比较(g,以100g可食部计)

食物名称	含量	食物名称	含量	食物名称	含量
猪肉(肥瘦)	13.2	牛脑	12.5	鸡蛋黄	15.2
猪肉(肥)	2.4	猪肾	15.4	咸鸭蛋	12.7
猪肉(瘦)	20.3	鸡	19.3	鲤鱼	17.6
牛肉(肥瘦)	19.9	鸭	15.5	青鱼	20.1

续表

食物名称	含量	食物名称	含量	食物名称	含量
牛肉(瘦)	20.2	鹅	17.9	带鱼	17.7
羊肉(肥瘦)	19.0	鸡肝	16.6	海鳗	18.8
羊肉(瘦)	20.5	鸭肝	14.5	对虾	18.6
猪肝	19.3	鹅肝	15.2	海蟹	13.8
牛肝	19.8	鸡蛋	12.7	赤贝	13.9
猪脑	10.8	鸭蛋	12.6	乌贼	15.2

资料来源:杨月欣.中国食物成分表 2004.北京:北京医科大学出版社,2005.

第三节　脂类

一、脂类的组成

脂类是一大类疏水性生物物质的总称,包括脂肪和类脂。重要的类脂主要有磷脂、固醇和蜡质。食物中的脂类 95% 是甘油三酯,5% 是类脂。人体内贮存的脂类中,脂肪高达 99%。

(一)脂肪酸

脂肪酸是有机酸中链状羧酸的总称,可与甘油结合成脂肪。组成脂肪的脂肪酸种类很多,由不同脂肪酸组成的脂肪其功能也有所不同。

1.根据脂肪酸饱和程度分

(1)饱和脂肪酸(SFA)。饱和脂肪酸是直链上不含双键的脂肪酸,如软脂酸、硬脂酸、花生酸和月桂酸等。通常 4~12 碳的脂肪酸都是饱和脂肪酸。

已经证明,血浆中胆固醇的含量可受食物中饱和脂肪酸与多不饱和脂肪酸的影响。饱和脂肪酸可增加肝脏合成胆固醇的速度,提高血胆固醇的浓度。摄取过多的饱和脂肪酸会增加引发冠心病的危险。

(2)单不饱和脂肪酸(MUFA)。单不饱和脂肪酸在降低血胆固醇、甘油三酯等方面与多不饱和脂肪酸相近,但不具有多不饱和脂肪酸潜在的不良作用,如促进机体脂质过氧化、促进化学致癌作用和抑制机体的免疫功能等。所以膳食中为了降低饱和脂肪酸,以单不饱和脂肪酸取代部分饱和脂肪酸有重要意义。

(3)多不饱和脂肪酸(PUFA)。多不饱和脂肪酸根据其距离脂肪中性末端(ω端)的第一个双键位置不同,分为 n-6 和 n-3 两大系列。n-6 系列是由亚油酸衍生而来,包括 γ-亚麻酸(GLA)、二高 γ-亚麻酸(DHLA)、花生四烯酸(AA);n-3系列则是包括有 α-亚麻酸(ALA)、二十碳五烯酸(EPA)、二十二碳六烯酸(DHA)。这些多不饱和脂肪酸在人和哺乳动物组织细胞中一系列酶的催化下,可转变为前列腺素、血栓素及白三烯等重要衍生物,几乎参与所有的细胞代谢活动,具有特殊的营养功能。

多不饱和脂肪酸对人体健康虽然有很多益处,但不可忽视其易产生脂质过氧化作用,对细胞和组织可造成一定的损伤。此外,n-3 系列多不饱和脂肪酸还有抑制免疫功能的作用。因此在考虑脂肪摄入量时,必须同时考虑饱和脂肪酸、多不饱和脂肪酸和单不饱和脂肪酸三者之间的合适比例。

2. 按脂肪酸空间结构分

(1)顺式脂肪酸。顺式脂肪酸其联结到双键两端碳原子上的两个氢原子都在链的同侧。天然食物中的油脂,其脂肪酸的结构多为顺式脂肪酸。

(2)反式脂肪酸。反式脂肪酸其联结到双键两端碳原子上的两个氢原子都在链的不同侧。人造黄油是植物油经氢化处理后制成的,植物油的双键与氧结合变成饱和键,其形态由液态变为固态,同时其结构也由顺式变为反式。研究表明,反式脂肪酸可以使血清低密度脂蛋白胆固醇升高,而使高密度脂蛋白胆固醇降低,因此有增加心血管疾病的危险性。

(二)类脂

类脂是一种在某些理化性质上与脂肪相似的物质,主要包括磷脂、糖脂、固醇类和脂蛋白。在营养学上有特殊意义的是磷脂和固醇两类化合物。

1. 磷脂

重要的磷脂有卵磷脂和脑磷脂。卵磷脂主要存在于脑、肾、肝、心、蛋黄、大豆、花生、核桃、蘑菇等食物中;脑磷脂主要存在于脑、骨髓和血液中。磷脂是生物膜的重要组成成分,对脂肪的吸收和运转以及贮存脂肪酸,特别是不饱和脂肪酸起着重要作用。能防止脂肪肝的形成,有利于胆固醇的溶解和排泄,防止动脉粥样硬化,也是磷的重要来源。据世界卫生组织(WHO)专门委员会报告,一般成人每日需补充 6~8g 磷脂,食用 22~83g 的磷脂可以降低血中的固醇,且无任何副作用,因此磷脂是重要的保健食品。

2. 固醇(甾醇)

固醇可分为动物固醇和植物固醇。胆固醇就是最重要的动物固醇。人体各组织中皆含有胆固醇,是脑、神经、肝、肾、皮肤和血细胞生物膜的重要组成成分,是合成类固醇激素和胆汁酸的必需物质,对人体健康非常重要。但是人体血液中胆固醇浓度太高,可能有引起心血管疾病的危险。

胆固醇主要含于动物性食物(见表 1-6),以动物内脏,尤其脑中含量丰富,蛋黄和鱼子中含量也高,再次为蛤贝类;鱼类和奶类含量较低。

植物固醇可促进饱和脂肪酸和胆固醇代谢,具有降低血中胆固醇的作用。植物固醇主要存在于麦胚油、大豆油、菜籽油、燕麦油等植物油中。

表1-6 常见动物性食物胆固醇含量(mg,以100g可食部计)

食物名称	含量	食物名称	含量	食物名称	含量
猪肉(肥肉)	80	牛脑	2447	鸭蛋	565
猪肉(肥)	109	猪肾	354	咸鸭蛋	647
猪肉(瘦)	81	鸡(均值)	106	鲤鱼	84
牛肉(肥瘦)	84	鸭(均值)	94	青鱼	108
牛肉(瘦)	58	鹅	74	海鳗	71
羊肉(肥瘦)	92	鸡肝	356	带鱼	76
羊肉(瘦)	60	鸭肝	341	对虾	193
猪肝	288	鹅肝	285	海蟹	125
牛肝	297	鸡蛋	585	赤贝	144
猪脑	2571	鸡蛋黄	1510	乌贼	168

资料来源:杨月欣.中国食物成分表2002.北京:北京医科大学出版社,2002.

二、脂类的生理功能

(一)脂肪

1.贮存能量

人类合理膳食的总能量有20%~30%是由脂肪供给。脂肪是体内的一种能量贮存形式和主要供能物质。机体摄入过多的能量时,多余的部分将以脂肪的形式贮存在体内,当机体能量消耗大于摄入量时,贮存脂肪即可随时补充机体所需的能量。脂肪是食物中能量密度最高的营养素,它在体内氧化产生的能量比碳水化合物和蛋白质高1倍多。脂肪在皮下可阻止体热散失,有助于御寒。在器官周围的脂肪有缓冲机械冲击的作用,可固定和保护脏器。

2.构成生物膜

类脂特别是磷脂、糖脂和胆固醇,是所有生物膜的重要组成成分,如细胞膜、内质网膜、核膜、神经髓鞘膜等机体主要的生物膜。糖脂在脑和神经组织中含量最多。

3.供给必需脂肪酸

脂肪为机体提供必需脂肪酸和其他具有特殊营养功能的多不饱和脂肪酸,以满足机体正常生理需要。

4.促进脂溶性维生素吸收

膳食中的脂肪是脂溶性维生素的良好溶剂,如鱼肝油和奶油富含维生素 A、维生素 D,麦胚油富含维生素 E。这些维生素随着脂肪的吸收而同时被吸收,当脂肪缺乏或发生吸收障碍时,就会出现相应脂溶性维生素缺乏。

(二)必需脂肪酸

目前已经肯定的必需脂肪酸(EFA)是亚油酸,机体不能合成,但它又是人体生命活动所必需的,一定要由食物供给的脂肪酸。过去认为,亚油酸、亚麻酸和花生四烯酸都是人体的必需脂肪酸。但是亚麻酸和花生四烯酸可以由亚油酸合成。亚麻酸虽然有一定的促进生长的作用,但却不能消除亚油酸缺乏所产生的症状。

必需脂肪酸在人体内具有重要的生理功能:

1.构成线粒体和细胞膜的结构

必需脂肪酸参与磷脂的合成,以磷脂的形式存在于线粒体和细胞膜中。人体缺乏必需脂肪酸时,细胞对水的通透性增加,毛细血管的脆性、通透性增高,皮肤出现水代谢紊乱,会发生皮炎和伤口难于愈合。尤其是婴儿,缺乏亚油酸可出现湿疹或皮肤干燥、脱屑等皮肤症状,这些症状可通过含亚油酸丰富的油脂得到改善。

2.参与胆固醇代谢

胆固醇与必需脂肪酸结合后才能在体内转运进行正常代谢。如果必需脂肪酸缺乏,胆固醇则与饱和脂肪酸结合,不能进行正常转运代谢,在体内尤其是血管中沉积。

3.合成前列腺素的前体

前列腺素有多种多样的功能,可促进局部血管扩张、影响神经刺激的传导、作用于肾脏影响水的排泄。

4.参与动物精子的形成

动物精子的形成也与必需脂肪酸有关,长期缺乏可出现不孕症,授乳过程亦会出现障碍。

5.维护视力

从海洋鱼类油脂中分离的 EPA(二十碳五烯酸)和 DHA(二十二碳六烯酸)对人体也具有必需脂肪酸的生理活性。DHA 可维持视网膜光感受体功能,缺乏时可引起光感细胞受损,视力减退。此外对调节注意力和认知过程也有影响。

正常成年人每日最少需要供给亚油酸6~8g,以占总热能的1%~2%为宜。

三、膳食脂肪与健康

1.脂肪与心血管疾病的关系

脂肪摄入量过高尤其饱和脂肪酸摄入量高,是导致血胆固醇、甘油三酯和低密度脂蛋白胆固醇升高的主要原因。动脉粥样硬化的形成,主要是由于血浆中胆固醇过多,沉积在大、中动脉内膜上所致。如同时伴有动脉壁损伤或胆固醇运转障碍,则易在动脉内膜生成脂斑层,继续发展即可使动脉管腔狭窄,形成动脉粥样硬化,增加患冠心病的危险性。

2.脂肪与癌的关系

通过流行病学调查和动物试验发现,脂肪的摄入量与某些癌症的生成有关,膳食脂肪总量增加,某些癌症的发生也增加,尤其是乳腺癌和结肠直肠癌。橄榄油、棕榈油因含有丰富的维生素 E,其危险性较小。

3.膳食脂肪与免疫应答

动物试验揭示出高脂肪摄入和肥胖导致免疫应答下降。亚油酸摄入量高,对免疫功能有抑制作用。脂肪摄入量低,维生素 A 的来源就主要靠 β-胡萝卜素,若 β-胡萝卜素的摄入量少,易造成维生素 A 缺乏。维生素 A 缺乏会导致免疫功能下降,会增强呼吸道的感染和腹泻。

4.脂肪肥胖

引起肥胖的原因很多,最根本的原因是摄入的能量超过了消耗所需的能量,多余的能量即转化为脂肪储存体内。脂肪是一高能营养素,其在肥胖中所起的作用不可忽视。肥胖是导致一些慢性病的重要危险因素。如肥胖者糖尿病患病率比体重正常者高 3~5 倍。

四、脂肪的摄入量和食物来源

1.脂类的摄入量

不同的民族和地区间由于经济发展水平和饮食习惯的不同,脂肪的实际摄入量有很大差异。我国建议每日膳食中脂肪的适宜摄入量(AI)应占总能量的比例为:成年人 20%~30%,儿童和少年可达 25%~30%。成人胆固醇的每日摄入量应不超过 300mg。成人膳食中饱和脂肪酸占总能量的比例小于 10%,单不饱和脂肪酸和多不饱和脂肪酸占总能量的比例均为 10%;多不饱和脂肪酸(n-6):(n-3)的摄入比例为(4~6):1。

2.食物来源

脂肪的食物来源主要是烹调油,也包括食物本身所含的油脂。通常,动物脂肪含饱和脂肪酸较多,而植物油含不饱和脂肪酸多,是人体必需脂肪酸的良好来源。

一般认为,植物油中如大豆油、花生油、芝麻油、玉米油、米糠油等营养价值高,动物脂肪中如奶油、蛋黄油、鱼脂、鱼肝油的营养价值较高。动物性食物以肉类含脂肪较高,禽类次之,鱼类较少。肉类中猪肉、羊肉含脂量较多,牛肉次之(见表1-7)。

表1-7 动物性食物脂肪的含量及脂肪酸组成比例比较

畜类脂肪的含量及脂肪酸组成比较(g,以100g可食部计)			
名称	脂肪	饱和脂肪酸	单不饱和脂肪酸	多不饱和脂肪酸
猪肉(后臀尖)	30.8	10.8	13.4	3.6
牛肉(均值)	4.2	2.0	1.7	0.2
羊肉(均值)	14.1	6.2	4.9	1.8
驴肉(瘦)	3.2	1.2	1.1	0.6
马肉	4.6	1.6	1.5	1.1
禽类脂肪的含量及脂肪酸组成比较(g,以100g可食部计)			
名称	脂肪	饱和脂肪酸	单不饱和脂肪酸	多不饱和脂肪酸
鸡	9.4	3.1	3.7	2.2
鸭	19.7	5.6	9.3	3.6
鹅	19.9	5.5	10.2	3.1
鸽	14.2	3.3	8.3	1.8
鹌鹑	3.1	1.1	1.0	0.8
鸡肝	4.8	1.7	1.1	0.6
鸡心	11.8	2.7	4.0	2.7
鸭皮	50.2	14.9	27.7	4.7
鸭肝	7.5	2.8	2.0	1.1
鸭心	8.9	2.2	3.7	1.1
鹅肝	3.4	1.6	0.5	0.3
鱼类脂肪的含量及脂肪酸组成比较(g,以100g可食部计)			
名称	脂肪	饱和脂肪酸	单不饱和脂肪酸	多不饱和脂肪酸
鲤鱼	4.1	0.8	1.3	0.6
青鱼	4.2	1.5	1.3	0.4

续表

名称	脂肪	饱和脂肪酸	单不饱和脂肪酸	多不饱和脂肪酸
银鱼	4.0	1.0	1.1	1.5
鲢鱼	3.6	0.8	1.0	0.5
鲫鱼	2.7	0.5	0.8	0.5
海鳗	5.0	1.2	1.4	0.8
黄鱼	2.5	0.7	0.7	0.3
沙丁鱼	1.1	0.3	0.2	0.3
鲈鱼	3.4	0.8	0.8	0.6
鲐鱼	7.4	2.2	1.7	1.3
鲑鱼	7.8	2.0	4.3	0.7
鲳鱼	7.3	2.1	2.3	0.5
对虾	0.8	0.2	0.1	0.2

蛋类脂肪的含量及脂肪酸组成比较(g,以100g可食部计)

名称	脂肪	饱和脂肪酸	单不饱和脂肪酸	多不饱和脂肪酸
鸡蛋(白皮)	9.0	2.7	3.4	1.2
鸭蛋	13.0	3.8	5.6	1.1
鸭蛋黄	33.8	7.8	16.0	2.1
松花蛋	10.7	2.8	5.0	1.2
咸鸭蛋	12.7	3.7	5.4	1.1
鹅蛋	15.6	4.5	7.2	1.0
鹅蛋黄	26.4	7.2	12.6	1.7
鹌鹑蛋	11.1	4.1	4.1	1.0

资料来源:杨月欣.中国食物成分表 2004.北京:北京医科大学出版社,2005.

第四节　碳水化合物

碳水化合物是生物界三大基础物质之一,也是自然界最丰富的有机物。碳水化合物主要由碳、氢、氧三种元素组成,其中氢和氧的比例为 2∶1,与水相同,故称为碳水化合物,是提供人体热能的重要营养素。

一、膳食中主要的碳水化合物

根据 FAO/WHO 专家组的建议,碳水化合物的分类根据其聚合度分为糖、寡糖和多糖三个类。

(一)单糖

1.葡萄糖

主要存在于各种植物性食物中,人体利用的葡萄糖主要由淀粉水解而来,此外还来自蔗糖、乳糖等的水解。葡萄糖不需经消化过程就能直接被人体小肠壁吸收,是为人体提供能量的主要原料。血液中的葡萄糖即血糖浓度保持恒定具有极其重要的生理意义。

2.果糖

果糖是自然界中最甜的糖,主要存在于蜂蜜和水果中。食物中的果糖在体内吸收可转化为肝糖原,然后分解为葡萄糖。

3.半乳糖

半乳糖是双糖中的乳糖分解后,一半转变为葡萄糖,一半转变为半乳糖。在人体内可转变为肝糖原被利用,又是构成神经组织的重要成分。

(二)双糖

1.蔗糖

是植物界分布广泛的一种双糖,在甘蔗和甜菜中含量很高,它们是制糖工业的重要原料。日常食用的绵白糖、砂糖、红糖都主要是蔗糖。多吃蔗糖容易引起龋齿,大量摄入食糖可能与肥胖症、糖尿病、动脉硬化、冠心病等有关。

2.麦芽糖

是由两个分子葡萄糖缩合而成,在麦芽中含量最高。人们吃米饭、馒头时,在细细咀嚼中感到甜味就是由淀粉水解的麦芽糖。麦芽糖在饴糖、高粱饴、玉米糖浆中大量存在,是食品工业中重要的糖质原料。

3.乳糖

是动物乳汁中特有的糖,甜味是蔗糖的 1/6。乳糖是婴儿主要食用的碳水化合物。乳糖较难溶于水,在消化道中吸收较慢,有利于保持肠道中合适的肠菌丛数,并能促进钙的吸收,故对婴儿有重要的营养意义。有些成人会出现乳糖不适应症。

(三)糖醇

糖醇是糖的衍生物,食品工业中常用其代替蔗糖作为甜味剂使用,在营养上亦有其独特作用。

1.山梨醇

是将葡萄糖氢化,使其醛基转化为醇基而制成的。其特点是代谢时可转化为果糖,而不转变成葡萄糖,不受胰岛素控制,食后不影响血糖的迅速上升,因而适作糖尿病等患者的甜味剂。

2.木糖醇

存在于多种水果、蔬菜中,如南瓜、香蕉等。木糖醇的甜度及氧化功能与蔗糖相似,但其代谢利用可不受胰岛素调节,因而可被糖尿病人食用。此外,木糖醇不能被口腔细菌发酵,是具有防龋或抑龋作用的甜味剂。

3.麦芽糖醇

是由麦芽糖氢化而来。麦芽糖醇为非能源物质,不升高血糖,也不增加胆固醇和中性脂肪的含量,因此是心血管病、糖尿病等患者食用的理想甜味剂。

（四）寡糖

许多寡糖如低聚果糖、麦芽糊精、棉籽糖、低聚异麦芽寡糖、大豆低聚寡糖等都具有营养和生理两方面的意义。功能性寡糖已被广泛应用于食品工业中。

（五）多糖

1.淀粉

是以颗粒的形式贮存在植物种子、根茎中的多糖,是由单一的葡萄糖所组成。淀粉在消化道内经过消化分解,最终变为葡萄糖供人体吸收利用。淀粉在谷类、豆类和薯类中含量最丰富,是人类膳食的重要组成成分。

2.糖原

动物淀粉是存在于动物肝脏和肌肉组织中类似于植物淀粉的一类物质,又称糖原。它也由葡萄糖组成,是人体贮存碳水化合物的主要形式,它在维持人体能量平衡方面起着十分重要的作用。

3.膳食纤维

膳食纤维又称食物纤维,是植物性食物中含有的不能被人体消化酶分解利用的多糖碳水化合物。膳食纤维包括纤维素、半纤维素、木质素和果胶等物质,是植物细胞壁间质组成成分。近年来又将一些非细胞壁的化合物,如一些不被人体消化酶所分解的物质如抗性淀粉、抗性低聚糖、美拉德反应的产物、甲壳素等也列入膳食纤维的组成之中。

膳食纤维虽没有营养功能,但却为人体健康所必需,被营养学家称为"第七营养素",是平衡膳食结构的必需营养素之一。

（1）生理功能

膳食纤维在人体内不但能刺激肠道蠕动、减少慢性便秘,而且对心血管疾病、糖尿病、结肠癌等有一定预防作用。膳食纤维可缩短食物在胃内的排空时间,促进消化液的分泌,有利于营养物质的消化吸收;可缩短肠内容物通过肠道的时间,降低结肠压力,减少有害物质与肠壁接触的时间;能增强结肠的渗透作用,稀释胃肠内容物中有害物质的浓度。

膳食纤维由于是胶态,可延缓或阻碍食物中脂肪和葡萄糖的吸收,降低血脂和血糖水平。改善耐糖量,减少糖尿病患者对胰岛素的依赖作用。它可降低血液中胆固醇的浓度,促进胆固醇在肝脏代谢分解后与胆盐结合排出体外,对预防心血管疾病有一定作用。

膳食纤维可改善肠内细菌丛,发挥免疫作用,产生能起免疫作用的各种非消化性微生物多糖。谷物纤维素能与致癌物质结合,排出体外,从而减少随饮食进入肠内的霉菌毒素、亚硝胺、苯并芘等的吸收。

膳食纤维还可增加胃内容物容积而有饱腹感,从而减少人们摄入的食物量和能量,有利于控制体重而起到减肥的作用。但必须指出,膳食纤维也不宜摄入过多,因为过多的膳食纤维会妨碍蛋白质、钙、磷、铁、锌和一些维生素的吸收与利用。

(2)适宜摄入量和食物来源

我国总膳食纤维的每日适宜摄入量:中等能量膳食 10MJ(2400kcal)的成年人 30g。

富含膳食纤维的食物有粗粮、杂粮、豆类、蔬菜、水果等,此外还有多种高膳食纤维功能性食品。一般来说,谷物加工越精细,膳食纤维含量越低。

二、碳水化合物的生理功能

1.提供能量

碳水化合物是人类获取能量的最经济、最主要和最安全的来源,所有的碳水化合物在体内消化后,主要以葡萄糖的形式被吸收,并迅速氧化给机体提供能量,氧化的最终产物为二氧化碳和水。1g 葡萄糖可以产生 16.71kJ(4kcal)的能量。脑组织、骨骼肌和心肌活动都只能靠碳水化合物供给能量。

2.构成机体的重要物质

碳水化合物是构成机体的重要物质,并参与细胞的多种活动。糖脂是细胞膜与神经组织的结构成分,对维持神经组织系统的机能活动有特别作用。糖蛋白是一些具有重要生理功能的物质如抗体、酶和激素的组分,核糖及脱氧核糖是核酸的重要组分。

3.参与营养素的代谢

碳水化合物有利于机体的氮潴留,充足的碳水化合物摄入可以节省体内蛋白质或其他代谢物的消耗,使氮在体内的潴留增加,这种作用称为碳水化合物对蛋白质的节约作用。脂肪在体内的代谢也需要碳水化合物参与,脂肪代谢过程中,如果碳水化合物供应不足,脂肪氧化便会不完全而产生过量酮体。酮体是酸性物质,它在血中的浓度过高会引起酸中毒。如果碳水化合物供应充足,便不会发生这种有害的情况。

4.解毒作用

肝脏中的糖原贮备充足时,对某些化学毒物(如四氯化碳、酒精、砷等)和各种致病微生物产生的毒素有较强的解毒能力。

5.增加胃的充盈感

摄入含碳水化合物丰富的食物,容易增加胃的充盈感。特别是缓慢吸收和抗消化的碳水化合物,充盈感的时间会更长。

6.增强肠道功能

非淀粉多糖类如纤维素和果胶、抗性淀粉、功能性低聚糖等抗消化的碳水化合物,能刺激肠道蠕动,有助于正常消化和增加排便量。

三、碳水化合物的摄入量和食物来源

1.碳水化合物的摄入量

除小于 2 岁的婴幼儿外,碳水化合物的适宜摄入量(AI)占总能量的 55%～65%。要限制纯热能食物如糖的摄入量,提倡摄入营养素/热能密度高的食物,以保障人体热能和营养素的需要,并可改善胃肠道环境和预防龋齿。

2.食物来源

碳水化合物主要来源于植物性食物如谷类、薯类和根茎类食物中,以及谷类制品如面包、饼干、糕点等。糖除少部分存在于果蔬中外,绝大部分以食糖和糖果等形式直接食用,其营养密度及营养价值较低。乳中的乳糖是婴儿最重要的碳水化合物。

第五节　维生素

维生素是促进生物生长发育、调节生理功能所必需的一类低分子有机化合物的总称。近年来,有关维生素的作用有不少新发现,证明它不仅是防止多种缺乏病的必需营养素,而且具有预防多种慢性退行性疾病的保健功能。

维生素种类较多,化学性质不同,生理功能各异,人体所必需的维生素有 10 多种,一般按其溶解性质可分为脂溶性维生素和水溶性维生素两大类。

脂溶性维生素包括维生素 A、维生素 D、维生素 E、维生素 K 四大类;水溶性维生素包括维生素 B_1、维生素 B_2、维生素 PP、维生素 B_6、维生素 B_{12}、叶酸、泛酸、生物素和维生素 C 两大类 9 种。此外,还有类维生素物质如胆碱等。

一、脂溶性维生素

(一)维生素 A(视黄醇)与类胡萝卜素

维生素 A 只存在于动物性食品中,以两种形式出现:视黄醇为维生素 A_1,不脱

氢视黄醇是维生素 A₂。植物性食品只能提供作为维生素 A 前体的胡萝卜素,其中以 β-胡萝卜素最重要。

1.生理功能

(1)维生素 A 是眼睛视网膜细胞内视紫红质的组成成分。当人由亮处进入黑暗环境中时,依靠视紫红质对弱光的敏感性能看清物体。如维生素 A 缺乏,视网膜细胞中视紫红质含量下降,眼睛在暗光处看不清东西,这便是夜盲症。

(2)维持皮肤和黏膜等上皮组织的正常状态。维生素 A 缺乏时,上皮细胞退化,黏膜分泌减少,出现皮肤粗糙、脱屑、眼结膜干燥、发炎,从而导致各种眼疾。

(3)促进生长和骨骼发育。这可能与维生素 A 有促进蛋白质合成和骨骼细胞的分化有关。缺乏维生素 A 可引起生殖功能衰退、儿童骨骼生长不良及发育迟缓。

(4)与免疫功能密切相关。维生素 A 可增进人体对疾病的抵抗力,对预防腹泻和呼吸道感染有一定效果。缺乏维生素 A 可引起食欲降低、免疫功能低下、抵抗力降低,易感染。

类胡萝卜素具有很好的抗氧化功能。它能捕捉自由基,猝灭单线氧,提高抗氧化防卫能力,因而具有抑制超氧化物产生的作用。营养流行病学调查发现,高维生素 A 与胡萝卜素摄取者,患肺癌等上皮癌的危险性减小。

2.稳定性

维生素 A 及其衍生物很容易氧化,在无氧条件下,视黄醇对碱比较稳定,但在酸中不稳定,可发生脱氢或双键的重新排列。紫外线能促进氧化过程的发生。油脂在酸败过程中,其所含的维生素 A 和胡萝卜素会受到严重的破坏,但食物中的磷脂、维生素 E 或其他抗氧化剂有提高维生素 A 和胡萝卜素稳定性的作用。

烹调中胡萝卜素比较稳定,并且食物的加工和热处理有助于提高植物细胞内胡萝卜素的释出,提高其吸收率。但长时间的高温,特别是在有氧和紫外线照射的条件下,维生素 A 的损失有明显的增加。我国的炒菜方法胡萝卜素的保存率为70%~90%。

3.参考摄入量与来源

计算膳食维生素 A 摄入量时,应考虑其来源,我国人民膳食中维生素 A 的主要来源为类胡萝卜素。膳食维生素 A 的供给量都是以视黄醇当量(RE)表示的。

RE(ug)= 视黄醇(ug)+ 0.167β-胡萝卜素(ug)+ 0.084×其他维生素 A 原类胡萝卜素(ug)

我国维生素 A 的每日推荐摄入量为:儿童 500~700ug RE/d,14 岁以上及成年男子 800ug RE/d,女子 700ug RE/d,孕妇 800~900ug RE/d,乳母 1000ug RE/d。

我国目前膳食中维生素 A 和类胡萝卜素的摄入量仍然普遍偏低,对婴儿可适当补充鱼肝油或维生素 A 制剂。

维生素 A 在动物肝脏、奶油和蛋黄中含量较多;植物性食品中,类胡萝卜素在深绿色或红黄色蔬菜、水果中含量较多。

长期摄入过量维生素 A,可发生中毒,急性表现为恶心、呕吐、嗜睡;慢性表现为食欲不振、毛发脱落、头痛、耳鸣、复视等。

常见蔬菜、水果胡萝卜素的含量见表 1-8。

表 1-8　常见蔬菜、水果胡萝卜素的含量(每 100g 可食部分计)

蔬菜名称	胡萝卜素(ug)	水果名称	胡萝卜素(ug)
豆瓣菜[西洋菜、水田芥]	9550	沙棘	3840
西兰花[绿菜花]	7210	刺梨[茨梨、木梨子]	2900
冬寒菜[冬苋菜、冬葵]	6950	杧果(大头)	2080
羽衣甘菜	4368	哈密瓜	920
胡萝卜	4107	柑橘(均值)	890
芥蓝[甘蓝菜、盖蓝菜]	3450	木瓜[番木瓜]	870
芹菜叶	2930	海棠果[楸子]	710
菠菜[赤根菜]	2920	西瓜(均值)	450
荠菜[蓟菜、菱角菜]	2590	荷柿	440
茴香[小茴香]	2410	樱桃	210
小白菜[青菜]	1853	橙	160
空心菜	1713	李子	150
芥菜(大叶)[盖菜]	1700	中华猕猴桃[毛叶猕猴桃]	130
小白菜	1680	柿	120
韭菜	1596	红果[山果红、大山楂]	100
南瓜(栗面)	1518	葡萄(均值)	50
茼蒿[蓬蒿蒿、艾菜]	1510	布朗	46
苋菜(紫)[红苋]	1490	梨(均值)	33
芥菜(小叶)[小芥菜]	1450	桑葚(均值)	30

资料来源:杨月欣.中国食物成分表 2002.北京:北京医科大学出版社,2002.

杨月欣.中国食物成分表 2004.北京:北京医科大学出版社,2005.

（二）维生素 D

维生素 D 是类固醇的衍生物，主要包括两种：维生素 D_2 称麦角钙化醇、维生素 D_3 称胆钙化醇。植物中麦角固醇在日光或紫外线照射后可以转变成维生素 D_2，人体皮下的 7-脱氢胆固醇在日光或紫外线照射下可以转变为维生素 D_3。

1. 生理功能

维生素 D 主要与钙和磷的代谢有关，它促进钙、磷的吸收利用，维持血清钙磷浓度的稳定，对骨骼及牙齿的钙化过程起重要作用，保证正常生长发育。

2. 稳定性

维生素 D 很稳定，耐高温、不易氧化，但对光敏感，脂肪酸败可使其破坏。通常的贮藏、加工不会引起维生素 D 的损失。

3. 参考摄入量与来源

我国居民维生素 D 的每日推荐摄入量为：0～10 岁 10ug、11 岁至成人 5ug、50 岁以后 10ug。由于日光直接照射皮肤可产生胆钙化醇，所以在户外活动较多的人不易缺乏，一般不需另外补充。

天然食物中维生素 D 的含量很少，主要存在于酵母和鱼肝油中。为此，婴幼儿食品常给予维生素 D 强化。长期摄入过多的维生素 D 也可导致中毒。

（三）维生素 E（生育酚）

维生素 E 是所有具有生育酚生物活性化合物的总称。在自然界以生育酚和三烯生育酚的形式存在，其中 α-生育酚的活性最强。

1. 生理功能

维生素 E 是一种极有效的抗氧化剂，可保护维生素 A、维生素 C 以及不饱和脂肪酸免受氧化。维生素 E 的抗氧化功能可保护细胞膜免受自由基的损害，预防过氧化脂质的产生，维持细胞的完整和正常功能，与发育、抗衰老有密切关系。与生殖功能也有关，可防止流产。维生素 E 还具有抗动脉粥样硬化与抗癌作用。

维生素 E 常用做食品加工的抗氧化剂，还可以阻断亚硝胺的形成等。

2. 稳定性

维生素 E 对氧敏感，易被氧化，易受碱和紫外线破坏。维生素 E 在无氧条件下对热稳定。脂肪氧化可引起维生素 E 的损失。维生素 E 在食品加工时可由于机械作用而受到损失或因氧化作用而损失。脱水食品中维生素 E 特别容易氧化。

3. 参考摄入量与来源

我国维生素 E 的每日适宜摄入量为：儿童 3～10mga-TE，青少年、成人 14mga-TE。

摄入多不饱和脂肪酸多的人，需增加维生素 E。我国膳食结构以植物性食物为主，维生素 E 的摄入量普遍较高，一般不易缺乏。

维生素 E 广泛地存在于食物中,植物油、种子、坚果类、蛋黄和绿色蔬菜中含量丰富,肉、鱼、禽、乳中也都含维生素 E。

(四)维生素 K

1.生理功能

维生素 K 在医学上作为止血药用,所以也称为"止血维生素"。它不仅是凝血酶原的主要成分,而且还能促使肝脏凝血酶的合成。如果缺乏,将导致血液中的凝血酶原降低、出血凝固时间长,还会出现皮下肌肉及胃肠道常有出血现象。

2.稳定性

维生素 K 是一种黄色结晶物质,耐热,在湿和氧环境中稳定,但易被光、碱破坏。

3.参考摄入量与来源

维生素 K 的摄入量,我国尚无规定,一般认为成人每人每日摄入量为 20 ~ 100ug,婴儿不得少于 10ug。维生素 K 主要存在于深绿色蔬菜和肝脏中,肠道微生物也可以合成,一般不易缺乏。

二、水溶性维生素

(一)维生素 B_1

维生素 B_1 是糖代谢中辅羧酶的重要成分,主要功能是维持碳水化合物的正常代谢。维生素 B_1 是作为碳水化合物氧化过程中的一种辅酶起作用的。如果膳食中维生素 B_1 摄入不足,碳水化合物代谢就会发生障碍。碳水化合物代谢障碍首先影响神经系统,因为神经系统所需要的能量主要来自碳水化合物。同时,碳水化合物一些代谢不完全的产物,如 α-酮酸在血液中蓄积还会导致酸碱平衡紊乱。

维生素 B_1 摄入不足时,轻者表现为肌肉乏力、精神淡漠和食欲减退,重者会发生典型的脚气病,严重病人可引起心脏功能失调、心力衰竭和精神失常。

2.稳定性

在酸性溶液中比较稳定,加热不易分解,即使在酸性溶液中加热至 120℃、0.5h 也稳定。在碱性溶液中极不稳定。紫外线可使硫胺素降解而失去活性。铜离子可加快它的破坏。维生素 B_1 在干燥情况下很稳定,不受空气氧化。

3.参考摄入量与来源

我国维生素 B_1 的每日推荐摄入量为:1 ~ 14 岁 0.6 ~ 1.5mg,成人男性 1.4mg、女性 1.3mg,孕妇 1.5mg,乳母 1.8mg。

维生素 B_1 多存在于种子外皮及胚芽中,米糠、麦麸、黄豆、酵母和瘦肉中含量最丰富,极易被人体小肠吸收。蔬菜较水果中含量多,粮食是维生素 B_1 的主要来源(见表 1-9)。

表 1-9 常见食物中维生素 B_1 的含量(mg/100g)

食物名称	含量	食物名称	含量
稻米(籼、标)	0.15	黄豆	0.41
稻米(早籼特等)	0.13	豌豆	0.49
面粉(标准粉)	0.28	花生仁(生)	0.72
面粉(富强粉)	0.17	猪肝	0.21
小米	0.33	猪肉(腿)	0.53
高粱米	0.29	猪心	0.19
玉米(白)	0.27	牛肝	0.16
玉米(黄)	0.21	鸡蛋黄	0.33

(二)维生素 B_2(核黄素)

维生素 B_2 在自然界中主要以磷酸酯的形式存在于黄素单核苷酸(FMN)和黄素腺嘌呤二核苷酸(FAD)两种辅酶中。

1. 生理功能

参与体内生物氧化与能量生成。核黄素在体内以两种辅基形式即黄素腺嘌呤二核苷酸、黄素单核苷酸与特定蛋白质结合,形成黄素蛋白参与体内氧化还原反应与能量生成;参与色氨酸转变为烟酸、维生素 B_6 转变为磷酸吡哆醛的过程;参与体内的抗氧化防御系统,提高机体对环境应激适应能力。

缺乏核黄素后,可导致物质代谢紊乱,表现为唇炎、口角炎、舌炎、阴囊皮炎、脂溢性皮炎等症状。核黄素缺乏会影响维生素 B_6 和烟酸代谢。核黄素缺乏还影响铁的吸收,易出现继发缺铁性贫血。

2. 稳定性

维生素 B_2 较耐热,不易受大气中氧的影响。在碱中易受热分解,酸性条件下稳定,光照射易被破坏。当在酸性和中性溶液中,光照射产生的光黄素是一种很强的氧化剂,可催化破坏抗坏血酸等维生素。

3. 参考摄入量与来源

我国居民维生素 B_2 的每日膳食推荐摄入量为:1~14 岁 0.6~1.5mg,成人男性 1.4mg,女性 1.2mg,孕妇、乳母 1.7mg。

维生素 B_2 在动物性食品中含量较高,特别是内脏、奶类和蛋类含量较多,植物性食品中以豆类和绿叶蔬菜含量较多,谷类和一般蔬菜含量较少(见表 1-10)。我国居民膳食以植物性食物为主,核黄素摄入不足是存在的重要营养问题。

表 1-10 常见食物中维生素 B_2 的含量(mg/100g)

食物名称	含量	食物名称	含量
酵母(干)	3.35	口蘑(干)	1.10
猪肝	2.08	花生仁(熟)	0.10
猪肾	1.14	紫菜	1.02
鸡肝	1.10	黑木耳	0.44
猪心	0.48	黄豆	0.20
黄鳝	0.98	豌豆(大洋豌豆)	0.31
河蟹	0.28	蚕豆(带皮)	0.23
全牛乳	0.14	苋菜(紫)	0.12
全鸡蛋	0.31	菠菜	0.11
全鸭蛋	0.35	面包	0.06

（三）维生素 B_6

维生素 B_6 有吡哆醇、吡哆醛、吡哆胺三种形式,它们以磷酸盐的形式广泛分布于动、植物体内。

1.生理功能

维生素 B_6 是机体中很多酶系统的辅酶,参与氨基酸的脱羧作用、转氨基作用、色氨酸的合成、含硫氨基酸的代谢、氨基酮戊酸形成和不饱和脂肪酸代谢。它还帮助糖原由肝脏或肌肉中释放能量,参与烟酸的形成、氨基酸的运输等。

缺乏维生素 B_6 人体会出现贫血、脑功能紊乱、皮炎、婴儿生长缓慢等症状。

2.稳定性

维生素 B_6 为白色晶状体,略带苦味,易溶于水,耐热,对光敏感,碱性环境中易被破坏。

3.参考摄入量与来源

我国居民膳食中维生素 B_6 每日适宜摄入量(AI)为:1~14 岁 0.5~1.1mg,成人 1.2mg,50 岁后 1.5mg,孕妇、乳母 1.9mg。

维生素 B_6 的食物来源很广泛,动植物中均含有但一般含量不高。其中含量较多的食物有蛋黄、肉、鱼、肝、肾、全谷、豆类、蔬菜。人体肠道内也可合成少量维生素 B_6,一般认为人体不易缺乏维生素 B_6。

（四）维生素 B_{12}（钴胺素）

1.生理功能

维生素 B_{12} 以辅酶形式参与体内一碳单位的代谢,可以通过增加叶酸的利用率来影响核酸和蛋白质的合成,从而促进红细胞的发育和成熟。维生素 B_{12} 还参与胆碱的合成,缺少胆碱会影响脂肪代谢而产生脂肪肝。人体缺乏维生素 B_{12} 时可引起巨幼红细胞性贫血(恶性贫血)以及神经系统损伤。

2.稳定性

维生素 B_{12} 结构复杂,是人体中唯一含有金属元素的维生素。维生素 B_{12} 为粉色针状晶体,易溶于水,在中性和弱碱性条件下稳定,在强酸强碱环境下易分解,在阳光照射下易被破坏。

3.参考摄入量与来源

我国居民维生素 B_{12} 的每日适宜摄入量为:成人 2.4ug,孕妇 2.6ug,乳母 2.8ug。

膳食中的维生素 B_{12} 来源于动物食品,主要食物来源为肉类、动物内脏、鱼、禽、贝壳类及蛋类,乳及乳制品中含有少量。植物性食品中基本不含维生素 B_{12},口服维生素 B_{12} 人体不能吸收,需要药物注射。

（五）烟酸

烟酸又名维生素 PP,即抗癞皮病维生素,是吡啶衍生物,有烟酸和烟酰胺两种物质。烟酰胺是烟酸在体内的重要存在形式。

1.生理功能

在体内以辅酶Ⅰ和辅酶Ⅱ形式作为脱氢酶的辅酶,参与呼吸链组成,在生物氧化还原反应中起电子载体或递氢体作用;参与蛋白质核糖基化过程,与 DNA 复制、修复和细胞分化有关;作为葡萄糖耐受因子的组分,促进胰岛素反应;大剂量服用具有降低血胆固醇、甘油三酯及 β-脂蛋白浓度和扩张血管的作用。

烟酸缺乏会引起癞皮病,典型症状为皮炎、腹泻及痴呆,又称 3D 症状。

2.稳定性

维生素 PP 为一种白色针状结晶,易溶于水,不易被酸、碱、热及光所破坏,是维生素中性质最稳定的一种,食物经烹煮后也能保存。维生素 PP 在肠道内吸收,很少贮存。

3.参考摄入量与来源

中国居民每日烟酸推荐摄入量为:成人男性 14mgNE/d、女性 13 mgNE/d,孕妇15mgNE/d。

烟酸广泛存在于动物和植物性食物中,内脏如肝脏含量很高,蔬菜也含有较多的烟酸,谷类含量也不少,但与核黄素一样受加工程度的影响。此外,由于结合型对吸收的影响,一些谷类中所含烟酸的营养价值受到限制。

（六）叶酸

叶酸由蝶酸和谷氨酸结合而成,故又称蝶酰谷氨酸。食物中的叶酸大部分是多谷氨酸型叶酸。

1.生理功能

作为体内生化反应中一碳单位转移酶系的辅酶,起着一碳单位传递体的作用。参与嘌呤和胸腺嘧啶的合成,进一步合成 DNA、RNA。参与氨基酸代谢,参与血红蛋白及甲基化合物如肾上腺素、胆碱、肌酸等的合成。叶酸与许多重要的生化过程密切相关,直接影响核酸的合成及氨基酸代谢,对细胞分裂、增殖和组织生长具有极其重要的作用。

人体缺乏叶酸时可引起巨红细胞性贫血、舌炎和腹泻,造成新生儿生长不良。

2.稳定性

叶酸在有氧时可被酸、碱水解,可被日光分解。叶酸在无氧条件下对碱稳定。叶酸在食物贮存和烹调中一般损失 50%~70%,在加工和贮藏中的失活过程主要是氧化,抗坏血酸可保护叶酸。

3.参考摄入量与来源

我国建议叶酸每日推荐摄入量为:成人 400ugDFE/d,孕妇 600ugDFE/d,乳母 500ugDFE/d。

叶酸广泛存在于各种动植物食品中。富含叶酸的食物为动物肝、肾、鸡蛋、豆类、酵母、坚果类、绿叶蔬菜及水果等(见表 1-11)。

表 1-11　常见食物中叶酸的含量(ug/100g)

食物	含量	食物	含量	食物	含量
猪肝	425.1	猪肾	9.2	鸡肝	1172.2
鸡蛋	425.1	鸭蛋	125.4	菠菜	87.9
韭菜	61.2	茴香	120.9	油菜	46.2
小白菜	57.2	蒜苗	90.9	西红柿	5.6
辣椒	69.4	黄豆	181.1	腐竹	48.4
豆腐	39.8	豌豆	82.6	豇豆	66.0
扁豆	49.6	花生	107.5	核桃	102.6

（七）维生素 C（抗坏血酸）

1.生理功能

维生素 C 参与组织胶原的形成,保持细胞间质的完整,维护结缔组织、骨、牙、毛细血管的正常结构与功能,促进创伤与骨折愈合。缺乏维生素 C 则发生坏血病,出现牙齿松动、骨骼变脆、毛细血管及皮下出血。

维生素 C 参与体内氧化还原反应,促进生物氧化过程。缺乏维生素 C 会降低人体谷胱甘肽的浓度,损害人体抗氧化系统。维生素 C 能促进机体对铁的吸收和叶酸的利用,如缺乏会引起造血机能障碍。

维生素 C 是抗氧化剂,具有降低血清胆固醇、参与肝脏解毒、阻断亚硝胺形成、增强机体应激能力的作用,可促进抗体生成和白细胞的吞噬能力,增强机体免疫功能。

2.稳定性

维生素 C 是一种高度溶解性的化合物,呈酸性,具有强还原性。它可很容易地以各种形式进行分解,是最不稳定的一种维生素。在加工中很容易从食品的切面或擦伤面流失,如在果蔬烫漂、沥滤时的损失。维生素 C 最大的损失还是因化学降解而引起的。冷冻或冷藏、热加工均可造成维生素 C 的损失。果蔬用二氧化硫(SO_2)处理可减少加工和贮藏过程中的损失。维生素 C 在一般烹调中损失较大,在酸性溶液中较稳定。

3.参考摄入量与来源

我国建议维生素 C 的每日推荐摄入量为:儿童 60～90mg,青少年及成人100mg,孕妇及乳母 130mg。

维生素 C 主要来源于新鲜水果、蔬菜中,水果中以红枣、山楂、柑橘类含量较高,蔬菜中以绿色蔬菜如辣椒、菠菜等含量丰富(见表 1-12)。野生果蔬如苜蓿、苋菜、沙棘、猕猴桃和酸枣等维生素 C 含量尤为丰富。

由于维生素 C 易受贮存和烹调加工的影响,所以果蔬要尽可能保持新鲜和生食。

表 1-12 常见蔬菜和水果维生素 C 的含量(以每 100g 可食部计)

蔬菜名称	维生素 C(mg)	水果名称	维生素 C(mg)
辣椒(红,小)	144	刺梨[茨梨、大梨子]	2585
甜椒[灯笼椒、柿子椒]	130	酸枣	900
彩椒	104	冬枣	243
萝卜缨(白)	77	枣(鲜)	243
芥蓝[甘蓝菜、盖蓝菜]	76	沙棘	204
芥菜(大叶)[盖菜]	72	黑醋栗[黑加仑]	181
油菜薹	65	中华猕猴桃[毛叶猕猴桃]	62
小白菜[青菜]	64	红果(山里红、大山楂)	53

蔬菜名称	维生素 C(mg)	水果名称	维生素 C（mg)
羽衣甘蓝	63	草莓[洋莓、凤阳草莓]	47
菜花[花椰菜]	61	桂圆	43
辣椒(青,尖)	59	荔枝	41
苦瓜[凉瓜、癞瓜]	56	红毛丹	35
豆瓣菜[西洋菜、水田芥]	52	橙	33
香菜[芫荽]	48	木瓜[番木瓜]	31
苋菜(绿)	47	柿	30
水萝卜[脆萝卜]	45	柑橘(均值)	28
芦笋[石刁柏、龙须菜]	45	醋栗[灯笼果]	28
藕[莲藕]	44	葡萄(均值)	25
		蒲桃	25
		柚[文旦]	23

资料来源:杨月欣.中国食物成分表 2002.北京:北京医科大学出版社,2002.

杨月欣.中国食物成分表 2004.北京:北京医科大学出版社,2005.

第六节　矿物质

矿物质是指维持人体正常生理功能所必需的无机化学元素,如钙、磷、钠、氯、镁、钾、硫、铁、锌等,即除碳、氢、氧、氮以有机物形式存在以外的其余元素,又称无机盐,占人体体重的 4%~5%(碳、氢、氧、氮约占人体体重 96%)。矿物质与有机营养素不同,它们既不能在人体内合成,除排泄外也不能在机体代谢过程中消失,但在人的生命活动中具有重要的作用。

一、矿物质基本知识

(一)矿物质分类

人体几乎含有元素周期表中自然界的所有元素,但它们的含量差别很大。在从人体中已检出的 81 种元素中,按它们在体内的含量和膳食中的需要不同,可分为常量元素和微量元素两大类。

1.常量元素

常量元素又称宏量元素,指每日膳食需要量在 100mg 以上的元素。除碳、氢、氧、氮外,还包括硫、磷、钙、钠、钾、氯和镁7种元素。其中前6种是蛋白质、脂肪、碳水化合物与核酸的主要成分,称基本结构元素;后5种则是体液的必需成分,称常量矿物质元素。一般把钙、磷、硫、钾、钠、氯和镁称为必需常量矿物质元素。

2.微量元素

微量元素又称痕量元素,在人体中某些化学元素存在数量极少,甚至仅有痕量,但有一定生理功能,且必须通过食物摄入,称之为必需微量元素。按其生物学作用可分为三类:①人体必需微量元素,共8种,包括碘、锌、硒、铜、钼、铬、钴及铁。②人体可能必需的元素,共5种,包括锰、硅、硼、矾及镍。③具有潜在的毒性,但在低剂量时可能具有人体必需元素功能的元素,包括氟、铅、镉、汞、砷、铝及锡,共7种。

(二)矿物质的功能

1.必需常量元素的生理功能

(1)构成人体组织的重要成分,如骨骼和牙齿等硬组织大部分是由钙、磷和镁组成,而软组织含钾较多。

(2)在细胞内外液中与蛋白质一起调节细胞膜的通透性,控制水分,维持正常的渗透压和酸碱平衡(磷、氯为酸性元素,钠、钾、镁为碱性元素),维持神经肌肉兴奋性。

(3)构成酶的成分或激活酶的活性,参加物质代谢。

2.必需微量元素的生理功能

(1)酶和维生素必需的活性因子。许多金属酶均含有微量元素,如碳酸酐酶含有锌,呼吸酶含铁和铜,精氨酸含有锰,谷胱甘肽过氧化酶含有硒等。

(2)构成某些激素或参与激素的作用。如甲状腺素含碘,胰岛素含锌,铬是葡萄糖耐量因子的重要组成成分,铜参与肾上腺类固醇的生成等。

(3)参与核酸代谢。核酸是遗传信息的携带者,含有多种适量的微量元素,并需要铬、锰、钴、铜、锌等维持核酸的正常功能。

(4)协助常量元素和宏量营养素发挥作用。常量元素要借助微量元素起化学反应。如含铁血红蛋白可携带并输送氧到各个组织,不同微量元素参与蛋白质、脂肪、碳水化合物的代谢。

(三)食品矿物质的生物有效性

矿物质的生物有效性是指食品中矿物质实际被机体吸收、利用的程度。食品中矿物质的总含量不足以准确评价该食品中矿物质的营养价值,因为这些矿物元素被人体吸收利用率还决定于矿物质的总量、元素的化学形式、颗粒大小、食物分解成分、pH值、食品加工及人体的机能状态等因素的影响。

(四)矿物质的安全性

每种微量元素当过量摄入时,可产生有害作用。在低于此量的一定范围内,对机体正常生命活动无影响,这可能是机体的一种耐受表现,但也可能是该元素维持着体内某种重要生理功能的表现,因此这段剂量范围称"安全和适宜摄入范围"。如果剂量低于此范围时,总会出现一定生理功能的不良反应,则表明该元素是机体所必需,此时出现的是缺乏效应。

微量元素的有害作用即毒性,是指它们在体内过量时,引起机体发生各种功能障碍的能力,可表现为急性中毒、慢性中毒、致癌和致畸作用。

所以必需微量元素应有一定的推荐摄入量(RNI)或适宜摄入量(AI),也应有可耐受最高摄入量(UL)。

(五)酸性食品与碱性食品

在生理上把带阳离子金属元素较多的食品称为碱性食品,把含有带阴离子非金属元素较多的称为酸性食品。大部分的鱼、肉、禽、蛋等动物性食品中含有丰富的硫蛋白,主食的米、面及其制品则含磷较多,所以它们均属于酸性食品,可降低血液等的 pH 值。大部分蔬菜、水果、豆类都属于碱性食品,它们代谢后生成碱性物质,能阻止血液等向酸性变化。

人们在日常饮食中必须注意酸性和碱性食品的适宜搭配,以便于维持机体正常的酸碱平衡,也有利于食品中各种营养成分的充分利用。

二、常量元素

(一)钙(Ca)

钙是构成人体的重要组分,占人体重的 1.5%~2.0%,成人体内含有约1000~1200g 的钙。其中 99%存在于骨骼和牙齿中,剩余的约 1%以游离或结合状态存在于软组织、细胞外液及血液中,这部分钙统称为混溶钙池,并与骨骼保持动态平衡。

1.生理功能

钙以羟基磷灰石的形式构成骨骼和牙齿,它是血液凝结、心脏和肌肉的收缩与舒张、神经兴奋与传递、细胞膜通透性的维持、多种酶的激活及体内酸碱平衡等不可缺少的物质。

人体长期缺钙就会导致骨骼和牙齿发育不良、血凝不正常、甲状腺机能减退。儿童缺钙会出现佝偻病,若血钙降低轻者出现多汗、易惊、哭闹,重者出现抽搐;中老年人缺乏易发生骨质疏松、骨质增生、肌肉痉挛、四肢麻木、腰腿酸疼、高血压、冠心病等;孕妇缺钙不仅严重影响胎儿的正常发育,还容易在中年后患骨质疏松症。我国现有膳食结构中居民钙摄入量普遍偏低,因此钙缺乏症是较常见的营养性疾病。

2.吸收与利用

人体摄入的钙主要在小肠近端吸收。大部分为被动吸收,小部分为主动吸收。

但摄入与吸收并不成比例,在摄入量增加时吸收率则降低,其主要取决于肠腔与浆膜间钙浓度的梯度。

每日食物中的钙含量并不恒定,通常为 0.5~1.0g,吸收率的变化幅度也很大,从 20%~60% 不等。成人每天可吸收钙为 0.1~0.4g。一般来讲,食物含钙量高时吸收率相应下降,反之吸收率升高。

此外,钙的吸收率受很多因素的影响。对钙吸收产生阻碍作用的有植酸、草酸、膳食纤维、糖醛酸、油脂、酒精等,它们可与钙形成难于消化吸收的不溶性物质。年龄越大,人体钙的吸收率越低。膳食中磷酸盐过多,也可降低钙的吸收。能促进人体钙吸收的因素有维生素 D、乳糖、低聚糖、酪蛋白水解肽以及氨基酸中的精氨酸、赖氨酸和色氨酸等,酸性环境能促进钙的溶解吸收,机体缺钙时吸收率也较高。

3.参考摄入量与来源

我国居民膳食中钙的每日适宜摄入量为:成人 800mg,青少年 1000mg,孕妇和乳母 1000~1200mg。营养调查结果表明,我国各年龄人群每日钙摄入量仅为推荐摄入量的 50% 左右。

各种食物中,以奶和奶制品是钙的最好来源(每 100mL 鲜牛乳约含钙 100mg),含量丰富且吸收率也高。水产品中小虾皮含钙特别多,可以连骨或壳吃的小鱼及一些硬果类含钙也多。豆类及其制品、芝麻酱也是钙的良好来源。常见食物中钙的含量见表 1-13。

表 1-13 常见食物中钙的含量(以每 100g 可食部计)

食物名称	含钙量/mg	食物名称	含钙量/mg	食物名称	含钙量/mg
牛奶	104	带鱼	28	稻米(籼,糙)	14
牛奶粉	676	海带(干)	348	糯米(江米)	26
鸡蛋	48	猪肉	6	富强面粉	27
鸡蛋黄	112	黄豆	191	玉米面(黄)	22
鸭蛋	62	青豆	200	大白菜	69
鹅蛋	34	黑豆	224	芹菜	80
鹌鹑蛋	47	豆腐	164	韭菜	42
鸽蛋	108	芝麻酱	1170	苋菜(绿)	187
虾皮	991	花生仁(炒)	284	芥蓝(甘蓝)	128
虾米	555	枣(干)	64	葱头(洋葱)	24

续表

食物名称	含钙量/mg	食物名称	含钙量/mg	食物名称	含钙量/mg
河蟹	126	核桃仁	108	金针菜(黄花菜)	301
大黄鱼	53	南瓜子(炒)	235	马铃薯	8
小黄鱼	78	西瓜子(炒)	237	发菜	875

(二)磷(P)

磷也是人体含量较多的元素之一,约占人体重的1%,有80%~90%的磷与钙一起构成骨骼和牙齿。其余的以磷脂、磷蛋白及磷酸盐的形式存在于细胞和血液中。成人体内含600~900g磷,它不但构成人体成分,且参与生命活动中非常重要的代谢过程。

1.生理功能

磷是人体骨骼、牙齿、细胞核蛋白及许多酶的重要组成成分,参与碳水化合物和脂肪的吸收与代谢,参与体内的能量转化,以高能磷酸键的形式贮存能量,磷酸盐缓冲系统可维持机体酸碱平衡。磷脂是构成脑神经组织和脑脊髓的主要成分,对儿童生长发育特别重要。

2.参考摄入量与来源

磷广泛存在于食物中,很少有人发生磷缺乏,但膳食中要含有丰富的磷也是不容忽视的,人体对磷的需要量比钙多。我国居民膳食中磷的每日适宜摄入量为成人700mg。

动物性和植物性食物都含有丰富的磷。瘦肉、蛋、乳及动物的肝、肾含量都很高,海带、紫菜、芝麻酱、花生、干豆类、坚果、粗粮含磷也较丰富。但粮谷中的磷为植酸磷,不经过加工处理,吸收利用率低。

(三)钾(K)

钾为人体的重要阳离子之一。正常成人体内钾总量约为20mg/kg,正常人血浆中浓度为3.5~5.3mmol/L。各种体液内都含有钾。

1.生理功能

维持碳水化合物、蛋白质的正常代谢;维持细胞内正常渗透压;维持神经肌肉的应激性和正常功能;维持心肌的正常功能;维持细胞内外正常的酸碱平衡和电离子平衡;降低血压。许多研究已经发现,血压与膳食钾、尿钾、总体钾或血清钾呈负相关。

人体内钾总量减少可引起钾缺乏症,主要表现为肌无力及瘫痪、心律失常、横纹肌肉裂解症及肾功能障碍等。正常进食的人一般不易发生钾摄入不足。

2.参考摄入量与来源

我国居民膳食中钾的每日适宜摄入量为:儿童 1500mg,青少年及成人 2000mg,孕妇、乳母 2500mg。

大部分食物都含有钾,但蔬菜和水果是钾最好的来源(见表 1-14)。

表 1-14 常用食物中钾含量(mg/100g)

蔬菜名称	钾	水果名称	钾
甜菜叶	547	鳄梨	599
毛豆[青豆、菜用大豆]	478	椰子	475
南瓜(栗面)	445	枣(鲜)	375
大蒜(紫皮)	437	沙棘	359
菱角(老)[龙角]	437	芭蕉[甘蕉、板蕉、牙蕉]	330
羽衣甘蓝	395	黑醋栗[黑加仑]	322
蚕豆	391	红果[山里红、大山楂]	299
竹笋	389	榴梿	261
红心萝卜	385	香蕉[甘蕉]	256
芋头[芋艿、毛芋]	378	桂圆	248
紫背天葵[红凤菜、血皮菜]	367	樱桃	232
苋菜(紫)[红苋]	340	石榴(均值)	231
豌豆(带荚)[回回豆]	332	杏	226
芥菜(茎用)[青头菜]	316	无花果	212
菠菜[赤根菜]	311	柠檬	209
荸荠[马蹄、地栗]	306	哈密瓜	190
蕹菜[空心菜、藤藤菜]	304	木瓜[番木瓜]	182
芦笋(绿)[石刁柏、龙须菜]	304	桃(均值)	166
春笋	300	桑葚(干)	159
藕[莲藕]	293	橙	159

资料来源:杨月欣.中国食物成分表 2002.北京:北京医科大学出版社,2002.

杨月欣.中国食物成分表 2004.北京:北京医科大学出版社,2005.

（四）钠（Na）

1.生理功能

钠主要存在于细胞外液,构成细胞外液渗透压,调节与维持体内水量的恒定;维持酸碱平衡;维持神经、肌肉兴奋性。

膳食钠摄入与血压有关。每摄入 2300mg 钠可致血压升高 0.267kPa（2mmHg）,中等程度建议膳食钠的摄入量,可使高于正常的血压者血压下降。

2.参考摄入量与来源

我国建议钠的每日适宜摄入量为:儿童 900～1800mg,成人 2200mg（1g 食盐含 400mg 钠）。

人体钠来源主要为食盐、酱油、盐渍或腌制肉、酱咸菜类、咸味零食等（见表1-15）。

表 1-15　常用食物钠含量（mg/100g）

食物	含量	食物	含量	食物	含量
挂面（均值）	185	鸡蛋龙须面	711	龙须面	250
豆奶粉	221	豆腐干	690	圆白萝卜	117
紫菜头（干）	771	小白菜	132	奶白菜	170
草菇	73	裙带菜	4412	海带菜	2512
山核桃（干）	855	熟松子	666	熟杏仁	342
熟开心果	756	熟香榧子	216	奶油葵花子	604
熟西瓜子	599	火腿肉	8612	腊肉	764
叉烧肉	726	猪肉松	1929	火腿肠	1119
云南火腿	5557	酱牛肉	926	牛肉干	1529
五香羊肉	759	扒鸡	633	烤鸡	560
烤鸭	776	腊鹅	2880	全脂奶粉	221
低脂奶粉	407	儿童奶粉	250	孕妇乳母奶粉	346
奶酪	1598	低脂奶酪	1685	咸鸭蛋	1131
带鱼段	264	鱼丸	854	熏草鱼	1292
豆豉鲮鱼罐头	1292	沙丁鱼罐头	820	虾酱	4585
婴儿配方奶粉	220	大婴儿配方奶粉	350	西式鸡肉卷	816
西式炸鸡	1263	火腿三明治	528	鸡汁干脆面	977

资料来源:杨月欣.中国食物成分表 2002.北京:北京医科大学出版社,2002.

　　　　杨月欣.中国食物成分表 2004.北京:北京医科大学出版社,2005.

（五）镁（Mg）

镁是人体细胞内的主要阳离子,聚集于线粒体中仅次于钾和磷,在细胞外液仅次于钠和钙,居第三位。

1.生理功能

镁是多种酶的激活剂,在能量和物质代谢中有重要作用。维持细胞内钾的作用,抑制钾和钙通道的进行。镁可影响骨的吸收,使骨骼生长和维持。镁还有调节心肌细胞的功能。人体缺乏镁可导致血清钙浓度显著下降,出现神经、肌肉兴奋性亢进等。

2.参考摄入量与来源

我国居民膳食镁的每日适宜摄入量为:成人350mg,孕妇、乳母400mg。

绿叶蔬菜富含镁,糙粮、坚果也含有丰富的镁,肉类、淀粉类、牛乳中含量属中等,饮水中也有少量镁。

三、微量元素

（一）铁（Fe）

铁是人体营养极为重要的必需微量元素。成人含铁为4~5g,其中73%存在于血红蛋白中,3.3%存在于肌红蛋白中,铁蛋白和血铁红素中贮存有16.4%。体内的铁都与蛋白质结合,无游离状态。

1.生理功能

铁参与形成的血红蛋白,负责人体内氧气的输送,并将各组织中的二氧化碳送至肺部排出体外,对机体生存起着极其重要的作用。铁是细胞色素酶、过氧化氢酶以及肌红蛋白的组成成分,在组织呼吸过程、生物氧化中起十分重要的作用。

缺铁是造成缺铁性贫血的重要原因。发生缺铁性贫血时表现为乏力、面色苍白、头晕、心悸、指甲薄脆、食欲不振等,儿童易于烦躁、智能发育差。若婴儿先天性缺铁,将对婴儿以后的发育和健康产生长久的不良影响。

2.吸收与利用

人体对食物中铁的吸收率很低。人乳中铁的吸收率最高可达49%。存在于动物的含血内脏及肌肉中的血红素铁吸收率也较高。

影响铁吸收利用的因素很多,如二价铁的吸收率是三价铁的3倍。能促进食物中非血红素铁吸收的因素有维生素C、果糖、半胱氨酸、柠檬酸以及动物肉类。抑制食物中铁吸收的因素,有谷物和蔬菜中的植酸盐、草酸盐、纤维素及茶叶中的鞣酸等。所以说食物中铁的营养价值高低,除铁含量外还要看铁的生物利用率以及食物中是否有抑制或促进铁吸收因素的存在。

3.参考摄入量与来源

我国居民膳食中铁的每日适宜摄入量为:少年男子20mg、女子25mg,成年男子 15mg、女子 20mg。孕妇每日需铁 25~35mg。

如膳食中铁达不到要求,应在营养师的指导下额外补充铁剂,以预防缺铁性贫血。人们在正常补铁和防治缺铁性贫血的过程中,如大量摄食补铁剂或强化食品时可发生铁中毒。铁的每日可耐受最高摄入量(UL)为 50mg。

动物血、肝脏、鸡胗、牛肾、大豆、黑木耳、芝麻酱均含有丰富的铁,瘦肉、红糖、蛋黄、猪肾、羊肾、干果也是铁的良好来源(见表 1-16)。

对酱油和面粉等食品进行铁强化,可使公众总铁摄入量明显增加。口服补铁制剂主要有硫酸亚铁、葡萄糖酸亚铁、琥珀酸亚铁、枸橼酸铁胺等。

表 1-16 常用食物的含铁量(mg/100g)

食物名称	含量	食物名称	含量	食物名称	含量
猪肝	26.2	绿豆	6.5	杏仁(炒)	3.9
排骨	1.4	花生仁(炒)	6.9	核桃仁	3.2
牛肝	6.6	黄花菜(干)	16.5	白果(干)	0.2
羊肝	7.5	黄花菜(鲜)	8.1	莲子(干)	3.6
鸡肝	12.0	小米	5.1	松子仁	4.3
蛋黄	6.5	黄豆	8.2	蛋糕(烤)	4.4
瘦猪肉	3.0	黑豆	7.0	口蘑	19.4
牛乳	0.3	大米	2.3	芹菜	1.2
芝麻(黑)	22.7	标准面粉	3.5	藕粉(杭州)	17.9
芝麻(白)	14.1	富强粉	2.7	全蛋粉	10.5
芝麻酱	9.8	干枣	2.3	紫菜	54
豇豆	7.1	葡萄(干)	9.1	菠菜	2.9

(二)碘(I)

人体含碘 20~25mg,其中 70%~80%集中在甲状腺内。碘在组织中主要以有机碘形式存在。

1.生理功能

碘在人体中的作用是构成甲状腺素。甲状腺素是调节人体物质代谢的重要激素,具有调节人体能量代谢和蛋白质、脂肪、碳水化合物的合成与分解作用,促进机体的生长发育。碘是胎儿神经发育的必需物质。

膳食和饮水中碘供给不足时,甲状腺细胞体增大,代偿性地从血液吸收更多的碘,因而出现甲状腺肿大。由于食物和饮水中碘含量与地区土壤的含碘水平有关,因而甲状腺肿大呈地区性分布,是一种地方病。孕妇如严重缺碘,会导致胎儿碘缺乏、神经系统发育不良、出生后患克汀病,表现为智力低下,听力、语言及运动障碍。

2.参考摄入量与来源

我国碘的每日推荐摄入量为:儿童少年 50～120ug,成人 150ug,孕妇、乳母 200ug。

碘缺乏是世界上广泛存在的公共卫生问题。全世界约有 10 亿人生活在低碘地区,其中约 40%在我国。用碘化钾或碘酸钾强化食盐是一种预防碘缺乏的有效措施,一般强化量为 1t 食盐加碘化钾 10g。摄入过量碘也会中毒和引起甲状腺肿大,称为高碘性甲状腺肿。

含碘较高的食物有海带、紫菜、海鱼、海虾等,经常食用海产品可预防甲状腺肿(见表 1-17)。

表 1-17　常见海产品食物中碘的含量(ug/100g)

食物名称	含量	食物名称	含量	食物名称	含量
海带(干)	240 000	海参	6000	海盐(山东)	29～40
紫菜(干)	18 000	龙虾(干)	600	湖盐(青海)	298
海蜇(干)	1320	带鱼(鲜)	80	井盐(四川)	753
淡菜	1200	黄花鱼(鲜)	120	再制盐	100
干贝	1200	干发菜	18 000		

(三)锌(Zn)

锌存在于人体所有组织中,具有多种生理功能和营养作用。成人体内含锌为 1.4～2.3g,主要分布在肝脏、肌肉、骨骼和皮肤中,通常皮肤、头发和指甲中的锌水平可反映营养状况。

1.生理功能

锌是人体很多金属酶的组成成分或酶激活剂,在组织呼吸和物质代谢中起重要作用;锌与 DNA 和 RNA、蛋白的生物合成密切相关,能促进机体的生长发育并能加速创伤组织的愈合;锌与人类免疫功能有关;锌不但影响味觉和食欲,还与性机能有关;锌参与胰岛素合成及功能,并影响肾上腺皮质激素;锌还具有能使细胞膜或机体膜稳定化的重要作用。锌与心血管疾病和癌肿都有一定关系。

人体缺锌时,表现为儿童生长发育停滞、脑垂体调节机能障碍、食欲不振、味觉与嗅觉减退、皮肤干燥粗糙、脱发、创伤难愈合;男性性成熟延迟和性腺机能减退、肝脾肿大、贫血症、嗜睡症、肠原性肢端皮炎等。

2.吸收与利用

锌的吸收和利用与铁相似,可受多种因素影响,钙、植酸盐和食物纤维均能降低锌在肠道中的吸收,蛋白质中的氨基酸如组氨酸和半胱氨酸可促进锌的吸收;铁对锌的吸收有相互竞争的作用,锌铁比为1:1时影响不大,锌铁比太高时影响锌的吸收。牛乳中的锌吸收率低。

3.参考摄入量与来源

我国锌的每日推荐摄入量为:儿童和青少年12.0~19.0mg,成年男性15.0mg、女性11.5mg,孕妇与乳母16.5~21.5mg。

食品中以动物肝脏、牡蛎、红色肉类、鱼中含锌较多,干果类、谷类胚芽和麦麸也富含锌,乳酪、虾、燕麦、花生等也是良好来源。一般植物性食物和果蔬中含锌较低。

(四)硒(Se)

硒是目前研究最活跃的必需微量元素。成人体内含硒为14~21mg,多分布于指甲、头发、肾脏和肝脏,肌肉和血液中较少。硒的生物活性形式为含硒酶和蛋白(GPx)等。

1.生理功能

硒是谷胱甘肽过氧化物酶(SOD)活性中必需成分。维生素E对此有协同作用。硒是重金属的天然解毒剂,因为硒可以与许多重金属结合而排出体外,硒是有希望的抗癌元素。

缺硒可导致克山病的发生。克山病是一种以多发性灶状心肌坏死为主要病变的地方性心肌病,缺硒是发病的重要因素,其症状有心脏扩大、心功能失常、心律失常等,用亚硒酸钠防治克山病取得良好效果。大骨节病也是与缺硒有关的疾病,其主要病变是骨端软骨细胞变性坏死、肌肉萎缩、发育障碍,用硒、维生素E防治大骨节病亦有效。

2.参考摄入量与来源

我国硒的每日推荐摄入量为:儿童20~45ug,青少年与成人50ug,乳母65ug。

硒在食物中的含量受地球化学构造影响很大,一般肝、肾、海产品、肉类及大豆是硒的良好来源。

(五)铜(Cu)

人体各器官均含有铜,以肝、脑、心、肾较多,肝是铜贮存的仓库,可以调节血中的含铜量。成人体内含铜总量约80mg。

1.生理功能

铜是人体许多金属酶的组成成分,它们都是氧化酶,在生物氧化过程和代谢过程中有重要作用。铜能促进铁的吸收,缺铜时血红蛋白合成减少,可导致贫血。长期缺铜或铜营养不良可导致心血管损伤和胆固醇代谢异常,是诱发冠心病的危险因素。

人体缺铜时还可因弹性蛋白和胶原蛋白的交联发生障碍,影响骨骼的生长。铜代谢紊乱时可发生儿童抽风及智力低下。

2.参考摄入量与来源

青少年和成人每日膳食中铜的适宜摄入量为 2.0mg。

含铜丰富的食物有肝、肾、瘦肉、坚果类、甲壳类等。

(六)铬(Cr)

1.生理功能

三价铬是胰岛素正常工作不可缺少的元素,它参与人体能量代谢并维持人体正常的血糖水平。铬能降低血中的胆固醇并能增加高密度脂蛋白的含量。缺铬是动脉硬化的重要原因。六价铬及其化合物有毒,有致癌作用,不能为人体所利用。

2.参考摄入量与来源

我国膳食中铬的每日适宜摄入量为:儿童及少年 20~40ug,成人 50ug。

铬的较好食物来源是啤酒酵母、肉和肉制品、乳酪及全谷,蔬菜中铬的利用率较低。

(七)氟(F)

1.生理功能

氟既是人体所必需,过量又可引起中毒。目前已知与氟化物相关联的组织为骨与牙釉质。氟已被证实是唯一能降低儿童和成年人龋齿患病率和减轻龋齿病情的营养素。

摄入过量的氟可引起急性或慢性中毒,主要造成骨及牙齿的损害,即所谓氟骨病。

2.参考摄入量与来源

我国是氟病高发国家,高水氟、高土壤氟的地区很广泛。水氟低及采用饮水加氟的地区较少,在一日总氟摄入量中饮水氟的比例亦较高。

我国膳食中氟的每日适宜摄入量为:成人 1.5mg,儿童与少年 0.6~1.4mg。

一般情况下,动物性食品中氟高于植物性食品,海洋动物中氟高于淡水及陆地食品,鱼和茶叶中氟很高。

(八)其他微量元素

1.锰

锰在机体内一部分作为金属酶的组成成分,一部分作为酶的激活剂起作用。能促进生长和正常的成骨作用。缺乏时生长迟缓,生殖机能受阻。

2.钼

钼是黄嘌呤氧化酶、脱氢酶、醛氧化酶和亚硫酸盐氧化酶的辅基的必要成分。

这三种酶在体内有重要生理功能,因此钼被认为是人体必需微量元素之一。成人体内含钼总量约为9mg,分布于全身各种组织和体液中,肝、肾中钼含量最高。

3.钴

钴必须以氰钴胺(维生素B_{12})的特殊结合形式供给人体,才能有效地发挥生理作用。所以钴在人类营养上的问题实际是维生素B_{12}的问题而并非钴本身。

4.镍

镍可构成镍蛋白及构成某些金属酶的辅基,有增强胰岛素的作用,并可刺激造血功能和维持膜结构。

5.硅

硅被认为与黏多糖合成有关,是形成骨、软骨、结缔组织所必需的元素。

6.钒

钒能促进心脏苷对肌肉的作用,增强心肌收缩力。流行病学调查中发现钒与心血管疾病的发病率及死亡率呈负相关。

7.硼

硼可能与钙、镁代谢和甲状旁腺的功能有关,硼缺乏会对生长和骨髓发育产生影响。

第七节　水和其他营养成分

一、水

1.水的生理功能

水是人体需要量最大、最重要的营养素。只要有足够的饮水,人不吃食物仍可生存数周。但若没有水,数日便会死亡(见表1-18)。水是人体最主要的成分,按质量计算水约占成年男性体重的60%、成年女性体重的50%~55%。年龄愈小,体内含水比率愈高(见表1-19)。人体所有各种组织都含有不同数量的水,如血液内为83%、骨骼内为22%、脂肪组织内为10%。水在体内功能很多,可以说一切生理功能都离不开水的参与,其主要功能可归纳为以下几个方面:

(1)人体构造的主要成分,是保持细胞外形及构成体液所需的物质。

(2)作为各种营养物质及其代谢产物的载体和溶剂参加代谢反应。

(3)直接参与物质代谢,促进各种生理活动和生化反应。

(4)调节体温。因水的比热容大,可通过蒸发或出汗调节体温、保持稳定。

(5)润滑组织。如水可滋润皮肤、润滑关节等。

表 1-18　体内失水导致的体重下降百分比与相应症状

体重下降(%)	症　状
1	开始感到口渴,影响体温调节功能并开始对体能发生影响
2	重度口渴,轻度不适,压抑感,食欲减低
3	口干,血浓度增高,排尿量减少
4	体能减少 20%~30%
5	难以精力集中,头痛,烦躁,困乏
6	严重的体温控制失调,并发生过度呼吸导致的肢体末端麻木和麻刺感
7	热天锻炼可能发生晕厥

资料来源:中国营养学会.中国居民膳食指南(2007).西藏人民出版社,2011.原始文献自 Altman(1961)

表 1-19　不同年龄、性别人群体内水总量占体重的百分比(%)

年龄分组	体内水总量占体重的百分比	
	均值	范围
0~6 月龄	74	64~84
7~12 月龄	60	57~64
1~11 岁	60	49~75
12~18 岁(男)	59	52~66
12~18 岁(女)	56	49~63
19~50 岁(男)	59	43~73
19~50 岁(女)	50	41~60
51 岁以上(男)	56	47~67
51 岁以上(女)	47	39~57

资料来源:中国居民膳食指南(2007).拉萨:西藏人民出版社,2011.原始文献自 FNB(2004)

2.水的需要量与来源

在正常情况下,人体排出的水和摄入的水是平衡的(见表 1-20),体内不贮存多余的水分,但也不能缺水。机体失水过多时会影响其生理机能。

影响人体需水量的因素很多,如体重、年龄、气温、劳动及其持续时间都会使人体对水的需要量产生很大差异。正常人每日每千克体重需水量约为40mL,即60kg体重的成人每天需水2500mL,婴儿的需水量为成人的3~4倍。一般来说,成人每消耗4.18kJ能量约需水1mL、婴儿则为1.5mL。夏季天热或高温作业、剧烈运动都会大量出汗,此时需水量较大。当人体口渴时即需补充水分。

人体水分的来源有三方面:

(1)饮水。饮水量因气温、劳动、生活习惯不同而异,成人每日饮水、汤、乳或其他饮料约1200 mL。

(2)食物中含有的水。各种食物的含水量亦不相同,成人一般每日从食物中摄取约1000mL的水。

(3)内生水。即来自体内碳水化合物、脂肪、蛋白质代谢时氧化产生的水。来自代谢过程的水为300 mL。

表1-20 正常人体每日水的出入量平衡

来源	摄入量(mL)	排出途径	排出量(mL)
饮水或饮料	1200	肾脏(尿)	1500
食物	1000	皮肤(蒸发)	500
内生水	300	肺	350
		大肠(粪便)	150
合计	2500		2500

资料来源:中国居民膳食指南(2007).拉萨:西藏人民出版社,2011.原始文献自葛可佑《中国营养科学全书》

3.饮水的选择

随着生活水平的提高,人们对饮水的重视程度日益提高,合理地选择饮水及饮料,将有利于保障人体健康。我国居民生活中经常饮用的饮水有白开水、符合卫生要求的自来水、桶装水、茶水、各种饮料、咖啡等。

饮水的选择与人们的生活水平和生活习惯密切相关,事实上最卫生、方便、经济、实惠的饮水就是白开水。对儿童来说,大量饮用碳酸饮料或果汁饮料将影响其健康成长。所以说为了健康,孩子们的饮料请首选白开水。

二、植物源食物中其他非营养素成分

谷物(全谷)、蔬菜、水果、豆类、坚果等食物中,除含必需营养成分外,还含一些生物活性物质,它们起到防治心血管疾病和癌症等主要疾病的作用,泛称植物化学物质。

下面简述几种具有生物活性的植物化学物质。

1.萜类化合物

萜是以异戊二烯作为基本单元,以不同方式首尾相接构成的聚合体。与营养有关的化合物主要是苧烯和皂角苷。胆固醇、胡萝卜素、维生素 A、维生素 E、维生素 K 也都是萜类化合物。植物固醇、甾类激素也属此类。萜类化合物具有降低血胆固醇水平,促进免疫力、抗癌活性的作用。

主要食物来源有大蒜、柑橘类水果、大多数蔬菜与草本香辛料、伞形科、茄科和葫芦科植物等。

2.有机硫化合物

有机硫化合物主要有异硫氰酸盐、二硫醇硫酮、葱属蔬菜中的有机硫化物等,具有抗癌、降血脂、降血胆固醇、抗血栓形成、抑制血小板聚集、提高免疫力等功效。主要食物来源有十字花科的蔬菜、芥子油、甘蓝、菜花、芥菜叶、水芹;百合目石蒜科葱属植物种,如大蒜、洋葱、小葱、冬葱。

3.酚和多酚化合物

可食植物中的酚类化合物一般有酚酸、类黄酮、木酚素、芪、香豆素与单宁。具有抗氧化、阻断致癌物到达细胞、压抑细胞内的恶性变、干扰激素结合于细胞、络合金属、诱导改变致癌性的酶、促进免疫应答或这些作用的联合作用。

含量较多的有绿茶、黄豆、谷物谷粒和十字花科、伞形科、茄科、葫芦科的植物、柑橘类水果、干草根与亚麻子等。

4.辅酶 Q_{10}(CoQ_{10})

辅酶 Q_{10} 是 1957 年从牛心线粒体分离出的,它遍布于生物界,又称泛醌。机体能自行合成泛醌,是有效的免疫调制剂,能显著增强体内的嗜菌率,增强体液、细胞介导的免疫力。

5.核苷酸

核苷酸是核酸的组成成分之一,机体能合成足够数量的核苷酸。胃肠道的发育与成熟,造血组织内血细胞增生必须有核苷酸。核苷酸在肠道内增强双歧杆菌的生长。

核苷酸具有补充核酸、修复基因的作用,对神经衰弱、脑和心血管疾病、糖尿病、高脂血症、疲劳综合征、免疫功能低下等多种疾病均有良好的治疗和预防作用。

本章小结

营养素的概念、分类、功能。人体所需能量来源于三大产能营养素,用于维持基础代谢、体力活动和食物特殊动力作用。中国营养学会制定了"中国居民膳食营养素参考摄入量"。

碳水化合物的生理功能、分类和膳食中的主要种类。葡萄糖是人体利用的能量物质,淀粉是人类膳食的重要组成成分。

蛋白质的生理功能、营养价值。摄取足够量的蛋白质能保持氮平衡,必需氨基酸和限制性氨基酸是食物蛋白质营养价值高低的重要衡量指标。蛋白质的互补作用在实际生活中有重要的指导意义。

脂类的生理功能和组成。脂肪中的不饱和脂肪酸对人体的生理功能有重要意义,尤其是必需脂肪酸是人体生命中不可缺少的。类脂和固醇对人体健康具重要作用。

维生素分为脂溶性维生素和水溶性维生素。脂溶性维生素有维生素 A、D、E、K 四种;水溶性维生素有维生素 B、C 等。维生素缺乏时会出现相应的缺乏症状。

矿物质有重要的生理功能,分为常量元素和微量元素。矿物质中钙、铁是对人体健康极其重要的元素。

水是人体需要量最大、最重要的营养素。膳食纤维被营养学家称为"第七营养素"。

 思考与练习

1.什么是营养素? 什么是食物特殊动力作用?

2.什么是必需氨基酸? 人体所需的必需氨基酸有几种?

3.什么是蛋白质的互补作用? 举例说明日常生活中利用蛋白质的互补作用进行膳食营养搭配的例子。

4.什么是必需脂肪酸? 人体所需的必需脂肪酸有哪几种?

5.膳食纤维有何生理功能?

6.矿物质中铁元素有何生理功能? 其典型的缺乏症状是什么?

7.维生素 C 有何生理功能? 其典型的缺乏症状是什么?

8.胆固醇是有害的吗?

9.试述中小学生正确的补钙方法。

10.如何正确选择饮水?

第二章　食品的营养价值

学习目标

掌握牛乳的营养价值和豆类食品营养价值的特点,掌握茶叶的营养价值。

了解新资源食品和其他食品的营养价值,了解某些食品中天然存在的抗营养因子。

了解食品营养强化剂的种类和强化方法,掌握食品营养强化的概念、意义及要求。

我国营养学者将食物按其营养特点分成五大类:

第一类为谷类及薯类:谷类包括米、面、杂粮,薯类包括马铃薯、甘薯、木薯等,主要提供碳水化合物、蛋白质、膳食纤维及 B 族维生素。

第二类为动物性食物:包括肉、禽、鱼、奶、蛋等,主要提供蛋白质、脂肪、矿物质、维生素 A 和 B 族维生素。

第三类为豆类及其制品:包括大豆及其他干豆类,主要提供蛋白质、脂肪、膳食纤维、矿物质和 B 族维生素。

第四类为蔬菜水果类:包括鲜豆、根茎、叶菜、茄果等,主要提供膳食纤维、矿物质、维生素 C 和胡萝卜素。

第五类为纯热能食物:包括动植物油、淀粉、食用糖和酒类,主要提供能量。植物油还可提供维生素 E 和必需脂肪酸。

第一节　植物性食品的营养

一、谷类、薯类的营养价值

谷物主要有小麦、大米、玉米、高粱、小米和其他杂粮(见图 2-1),薯类包括马铃薯、甘薯、木薯、魔芋等。

在我国传统的膳食结构中,谷类占有突出的地位,是最主要的供能营养素。人体每天所需热量的50%~70%,所需蛋白质的50%~55%来自于谷类及其制品。

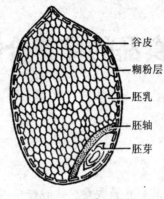

图2-1 谷类结构图

(一)谷类、薯类的营养成分

1.碳水化合物与膳食纤维

谷类的碳水化合物含量在70%以上,集中在胚乳中。稻米中的含量最高,小麦粉次之,玉米含量较低;在稻米中,籼米中的含量较高、粳米较低。主要是以淀粉形式存在,此外还有糊精、葡萄糖、果糖等。淀粉是人类最理想、最经济的热能来源。在谷物的米糠、麸皮中还含有较多的膳食纤维。

2.蛋白质

谷类蛋白质含量一般在7%~11.5%,粟米最高为11.5%。按干重计算,糙米的蛋白质含量与马铃薯、甘薯相近,木薯中蛋白质含量较低。

谷类食品所含的蛋白质主要为白蛋白、球蛋白、醇溶蛋白及谷蛋白。不同谷类中蛋白质和氨基酸的组成有所不同。谷类蛋白质所含的必需氨基酸不平衡,多数缺乏赖氨酸及苏氨酸,玉米还缺乏色氨酸,赖氨酸通常为谷类蛋白质中的第一限制氨基酸。因此谷类蛋白质的营养价值较低。一般来讲,薯类蛋白质优于谷类蛋白质。

3.脂类

谷类含有的少量脂类主要集中在胚芽,通常含量在1%~2%,玉米和小米可达4%。米糠油的主要脂肪酸为亚油酸、油酸和棕榈酸,其中必需脂肪酸亚油酸占29%~42%,亚麻酸占0.8%~1.0%;玉米胚芽油中亚油酸含量为34%~61%,亚麻酸为0.6%。小麦胚芽中的亚油酸含量也较多,易被人体吸收,有降低人体血液中的胆固醇的作用。

4.维生素

谷类食物是人体所需B族维生素的重要来源,其中以硫胺素和烟酸含量为最高,主要集中在胚芽和糊粉层中,但受谷物加工碾磨的影响较大,谷类加工的精度越高,保留的胚芽和糊粉层越少,维生素的损失就越多。胚芽中还含有较丰富的维生素 E。玉米中的烟酸主要以结合型存在,只有在碱性环境下才能变成游离型烟酸,被人体吸收利用。黄色玉米中含有较多的 β-胡萝卜素。

5.矿物质

谷类矿物质含量在 1.5%~3%,主要集中在谷皮和糊粉层中。主要有钙、磷,但由于谷类食物中含有较多的植酸,影响矿物质在人体内吸收利用,所以粮谷类食物钙、铁的生物利用率很低。

常见谷类的营养成分见表 2-1。

表 2-1　常见谷类的营养成分(以每 100g 可食部计)

名称	热能（kcal）	蛋白质（g）	脂肪（g）	碳水化合物（g）	维生素 B_1（mg）	维生素 B_2（mg）	维生素 E（mg）	钙（mg）	铁（mg）
小麦粉(标准粉)	354	15.7	2.5	70.9	0.46	0.05	0.32	31	0.6
小麦粉(特一粉)	361	12.3	1.5	74.9	0.11	0.03	0.32	27	0.7
粳米(极品粳米)	337	6.4	1.2	78.1	0.06	0.02	Tr	3	0.2
玉米面(黄)	339	8.5	1.5	78.4	0.07	0.04	0.98	22	0.4
黑大麦	297	10.2	2.2	74.3	0.54	0.14	—	20	6.5
小米(黄)	355	8.9	3.0	77.7	0.32	0.06	1.62	8	1.6
荞麦面	329	11.3	2.8	70.2	0.26	0.10	5.31	71	7.0

（二）常见的谷类、薯类

1.小麦

小麦含有 12%~14%的蛋白质,面筋占总蛋白质的 80%~85%,主要是麦胶蛋白和麦麸蛋白,遇水膨胀形成富有黏性和弹性的面筋质。小麦粉中的矿物质和维生素与小麦粉的出粉率和加工精度有关,由于小麦所含的营养素在籽粒中分布不均,所以小麦粉加工精度越高、面粉越白,其中的维生素和矿物质含量就越低,所含淀粉越多。长期以精白粉为主食,会引起多种营养素缺乏症。标准粉和普通粉的筋性和色泽不如精粉,但营养价值则高于精粉。

2.大米

大米中蛋白质含量为 8%左右,主要为谷蛋白。大米的营养价值与其加工精度直接相关,以精白米和糙米比较,精白米中蛋白质减少 8.4%、脂肪减少 56%、纤维素减少 57%、钙减少 43%、维生素 B_1 减少 59%、维生素 B_2 减少 29%、烟酸减少

48%。因此在以精白米为主食的地区,常易患脚气病等 B 族维生素缺乏症。对此,在有些地区采用蒸谷米和强化米等措施,来提高大米的营养价值。

3.玉米

玉米含蛋白质 8.5%左右,主要为玉米醇溶蛋白,其中赖氨酸和色氨酸含量较低,只有 4.5%。玉米中所含维生素 E 和不饱和脂肪酸主要集中在玉米胚芽中,主要为不饱和脂肪酸、谷固醇和卵磷脂。玉米中还含有硒、镁、谷胱甘肽、胡萝卜素和维生素等营养物质,具有防治多种疾病的作用,如高血压、动脉硬化、泌尿系统结石和脑功能衰退等,近来发现玉米有防癌抗癌功效。

4.荞麦

荞麦的蛋白质中氨基酸构成比较平衡,维生素 B_1、维生素 B_2 和胡萝卜素含量相当高,还含有多种独特成分如叶绿素、荞麦碱、芦丁、槲皮素等类黄酮物质,可以预防心血管疾病,对糖尿病、青光眼、贫血等也有较好辅助疗效。

5.燕麦

燕麦又称莜麦,是世界上公认的营养价值很高的杂粮之一。燕麦含糖分少、蛋白质多、纤维素高,是心血管疾病、糖尿病患者的理想保健食品。

6.小米

小米蛋白质主要是醇溶蛋白,其中赖氨酸含量很低,而蛋氨酸、色氨酸和苏氨酸较其他谷类高。小米蛋白质、脂肪、维生素的含量比大米高,还含有丰富的烟酸和胡萝卜素,对产妇及小儿有很好的滋养作用。

7.黑米

黑米所含的蛋白质是大米的 0.5~1 倍,所含锰、锌、铜等无机盐都比大米高1~3倍,且含有大米所缺乏的维生素 C、胡萝卜素、叶绿素、花青素及强心苷等特殊成分。所以,黑米比大米营养价值更高,是稻米中的珍品。

8.高粱米

高粱米中蛋白质含量约为 9.5%~12%,主要为醇溶蛋白,其中亮氨酸含量高而其他氨基酸含量较低。高粱米中含有一定的鞣酸和色素,所以蛋白质的吸收利用率较低。高粱米中脂肪和铁比大米高。

9.马铃薯

马铃薯又名土豆,是世界五大农作物之一。营养学家将马铃薯列为"十全十美"的食品,因为它的营养很全面,认为人只靠吃土豆和全脂牛乳就足以维持健康。马铃薯中含蛋白质约 2%,其中赖氨酸和色氨酸含量较高。含淀粉为 10%~20%、水分为 70%~80%。马铃薯还含有丰富的维生素 C 以及铁、磷、B 族维生素和胡萝卜素等。马铃薯的蛋白质虽然含量低,但有较高的消化吸收率,所以营养价值较高。

10.甘薯

甘薯又称红薯、白薯、地瓜。甘薯除含碳水化合物、矿物质等外,还富含胡萝卜素、维生素 C 及多糖类胶原蛋白。甘薯的最大特点是能供给人体大量由胶原蛋白和黏液多糖类形成的黏液物质，它对人体的消化系统、呼吸系统和泌尿系统各器官的黏膜有特殊的保护作用。甘薯同马铃薯一样，灰分中钾含量较高，都属于碱性食品。

二、豆类及硬果类的营养和保健功能

豆类品种繁多，常见的有大豆（黄豆、黑豆、青豆）、蚕豆、豌豆、赤小豆、绿豆、芸豆等。大豆含有较高蛋白质和脂肪，而碳水化合物含量则相对较少；另一类为蚕豆、豌豆等，含有较多碳水化合物、中等量蛋白质及少量脂肪。

（一）豆类的营养与活性成分

1.蛋白质

大豆的蛋白质含量平均为 30%~40%，是植物性食物中含蛋白质最多的食品。大豆蛋白质的氨基酸的组成与比例也符合人体的需要，除蛋氨酸含量略低以外，其余与动物性蛋白质相似，是优质蛋白质。因大豆含有丰富的赖氨酸，所以也是粮谷类蛋白质互补的理想食物来源。

大豆蛋白消化率因烹调加工方式不同而有明显的差别，煮整粒大豆为 65%、豆浆为 85%、豆腐为 92%~96%，这与大豆加工过程中一些抗营养因子的去除有一定的关系。

其他豆类食品如绿豆、赤小豆、豌豆、蚕豆等，其蛋白质的含量也明显高于谷类食物，而且含有丰富的赖氨酸。

2.脂类

大豆含脂肪 15%~20%，其饱和脂肪酸仅为 15%、亚油酸为 51%、亚麻酸为 7%，其余为油酸等不饱和脂肪酸。大豆油易于消化吸收，并有利于降低血液胆固醇和软化血管，适宜老年人食用。

3.碳水化合物

大豆中的碳水化合物含量不高，约占 25%，其中一半为淀粉、阿拉伯糖、半乳聚糖等；另一半则为棉籽糖、水苏糖，它们被称为胀气因子。这些物质存在于大豆细胞壁，不能被人体消化吸收，在肠道中经细菌作用可发酵产生二氧化碳和氨，引起腹部胀气，因而在计算大豆的碳水化合物含量时，应折半计算。

4.矿物质与维生素

大豆含有丰富的磷、铁、钙，明显多于粮谷类，但由于膳食纤维及一些抗营养因子的存在，钙与铁的消化吸收率并不高。大豆中硫胺素、核黄素和烟酸等 B 族维生素的含量比谷类多数倍，并含有一定量的胡萝卜素和维生素 E。

5.其他豆类

蚕豆、豌豆、绿豆、赤小豆、芸豆等豆类含碳水化合物 55%~60%；蛋白质为

20%~25%,蛋白质组成中赖氨酸丰富,但含硫氨酸偏低;脂肪仅含0.5%~2%;微量元素、B族维生素都大大高于谷类。

6.豆类中的抗营养因子

①蛋白酶抑制剂。豆类中含有许多种蛋白酶抑制剂,有胃蛋白酶抑制剂、胰蛋白酶抑制剂等。存在最为广泛的是胰蛋白酶抑制剂,会影响人体对蛋白的消化与吸收,造成机体胰腺增重。抗胰蛋白酶因子用加热的方法可使其失去活性,因此豆类食品应彻底煮熟,忌食半生不熟的豆类及其制品。②植物红细胞凝血素。植物红细胞凝血素是一种存在于豆类中但含量很少的有毒蛋白质,它是能凝结人血液的蛋白质,也是能影响动物生长的因子,在加热的过程中可以被破坏。③豆腥味。大豆中含有许多酶,其中的脂肪氧化酶是产生豆腥味及其他异味的主要酶类。采用95℃以上加热10~15分钟或用乙醇处理后减压蒸发、纯化大豆脂肪酶等方法,均可脱去部分豆腥味。

(二)豆类中主要的活性成分

大豆中含有大量皂苷、大豆异黄酮及大豆低聚糖等,它们具有某些特殊的生理功能。如大豆皂苷具有溶血作用,降脂和抗氧化作用,可抑制肿瘤生长,影响心血管系统,有免疫调节作用和抗病毒等保健功能。大豆异黄酮具有降低血脂、提高雌激素水平、提高免疫、抗肿瘤等作用;大豆低聚糖是肠道双歧杆菌的增殖因子。

(三)常见的豆类

1.大豆及其制品

大豆以黄豆为主,它是豆类食物中营养价值最高的一种。

豆制品常见的有豆腐、豆腐干、豆浆、腐竹、大豆蛋白制品等。豆制品不仅保存了大豆的营养成分,而且营养素更易于被人体吸收利用,其蛋白质、矿物质的消化吸收率从65.3%上升至92%~96%。由于大豆在加工中去除了粗糙的植物纤维,减少了它对胃肠黏膜的刺激,因此,对于患胃肠道疾病、消化道功能减弱的老年人及牙齿不全的幼儿,豆制品是理想的易于消化的食品。

2.绿豆

绿豆含有丰富的营养成分。蛋白质含量比谷类高1~3倍,蛋白质功效比值(PER)是各种食用豆类中最高的,氨基酸种类齐全,赖氨酸含量比一般动物性食品还高,是我国人民喜爱的药食兼用物。绿豆具有清热解毒、抗炎症、利尿、消肿、明目等作用,可促进机体吞噬细胞数量增加或吞噬功能增强,长期食用可减肥、养颜、增强人体细胞活性、促进人体新陈代谢,亦可预防心血管等疾病的发生。在我国民间历来就有用绿豆预防疾病的习惯。

3.红小豆

红小豆富含淀粉,又称"饭豆",是人们生活中不可缺少的高蛋白、低脂肪、高营养、多功能的小杂粮,且具有利津液、消胀去肿、止吐的功效。红小豆含有较多的皂角苷,可刺激肠道,有很好的利尿作用,能解酒、解毒,对肾病、心脏病和水肿都有一定的作用。另外,还含有较多的膳食纤维,具有良好的润肠通便、预防结石、健美减肥的作用。

豆类营养成分见表2-2。

表2-2 每100克豆类的营养成分

种类	蛋白质 (g)	脂肪 (g)	糖类 (g)	纤维 (g)	钙 (mg)	磷 (mg)	铁 (mg)	VA (IU)	VB$_1$ (mg)	VB$_2$ (mg)	烟酸 (mg)
大豆	40.0	18.0	27.0	3.5	190	500	7	10	0.5	0.2	3.0
豌豆	21.7	1.0	55.7	6.0	58	360	5	100	0.5	0.15	4.5
蚕豆	26.0	1.2	50.9	5.8	100	129	7	150	0.5	0.1	3.0
绿豆	23.0	1.7	54.7	4.0	110	430	6	100	0.5	0.24	3.0
豇豆	23.9	2.0	49.3	4.7	75	570	4	—	—	—	—
扁豆	19.6	1.6	54.5	5.9	75	570	4	—	—	—	—
红小豆	20.9	0.7	54.9	5.0	75	430	4	20	0.5	0.1	2.5

(四)硬果类

硬果常指果皮坚硬的果实种子。常见的硬果分为两类:一类富含脂肪和蛋白质,如花生、核桃仁、葵瓜子等;另一类含碳水化合物多而脂肪较少,如白果、栗子和莲子等。

硬果类除栗子外所含的蛋白质都较高,均在14%以上并富含B族维生素及钙、磷、铁、锌等多种矿物质元素。

1.花生

花生蛋白质中含有较多的精氨酸与组氨酸,但异亮氨酸、蛋氨酸含量低,故营养价值不及大豆蛋白。花生含油40%~50%,比大豆高,其中不饱和脂肪酸占80%。花生中维生素B$_1$、维生素B$_2$和烟酸含量丰富,此外还有丰富的磷脂、维生素E、胆碱及多种矿物质元素。花生米外面的红皮含有一种止血成分,能抑制纤维蛋白的溶解、促进骨髓制造血小板、加强毛细血管的收缩功能,对各种出血性疾病有止血作用。

去壳花生和花生粉在温湿条件下易被黄曲霉菌污染而产生黄曲霉毒素,黄曲霉毒素有较强的致肝癌作用,因此不可食用霉烂花生。

2.芝麻

芝麻分黑白两种,除富含蛋白质和油脂等常见营养素外,钙、铁、锌、硒的含量也大大超过了其他坚果,并含丰富的 B 族维生素和维生素 E。芝麻含有多种天然抗氧化成分及多种矿物质,具抗衰老的功效,是肿瘤病人化疗、放疗期间配膳的主要辅料。

3.核桃

核桃营养价值很高,含有 60%～70%的脂肪、15%～20%的蛋白质、10%左右的碳水化合物、6.7%的纤维素,还含有多种无机盐、维生素。核桃仁中的脂肪主要是亚油酸,经常食用有润肤乌发的作用。核桃还能防止细胞老化、健脑、增强记忆力及延缓衰老,还可以缓解疲劳、压力,减少肠道对胆固醇的吸收,适合动脉硬化、高血压和冠心病人食用。

4.白果

白果是营养丰富的高级滋补品,含有粗蛋白、粗脂肪、还原糖、核蛋白、矿物质、粗纤维及多种维生素等成分。每 100g 鲜白果中含蛋白质 13.2g、碳水化合物72.6g、脂肪 1.3g,且含有维生素 C、核黄素、胡萝卜素,及钙、磷、铁、硒、钾、镁等多种微量元素,还含有少量的氰苷、赤霉素等物质,具有很高的食用、保健和药用价值,对人类健康有神奇的功效。白果还含有银杏酸、白果酚、五碳多糖、脂固醇等成分,具有益肺气、治咳喘、缩小便、护血管、增加血流量等食疗作用和医用效果。根据现代医学研究,它还具有通畅血管、改善大脑功能、延缓老年人大脑衰老、增强记忆能力、治疗老年健忘症和脑供血不足等功效。种仁中的黄酮苷、苦内脂对高血压、冠心病、动脉硬化、脑功能减退等疾病还具有特殊的预防和治疗效果。经常食用白果,可以滋阴养颜抗衰老,使人肌肤红润、精神焕发,是老幼皆宜的保健食品。

5.莲子

莲子中的钙、磷和钾含量非常丰富,还含有多种维生素、矿物质、荷叶碱、金丝草苷等物质,具有促进凝血、维持神经传导性、镇静神经、维持肌肉的伸缩性和心跳的节律等作用。对治疗神经衰弱、慢性胃炎、消化不良、高血压等也有一定功效,还有养心安神的功效。中老年人特别是脑力劳动者经常食用,可以健脑、增强记忆力、提高工作效率,并能预防老年痴呆的发生。

莲子中央绿色莲子芯,含有莲心碱、异莲心碱等多种生物碱,味道极苦,有清热泻火之功能,还有显著的强心作用,能扩张外周血管、降低血压。可以治疗口舌生疮,并有助于睡眠。

三、蔬菜、水果的营养和保健功能

新鲜蔬菜、水果水分含量大都在 90%以上,它们含有多种维生素、丰富的矿物质及膳食纤维,在膳食中具有重要的意义,但碳水化合物、蛋白质、脂肪含量都很低。

（一）蔬菜和水果的营养成分

1.膳食纤维

纤维素和半纤维素是植物细胞壁的主要成分,为蔬菜和水果中膳食纤维的主要来源。水果中含有 0.5%~2% 的纤维素、半纤维素,蔬菜中为 0.2%~2.8%。纤维素与半纤维素在蔬菜、水果中的不同部位分布极不均匀,主要存在于皮层、输导组织中。此外,水果中还含有果胶物质。

2.维生素

新鲜的蔬菜和水果中含有大量的维生素 C 和胡萝卜素以及少量的 B 族维生素,是人们饮食中维生素 C 的重要来源。每 100g 新鲜蔬菜中的维生素含量分别为:青椒约为 105mg,菜花、雪里蕻、金花菜、苦瓜等约为 80mg 以上,而一般的叶菜、根茎类均在 60mg 以下。新鲜水果中以鲜枣的维生素 C 含量为最多,每 100g 中含维生素 C 约 540mg,其次为山楂,约含 89mg,广柑中维生素 C 的含量也很丰富。

蔬菜中含量较多的 B 族维生素有维生素 B_1 和维生素 B_2。维生素 B_1 主要存在于菠菜、胡萝卜、西红柿、甘蓝、芹菜、黄瓜和生菜中,维生素 B_2 多存在于甘蓝、菜花、油菜、菠菜中。新鲜水果中 B 族维生素的含量不多,其中柚、橙、鲜枣、菠萝等含维生素 B_1 较多,桃、樱桃、山楂、香蕉等含维生素 B_2 较多。

3.矿物质

蔬菜、水果中含有丰富的钾、钙、钠、镁及铁、铜、锰、硒等多种矿物质,其中钾最多,钙、镁含量也丰富,锰的含量高于肉类食品。这些碱性元素对维持人体内的酸碱平衡必不可少。有些绿叶蔬菜中钙、镁、铁等元素虽含量丰富,但由于含有草酸、植酸,所以吸收利用率低。

4.碳水化合物

水果和蔬菜中所含碳水化合物有淀粉、纤维素、果胶质、单糖、双糖等,其中含糖的种类和数量多少因果蔬种类不同而有很大差别。

5.有机酸

水果中含有大量的有机酸,如苹果酸、柠檬酸、酒石酸、琥珀酸等,这些酸性物质为水果所特有,对促进消化液的分泌、帮助食物消化吸收有重要意义。

一般蔬菜均含有草酸,如菠菜、竹笋、苋菜等含量较多,草酸有一定涩味且不利于钙、铁的吸收,烹制含草酸多的蔬菜时可先用开水烫漂后再进一步加工。

（二）果蔬中的活性成分

蔬菜和水果中含有多种抗变异原性、抗氧化性、促进抗体生成及正常细胞增殖、活化巨噬细胞、致死癌细胞、抗紫外线等功能的生理活性成分。

果蔬中含多种抗变异原性物质,能抑制致癌的变异原物质的产生。菠菜、卷心菜、茄子、牛蒡等菜汁可抑制从色氨酸烘焦物中分离得到的变异原性物质活性,茄子、甘蓝、菠菜、牛蒡、圆椒、苹果对变异原物质也有抑制效果。果蔬中的β-胡萝卜素、类胡萝卜素、维生素C及多酚类等抗氧化物质能防止脂质和变异原物质的氧化。从生姜等分离出来的生姜酚等具有抗自由基活性。南瓜中含有具有环丙基化学结构的降血糖成分,对降低非胰岛素依赖性的Ⅱ型糖尿病人的餐后2小时血糖具有显著意义,对降低空腹血糖也有积极意义。苹果、洋葱等中所含类黄酮为天然抗氧化剂,通过抑制低密度脂蛋白氧化而发挥抗动脉硬化和抗冠心病作用;类黄酮尚能抑制血小板聚集、降低血液黏度、减少血管栓塞倾向,从而防止心脏病发作和降低冠心病的死亡率。韭菜、甘薯、胡萝卜等提取液有促进人体细胞增殖和促进人体细胞产生抗体的功能。大蒜中的含硫化合物等成分具有抗菌消炎、抗癌防癌、预防心血管疾病、抗糖尿病作用,还有改善肝脏机能障碍、延缓衰老的功效。

(三)果蔬中的抗营养因子或有害物质

果蔬中含有一些影响人体对营养素消化吸收的物质,统称为抗营养因子。抗营养因子的存在不仅会影响蔬菜和水果中本身营养素的消化吸收,也会干扰同时摄入的其他食物中营养素的消化吸收,当含量比较高时还可能产生中毒现象。

果蔬中的抗营养因子主要有毒蛋白、毒苷类物质、硫苷、皂苷、亚硝酸盐、生物碱等。毒蛋白是一种糖蛋白,会影响肠道吸收维生素、矿物质及其他营养素,主要存在大豆、菜豆、绿豆等豆类中;马铃薯中含有一类毒蛋白,具有蛋白酶抑制剂作用。毒苷类物质在豆类、仁果类水果的果仁中含量比较多,在酸或酶的作用下水解产生氢氰酸,会抑制细胞色素作用,维护性较大。萝卜、洋葱、大蒜等蔬菜中含有辛辣类物质,主要成分是硫苷类化合物,能妨碍碘的吸收。在茄子、马铃薯等茄属植物的表皮中含有茄碱,多食以后会引起喉部、口腔瘙痒和灼热感,有剧毒。蔬菜在生长阶段施用氮肥较多及腐烂时,会形成较多的亚硝酸盐,亚硝酸盐在体内与胺结合,产生致癌物亚硝胺。鲜黄花菜中含有秋水仙碱,经肠道吸收后在体内氧化成二秋水仙碱,有很大的毒性,能引起急性胃肠炎。

(四)常见蔬菜、水果

1.西红柿

西红柿也称番茄,含有丰富的维生素C、维生素B_1、维生素B_2、胡萝卜素、矿物质、碳水化合物等。西红柿中含大量果酸,维生素C由于有酸的保护,在加工中不易被破坏。据计算,每人每天食用300g左右的番茄(约3个),就可以满足对维生素和无机盐的需要。

现代生物学和生理学研究表明,人体获得维生素C的量,是控制和提高机体抗癌能力的决定因素,癌症患者对维生素C的需要显著增加。西红柿是防癌抗癌的首选果蔬。西红柿内的有机酸,既保护所含维生素 C 不被烹调所破坏,还有增加胃液酸度、帮助消化、调整胃肠功能的作用。对消化力虚弱和胃酸过少者,适当吃些西红柿或饮其汁液,有助于疾病的康复。据药理研究,西红柿汁有缓慢降血压和利尿消肿作用,对高血压、肾脏病病人有良好的辅助治疗作用。

2. 茄子

茄子中含有膳食纤维、多种维生素、丰富的胡萝卜素和钙、磷、铁、钾等多种矿物质、多种糖类、蛋白质等。

茄子有软化血管的作用,能增强血管的弹性,降低毛细血管通透性,防止毛细血管破裂;具有保护心脏和血管的作用,对高血压、咯血和坏血病有一定辅助治疗;茄子含有葫芦巴碱及胆碱,能降低胆固醇;茄子可增强体内抗氧化物质的活性,有抗衰老、抗癌防癌作用;食生茄子对细菌性食物中毒有解毒作用。

3. 胡萝卜

胡萝卜富含胡萝卜素,还含维生素 B_1、维生素 B_2、维生素 C、烟酸和钙、铁、磷、钾等矿物质,黄胡萝卜的营养价值要略高于红胡萝卜,主要是前者胡萝卜素含量较高。

胡萝卜素在体内转化为维生素 A,对多种脏器有保护作用,对防治夜盲症和呼吸道疾病也有一定作用。胡萝卜素有防癌作用,长期吸烟者,患肺癌的危险性增加 20 倍,如果常食用胡萝卜,对预防肺癌有一定作用。胡萝卜中丰富的 β-胡萝卜素可清除体内自由基。每天吃 100g 胡萝卜所获得的 β-胡萝卜素即能起到抗衰老作用。

胡萝卜素是一种脂溶性物质,只有溶解在油脂中才能被人体吸收利用,生食胡萝卜不易被吸收,用油烹调后再吃则更易被吸收;醋可破坏胡萝卜素,烹调时不要放醋。

4. 菠菜

菠菜中含有胡萝卜素、维生素 B_1、维生素 B_2、维生素 C、维生素 K 及磷、铁等多种矿物质,菠菜中胡萝卜素的含量相当于胡萝卜,维生素 C 的含量约是大白菜的 2 倍。

菠菜中含有大量草酸,草酸经小肠吸收后,可与体内血钙生成一种不易溶解的草酸钙,影响食物中的钙质在人体中的吸收利用。有结石者不宜多吃菠菜,菠菜中的草酸盐会加重结石的病变。食用菠菜时,可先将菠菜在开水中烫一下,这样可除去菠菜中的部分草酸。

5. 大蒜

大蒜营养成分十分丰富,除含有糖、蛋白质、脂肪、维生素和矿物质外,还含有特殊的生理活性成分——蒜素和超氧化物歧化酶(SOD)等。大蒜不仅具有较高的营养价值,而且具有很高的食疗作用。临床表明,大蒜中的大蒜素及其降解物能够抗癌、杀菌,预防痢疾、冠状动脉硬化、心脏病,杀死结核杆菌,消除体内淤血等。

常见蔬菜、水果的营养成分见表2-3。

表2-3 常见蔬菜、水果的营养成分（以每100g可食部计）

食物名称	膳食纤维（g）	胡萝卜素（μg）	硫胺素（mg）	核黄素（mg）	叶酸（mg）	维生素C（mg）	钙（mg）	磷（mg）	钾（mg）
白萝卜	1.8	Tr	0.02	0.01	6.8	19.0	47.0	16.0	167.0
胡萝卜	3.2	4107.0	—	0.02	4.8	9.0	27.0	38.0	119.0
四季豆	4.7	96.0	0.02	0.05	27.7	Tr	43.0	47.0	196.0
绿豆芽	1.3	11.0	0.02	0.02	6.1	4.0	14.0	19.0	32.0
茄子（紫皮,长）	3.0	—	0.03	0.03	6.3	—	50.0	21.0	147.0
番茄	1.9	375.0	0.02	0.01	5.6	14.0	4.0	24.0	179.0
甜椒	1.3	76.0	0.02	0.02	3.6	130.0	—	—	—
秋黄瓜	0.9	40.0	0.02	0.01	Tr	—	9.0	23.0	141.0
南瓜	2.7	1518.0	0.03	0.04	31.7	5.0	16.0	56.0	445.0
大葱	2.4	64.0	0.06	0.03	11.5	3.0	63.0	25.0	110.0
韭菜	3.3	1596.0	0.04	0.05	61.2	2.0	44.0	45.0	241.0
小白菜	1.9	1853.0	0.01	0.05	57.2	64.0	117.0	26.0	116.0
油菜	2.0	1083.0	0.02	0.05	103.9	—	148.0	23.0	175.0
菜花	2.7	11.0	0.04	0.04	13.5	32.0	31.0	32.0	206.0
西蓝花	3.7	151.0	0.06	0.08	29.8	56.0	50.0	61.0	179.0
油麦菜	2.1	751.0	0.03	0.07	77.9	2.0	60.0	26.0	164.0
空心菜	4.0	1714.0	0.03	0.05	78.9	5.0	115.0	37.0	304.0
小西瓜	0.4	58.0	0.02	0.02	1.7	2.0	6.0	9.0	177.0
香蕉（海南）	1.8	36.0	0.02	0.02	11.2	4.9	9.0	17.0	208.0
杧果	—	2080.0	0.03	0.01	—	14.0	7.0	12.0	153.0
冬枣	3.8	Tr	0.08	0.09	29.9	243.0	16.0	29.0	195.0
苹果*	1.2	20.0	0.06	0.02		4.0	4.0	12.0	119.0
梨*	3.1	33.0	0.03	0.06		6.0	9.0	14.0	92.0
桃*	1.3	20.0	0.01	0.03		7.0	6.0	20.0	166.0

续表

食物名称	膳食纤维（g）	胡萝卜素（μg）	硫胺素（mg）	核黄素（mg）	叶酸（mg）	维生素C（mg）	钙（mg）	磷（mg）	钾（mg）
杏 *	1.3	450.0	0.02	0.03	—	4.0	14.0	15.0	226.0
葡萄 *	0.4	50.0	0.04	0.02	—	25.0	5.0	13.0	104.0
柑橘 *	0.4	890.0	0.08	0.04	—	28.0	35.0	18.0	154.0

资料来源：杨月欣.中国食物成分表2004.北京：北京医科大学出版社,2005.

  ＊ 杨月欣.中国食物成分表2002.北京：北京医科大学出版社,2002.

（五）食用菌

食用菌是真菌类食物,如蘑菇、香菇、银耳、黑木耳、灵芝等,菇类中的多糖体物质具有免疫功能,能抑制人体癌细胞增殖;植物固醇类物质"香菇素"具有降血脂功能。

食用菌营养价值较高,含有丰富的维生素C和B族维生素、矿物质和蛋白质、碳水化合物等。食用菌营养丰富、味道鲜美,且具有高蛋白、低脂肪的特点。新鲜蘑菇含蛋白质3%～4%,比大多数蔬菜高得多;干蘑菇则高达40%,大大超过鱼、肉、蛋中的蛋白质含量。

食用菌不仅风味独特,而且很多种类还具有一定的保健作用和药用价值,如黑木耳、香菇等含有多糖体,能够提高机体的免疫能力、抑制肿瘤的生长,或加强机体对肿瘤细胞的排斥作用,对人体健康有重要意义。

（六）果蔬的保健功能

经常食用含丰富蔬菜、水果的膳食,在保持心血管健康、增强抗病能力、减少儿童发生眼干燥症的危险及预防某些癌症等方面起着十分重要的作用。有证据表明,富含蔬菜和水果的膳食能降低多种癌症如口腔和咽癌、食管癌、肺癌、胃癌、结肠和直肠癌等的危险性。流行病学研究表明,经常食用水果及黄绿色蔬菜,能预防多种与老年有关的退行性疾病。蔬菜、水果的热能低,经常食用可预防肥胖症的发生。

第二节 动物性食品的营养

动物性食品包括畜禽肉、内脏、乳、蛋、水产品及其制品。

一、畜、禽肉类

鹅鸭肉有益于心脏,鸡肉则被称为"蛋白质的最佳来源"。在我们的日常生活中应减少猪肉消费量,增加其他畜禽肉的消费。

1. 蛋白质

肉类中的蛋白质主要存在于肌肉组织和结缔组织中,占总重量的 10%～20%。牛肉中蛋白质含量为 15%～20%,瘦猪肉中含 10%～17%,羊肉含 9%～17%,鸡肉中的含量可达 20% 以上。

肌肉中的蛋白质含有各种必需氨基酸,与维持人体组织生长所需的必需氨基酸在种类和比例上非常相似,且易于消化,所以营养价值很高。结缔组织中所含间质蛋白中色氨酸、酪氨酸含量很少,属不完全蛋白质。

2. 脂肪

猪肉脂肪含量大于牛肉、羊肉。畜肉的脂肪含量因牲畜的肥瘦程度和部位不同而有较大的差异,如猪里脊肉含脂肪 7.9%,而猪五花肉为 35.3%。畜肉脂肪酸中饱和脂肪酸含量较多,脂肪中还含有少量的卵磷脂等。禽类脂肪熔点较低,含有一定量的亚油酸等不饱和脂肪酸,所以禽脂的营养价值高于畜脂。动物脑、内脏和脂肪中含有较多的胆固醇,高脂血症患者不宜过量摄取肥肉、内脏和脑组织。

3. 维生素

肉中含有丰富的脂溶性维生素和 B 族维生素。动物内脏特别是肝、肾维生素 A 含量更为丰富。鸡肉中烟酸含量比一般肉类高,维生素 B_1 和维生素 B_2 含量也较多。

4. 矿物质

每 100g 畜肉矿物质含量 1g 左右。畜肉是锌、铜、锰等多种微量元素的良好来源,但其中钙含量较低,人体对肉类中的矿物元素吸收率高于植物性食品,尤其是对铁的吸收率高。禽肉中钙、磷、铁的含量高于猪、牛、羊肉,硒含量明显高于畜肉。

5. 碳水化合物

肉类中碳水化合物含量很低,一般为 0.3%～0.9%,以糖原形式存在。动物宰杀后保存过程中由于酶的分解作用,糖原量下降。

畜肉及内脏主要营养素含量见表 2-4。

表 2-4 畜肉及内脏主要营养素含量(以每 100g 可食部计)

部位	能量 (kcal)	蛋白质 (g)	脂肪 (g)	胆固醇 (mg)	VB_1 (mg)	VB_2 (mg)	VA (μgRE)	钙 (mg)	铁 (mg)
猪肉(肥瘦)	395	13.2	37.0	80	0.22	0.16	18	6	1.6
猪肉(里脊)	155	20.2	7.9	50	0.47	0.12	5	6	1.5
猪肝	129	19.3	3.5	288	0.21	2.08	4972	6	22.6
猪肾	96	15.4	3.2	354	0.31	1.14	41	12	6.1

续表

部位	能量 （kcal）	蛋白质 （g）	脂肪 （g）	胆固醇 （mg）	VB$_1$ （mg）	VB$_2$ （mg）	VA （μgRE）	钙 （mg）	铁 （mg）
牛肉（里脊）	134	22.3	5.0	44	0.04	0.10	4	3	0.4
牛腩	332	17.1	29.3	44	0.02	0.06	Tr	6	0.6
牛臀肉	117	22.6	2.6	22	0.05	0.09	Tr	2	1.4
羊肉（肥瘦）	203	19.0	14.1	92	0.05	0.14	22	6	2.3

资料来源:杨月欣.中国食物成分表 2004.北京:北京医科大学出版社,2005.

禽类主要营养素含量见表 2-5。

表 2-5　禽类主要营养素含量（以每 100g 可食部计）

名称	蛋白质 （g）	脂肪 （g）	钙 （mg）	铁 （mg）	VB$_1$ （mg）	VB$_2$ （mg）	视黄醇当 量（μg）	胆固醇 （mg）
鸡	19.3	9.4	9	1.4	0.05	0.09	48	106
鸡肝	16.6	4.8	7	12.0	0.33	1.10	10410	356
鸡肫	19.2	2.8	7	4.4	0.04	0.09	36	174
鸭	15.5	19.7	6	2.2	0.08	0.22	52	94
鸭肝	14.5	7.5	18	23.1	0.26	1.05	1040	341
鸭肫	17.9	1.3	12	4.3	0.04	0.15	6	135
鹅	17.9	19.9	4	3.8	0.07	0.23	42	74

资料来源:吴坤.营养与食品卫生学.北京:人民卫生出版社,2006

二、蛋类

蛋类指鸡、鸭、鹅、鹌鹑等禽类的蛋,具有很高的营养价值、应用广泛。蛋类含有丰富的营养成分,如蛋白质、脂肪、无机盐和维生素。蛋黄比蛋白营养价值更高,营养成分的含量和种类比蛋白更多。

1.蛋白质

鸡蛋蛋清中的蛋白质含量为 11%~13%,蛋黄中除含有 50% 的水外,其余大部分是蛋白质。蛋类所含蛋白质是完全蛋白质,按 FAO 暂定的蛋白质评分模式,把鸡蛋蛋白质中必需氨基酸的含量作为参考标准,把它的利用率看为 100%,是天然食物中生理价值最高的蛋白质。

2. 脂类

蛋中脂类主要集中在蛋黄中。蛋类的脂肪呈乳化状态,易被人体消化吸收,其中大部分为中性脂肪并含有一定浓度的卵磷脂。蛋中胆固醇的含量也比较高,每个鸡蛋约含胆固醇 200~300mg。

3. 矿物质

蛋类的矿物质含量丰富,蛋壳中钙含量很高;蛋黄及蛋清中铁的含量并不低,但由于卵黄高磷蛋白的干扰,降低了铁的消化吸收率。

4. 维生素

蛋黄中含有较多的维生素 A、维生素 E、核黄素和硫胺素,维生素 D 含量受环境影响较大。

各种禽蛋的营养价值基本相似,但也有一些细微差异(见表 2-6)。

表 2-6　各种常见禽蛋主要营养成分组成(以第 100g 可食部计)

名称	蛋白质 (g)	脂肪 (g)	糖类 (g)	热量 (kcal)	胆固醇 (mg)	视黄醇 (μg)	核黄素 (mg)	硫胺素 (mg)	钙 (mg)	铁 (mg)
全鸡蛋	12.8	11.1	1.3	164	585	194	0.32	0.13	44	2.3
鸡蛋白	11.6	6.1	3.1	—	—	—	0.31	0.04	9	1.6
鸡蛋黄	15.2	28.2	3.4		1510	438	0.29	0.33	112	6.5
鸭蛋	12.6	13.0	3.1	186	565	261	0.35	0.17	62	2.9
咸鸭蛋	12.7	12.7	6.3	178	647	134	0.33	0.16	118	3.6
松花蛋	14.2	10.7	4.5	—	608	215	0.18	0.06	63	3.3
鹌鹑蛋	12.8	11.1	2.1		531	337	0.49	0.11	47	3.2

资料来源:吴坤.营养与食品卫生学.人民卫生出版社,2006.

国家食物与营养咨询委员会.主要食物营养成分表.

三、水产品

水产类的种类繁多,包括鱼、虾、蟹及部分软体动物,根据其来源又可分为淡水和海水类水产品(见表 2-7)。

1. 蛋白质

鱼肉中的蛋白质含量为 15%~20%,生物利用率可达 85%~90%。鱼肉中蛋白质的氨基酸组成与畜禽肉相似,赖氨酸和亮氨酸含量较高,但色氨酸含量较低。

2. 脂肪

水产类的脂肪含量各不相同,一般在 3%~5%,银鱼、鳕鱼的脂肪含量只有 1%

左右,而河鳗的脂肪含量可达 28.4%。虾类的脂肪含量很低。

鱼类的脂肪多为不饱和脂肪酸组成,消化吸收率为 95%,海鱼中不饱和脂肪酸可达 70%~80%。鱼脂肪含有多重不饱和脂肪酸 DHA、EPA,对人类脑细胞的生长、发育有着重要的功能。

3. 矿物质

鱼类矿物质含量为 1%~2%,高于畜禽肉矿物质含量。鱼肉中含有丰富的磷,此外还含有丰富的钠、钾、镁等,鱼、虾类被看作钙的良好来源。海产品还含有丰富的碘、铜。

4. 维生素

鱼类是核黄素与烟酸的良好来源。特别是海鱼的肝脏中维生素 A 和维生素 D 的含量特别高,因而常作为生产药用鱼肝油的来源。但有些鱼体内含有硫胺素,鲜鱼如果不及时加工处理,硫胺素则被分解破坏。

表 2-7 主要水产品营养成分

名称	食部 (g)	热量 (kcal)	蛋白质 (g)	脂肪 (g)	胆固醇 (mg)	VB$_1$ (mg)	VB$_2$ (mg)	VA (μgRE)	钙 (mg)	铁 (mg)
草鱼	58	96	17.7	2.6	47	0.04	0.05	11	17	1.3
鲢鱼	61	84	16.3	2.1	38	0.01	0.05	20	53	1.5
鲫鱼	54	89	18.0	1.6	21	0.08	0.06	—	79	1.3
带鱼	70	108	17.6	4.2	52	0.03	0.06	19	431	1.1
小黄花鱼	62	114	17.0	5.1	76	0.03	0.08	94	191	0.7
鲈鱼	58	105	18.6	3.4	86	0.03	0.27	19	138	2.0
金枪鱼	40	101	18.6	2.9	54	0.01	0.03	20	102	1.4
黄鳝	67	89	18.0	1.4	126	0.06	0.98	50	42	2.5
鲤鱼	54	109	17.6	4.1	84	0.03	0.09	25	50	1.0
河虾	86	87	16.4	2.4	240	0.04	0.03	48	324	4.0
基围虾	60	101	18.2	1.4	181	0.02	0.07	—	53	2.0
虾皮	100	153	30.7	2.2	428	0.02	0.14	19	991	6.7
河蟹	42	103	17.5	2.6	267	0.06	0.24	389	126	2.9
鲜扇贝	35	60	11.1	0.6	140	—	0.10	—	142	7.2

四、乳及乳制品

乳类指动物的乳汁,包括牛乳、羊乳、马乳等。乳制品主要有液态乳、乳粉、酸乳、奶油、乳酪等。乳类是一种营养价值很高的天然食品,它的营养素齐全、比例合理,容易消化吸收,能够适应和满足初生儿迅速生长发育的全部需要。在动物乳中以牛乳最为重要,通常被称为"最接近理想的食品",含有人体生长和维持健康所需的全部营养素。对于婴幼儿,牛乳经过适当的配方调整是良好的母乳替代品或补充品,对儿童青少年、孕妇、乳母和老年人是良好的钙补充品。正常人每天饮用250~500mL的牛乳,能基本满足人体对钙的需要量。

1.蛋白质

牛乳蛋白质含量平均为3.3%,以酪蛋白为主,其次为乳清蛋白。牛乳蛋白质的氨基酸构成稍逊于鸡蛋蛋白质,生物价为85,属完全蛋白。

人乳蛋白质含量为1.5%,适合婴儿消化,且分娩后第一天初乳蛋白质含量在5%以上。人乳中蛋白质组成与牛乳有极大差异,人乳中酪蛋白:乳清蛋白为0.3:1,而牛乳中则为4:1。乳清蛋白营养价值较高。

2.脂肪

牛乳中脂类含量与人乳近似,约为3.5%,其中95%~96%为甘油三酯、脂肪酸及其衍生物,种类可达到500余种,但人体必需的脂肪酸含量并不高,只占3%左右。奶油中的低熔点的脂肪酸占35%,消化率为98%。此外乳脂肪中还含有少量的卵磷脂、脑磷脂和胆固醇等。

人乳中因为本身含有消化酶,故其脂肪的消化率接近100%。

3.碳水化合物

乳类所含的碳水化合物约4.5%,其中99.8%为乳糖,较人乳低,乳糖可以在人体小肠中经乳糖酶的作用水解。乳糖对婴儿的消化道具有重要意义,它不仅可以调节胃酸促进胃肠蠕动,而且还有益于乳酸菌的繁殖、抑制肠道腐败菌生长,可改善婴幼儿肠道菌群的分布。此外乳糖能在肠道中产生乳酸,有利于人体对钙、磷、锌的吸收。

有的人由于消化道缺乏乳糖酶,喝了稍多的牛乳之后,其中的乳糖不能被水解,被肠道中微生物分解,会出现腹泻、胃肠胀气等不适症状,称乳糖不耐症。食用酸乳、干酪等则不会发生以上症状。

4.矿物质

乳类几乎含有婴儿所需要的全部矿物质,其中钙、磷尤其丰富。乳类是供给人体钙的最好的食物来源,此外牛乳中还有多种微量元素,如铜、锌、锰和碘等。但牛乳中铁的含量不高,低于人乳中铁的含量,不能满足人体的需要。

5.维生素

牛乳中含有人体所需的各种维生素,其含量因季节、饲养条件及加工方式不同而有变化。如在饲料旺盛期,乳中维生素 A 的含量明显高于饲料匮乏期,日照时间长,乳中的维生素 D 含量也有增加。乳类是核黄素、生物素、硫胺素的很好来源。

乳类及乳制品主要营养成分见表 2-8。

表 2-8 乳类及乳制品主要营养成分(以第 100g 可食部计)

名称	能量 (kcal)	蛋白质 (g)	脂肪 (g)	碳水化合物 (g)	胆固醇 (mg)	维生素 B_1(mg)	维生素 B_2(mg)	维生素A (μgRE)	钙 (mg)	磷 (mg)	铁 (mg)	锌 (mg)
人乳	65	1.3	3.4	7.4	11	0.01	0.05	11	30	13	0.1	0.28
牛乳	54	3.0	3.2	3.4	15	0.03	0.14	24	104	73	0.3	0.42
鲜羊乳	59	1.5	3.5	5.4	31	0.04	0.12	84	82	98	0.5	0.29
牛乳粉	484	19.9	22.7	49.9	68	0.28	0.68	77	797	324	1.4	3.71
酸奶	72	2.5	2.7	9.3	15	0.03	0.15	26	118	55	0.4	0.53
奶酪	328	25.7	23.5	3.5	11	0.06	0.91	152	799	326	2.4	6.97
奶油	879	0.7	97.0	0.9	209	—	0.01	297	14	11	1.0	0.09

资料来源:杨月欣.中国食物成分表 2002.北京:北京医科大学出版社,2002.

第三节 其他食品的营养

一、调味品

1.食盐

食盐主要成分是氯化钠,钠离子可以提供最纯正的咸味,氯离子为助味剂。钾盐、铵盐、锂盐等也具有咸味,但咸味不正,有一定苦味。正常人每日仅需食盐 6g 左右,但我国目前食盐的摄入量较高。有研究认为摄入食盐过多与高血压发病率呈正相关,应提倡从婴幼儿开始不要吃咸的习惯。患某些疾病如高血压、心脏病、肾病时,应适当限制食盐摄入量。咸味和甜味可以相互抵消,酸味可以强化咸味。加碘食盐是防治碘缺乏病必需的营养强化食品。

2.酱油

酱油是用大豆、小麦及其制品为原料接种曲霉菌种,经发酵酿制而成。其营养成分与原料有很大的关系。以大豆为原料制作的其蛋白质含量可达 10%~20%。

酱油中还含有少量的还原糖和糊精,是构成酱油浓稠度的主要成分。酱油中主要含有 B 族维生素,其中维生素 B_1 含量在 0.01mg/100g 左右,维生素 B_2 含量较高,可达 0.05~0.20mg/100g,烟酸在 1.0mg/100g。应注意的是,酱油经过发酵后含维生素 B_{12},对素食者来说预防维生素 B_{12} 缺乏具有重要意义。此外,酱油中含有多种酯类、醛类和有机酸,是其香气的主要来源。

3.食醋

食醋是以粮食、糖、酒等经醋酸发酵而成。按原料不同分为米醋、糖醋、酒醋等,主要成分为醋酸,含量 3%~5%。醋香主要成分是醋酸乙酯,此外还有其他一些有机酸、糖类、醇类、酯类及氨基酸等。醋能去腥解腻,增进鲜味和香味,能在食物加热过程中保护维生素 C 不受破坏,还可以使烹饪原料中的钙质溶解而利于人体吸收,对细菌也有一定的杀灭和消毒作用。

4.味精

味精是以粮食为原料,经谷氨酸细菌发酵产生出来的天然物质,主要成分是谷氨酸钠,还含有少量食盐。味精在弱酸和中性环境中溶解度最大,鲜味强烈;在碱性溶液中反而会产生不良气味;在高温下会变性失去鲜味甚至产生毒性,但对人体影响不大。

二、酒类

酒是一种含有乙醇的饮料。根据制酒方法的不同分为可发酵酒、蒸馏酒和配制酒。酒对人体产生作用的主要成分是乙醇,少量乙醇可兴奋神经中枢、促进血液循环、增强物质代谢;过量饮酒对人体有害,严重的可造成酒精中毒致死(表 2-9)。孕妇和儿童不宜饮酒。

表 2-9 体液中的乙醇含量与症状关系

体液中的乙醇含量(mg/100mL)		发生症状
血液	尿	
20~		头胀、愉快而健谈
40~		精神振作、说话流利、行动稍笨、手微震颤
60~	100	谈话絮絮不休、行动笨拙
80~	100	情感冲动、自言自语、反应迟钝、步履蹒跚
120~	135~	嗜睡、呈明显酒醉状态
200~	250~	意识蒙眬、语言含糊、大多数呈木僵状
400~	500~	深度麻醉、少数致死亡

资料来源:葛可佑.中国营养科学全书.北京:人民卫生出版社,2006.

蒸馏酒中以白酒居多,均以乙醇为主要成分,含量在20%~65%。白酒具有高能量的营养特点。少量饮酒具有刺激食欲、补充能量、舒筋活血的功效,过量饮用则会对身体健康造成危害。

啤酒属发酵酒,是世界上消费量最多的酒。啤酒营养丰富,除含有乙醇外,还含有果糖、麦芽糖和糊精等碳水化合物,以及矿物质如钙、磷、钾、锌等。啤酒能产生大量的热量,故有"液体面包"的美誉。

葡萄酒是果酒中最有代表性的一种。其营养成分有酒精、有机酸、挥发酯、多酚及单宁物质、丰富的氨基酸、糖、多种维生素,还有钾、钙、镁、铜、锌、铁等矿物质。经常饮用红葡萄酒(每天饮用量在150g以内),不仅能为人体提供多种营养素和能量,还对心血管系统有保护作用。

黄酒是中国最古老的饮用酒,它具有很高的营养价值,黄酒含有糖类、糊精、有机酸、维生素等营养物质,其氨基酸含量居各种酿造酒之首。黄酒在我国传统中医学经常被用作药引,具有很好的补益增效作用。

三、饮料

1. 矿泉水

天然矿泉水是来自地下的天然露头或经人工揭露的深层地下水,矿泉水含有很多化学成分,主要有磷酸氢钠、二氧化碳、硫酸钠、氯化钠、钙、镁、钾等,还含有锂、铜、锌、溴、碘、硒、偏硅酸等物质。其中溴能平衡人体的激素分泌;锶和锌能提高智商,促进青少年生长发育;铁能治疗贫血,碘能防治甲状腺肿大从而可能强壮骨骼、维持血管弹性,对心血管疾病有很好的疗效作用。患有严重肾炎、肝硬化腹水和肥胖病人不宜饮用含钠量高的矿泉水。

2. 果蔬汁饮料

果汁是用新鲜水果压榨而成的饮料,蔬菜汁饮料是一种或多种新鲜蔬菜经机械加工而成的饮料。有时为增加产品风味,还加入甜味剂和酸味剂来提高产品质量。由于水果和蔬菜中含有丰富的维生素、矿物质和碳水化合物,所以果蔬汁饮料中含有丰富的营养物质。

3. 茶

茶是我国的国饮。中国茶分为红茶、绿茶、乌龙茶、花茶等品种,现在又出现了速溶茶、罐装茶饮料。

茶叶属于低热能物质,蛋白质高达20%~30%,碳水化合物约占10%,脂肪只有3%,含有较多的维生素C、维生素PP、维生素A、维生素B_1、维生素B_2,含较高的氟、钾、磷、钙、镁等矿物质,茶叶还含有茶多酚、咖啡因、茶碱、氨基酸等多种物质。茶叶不仅含有丰富的营养成分,还含有具有保健作用的成分。茶叶中的茶多酚能有效地清除体内过剩的自由基,阻止脂质过氧化,保护细胞膜的正常结构和生理功能。常饮茶可预防心血管疾病,提高机体免疫力,阻断致癌物的生成,阻止体内脂质过氧化而起到延缓衰老作用。

茶水具有生津止渴、兴奋神经、利尿、强心、助消化等功能。但贫血病人不宜多饮茶,因为茶中的单宁容易影响铁的吸收。

四、其他新资源食品

新资源食品系指在我国新研制、新发现、新引进的无食用习惯或仅在个别地区有食用习惯,符合食品基本要求的物品。以食品新资源生产的食品为新资源食品。

我国已批准作为普通食品管理的食品新资源有:油菜花粉、玉米花粉、松花粉、紫云英花粉、荞麦花粉、芝麻花粉、高粱花粉、魔芋、钝顶螺旋藻、极大螺旋藻、刺梨、玫瑰茄、蚕蛹、食用芦荟制品等。

(一)藻类

1.海藻

海藻属低等隐花植物,海洋中藻类品种达 15 000 余种,迄今被人类广为利用的近岸大型海藻主要是红藻门(如紫菜、石花菜等)、褐藻门(如海带、裙带菜等)和绿藻门(石莼、礁膜等)三大类。

人类食用海藻已有很久的历史,如海带、裙带菜、紫菜等都是人们所熟悉的海藻食品。海藻中含有丰富的营养成分,如碳水化合物(藻胶、海藻酸、甘露醇等)、矿物质(钾、钙、碘、硒等)、B 族维生素、类胡萝卜素、蛋白质和膳食纤维等。藻类植物所含的蛋白质、脂肪、碳水化合物大大超过谷物、蔬菜。红藻和褐藻平均含蛋白质 20%,绿藻的蛋白质高达 40%,而荞麦、小麦分别只有 9% 和 14%。藻类植物的维生素也大大超过许多水果和蔬菜,如海带中维生素 B_2 的含量等于土豆的 200倍、胡萝卜的 40 倍。

海藻在体内转化为能量时具有以下生理作用:在胃内具有饱腹感,并延缓食物在体内的滞留时间;在肠内可降低胆固醇的吸收量;在大肠内促进肠蠕动、降低肠内压、抑制有害物质形成。

近十年来,藻类学家从种类丰富的藻类中分离出许多结构新颖、功能独特,具有抗肿瘤、降血压和抗凝血等的生理和药理活性物质。食用海藻不会带来食用较多动物性食物而引起的疾病,相反,食用海藻可防止肥胖、胆结石、便秘、胃肠病等代谢性疾病,对预防高血压、冠心病等心血管疾病,预防慢性支气管炎、糖尿病、结肠癌等都有一定作用。海藻作为一种低热量、低脂肪而又有利健康的新型保健食品正风靡世界。

2.螺旋藻

螺旋藻属蓝藻类,呈墨绿色,因呈螺旋形而得名,其细胞长度不到1mm,是地球上最早出现的原始生物之一,具有悠久的人类食用历史,现代营养学家称之为"人类营养的微型宝库",联合国粮农组织(FAO)誉之为"21世纪最理想和最完美的食品"。

螺旋藻是近20年来生物科学家发现和开发利用的最高营养价值的天然保健食品。该藻类原生长在热带地区高浓度碱性盐湖中,呈蓝绿色。研究发现,螺旋藻含有丰富的蛋白质、叶绿素,同时富含各种维生素、微量元素、藻多糖、藻蓝素、亚麻酸、类胰岛素等多种生物活性物质。各类维生素含量数倍乃至数十倍于蔬菜、水果,矿物质等多种生物活性物质含量亦十分丰富。1g螺旋藻等于1kg各类蔬菜、水果中维生素和矿物质的营养总和,现代人类希望从大自然中得到的必要营养几乎都浓缩于其中。螺旋藻具有降低胆固醇、解肾毒、提高人体的免疫机能、促进前列腺素合成、抑癌防癌、加速创口愈合等多种药用和保健功能,是放化疗后以及治疗贫血、肝炎、糖尿病、胃及十二指肠溃疡、骨髓病变等疾病的低毒高效的理想药物和保健食品。

(二)昆虫食品

昆虫是地球上种类最多且生物量巨大的生物群体,全世界已查明可供食用的昆虫有3650余种,我国曾经被食用过的昆虫有800多种。昆虫的生物转换率高、繁殖速度快、蛋白质含量高,有的还有特殊的保健功能,是新一代蛋白食品的重要来源。

昆虫含丰富的蛋白质,含量通常在30%以上,有些甚至高达70%以上。如蟋蟀和水虱含75%、蚂蚁含42%~67%、蝴蝶含70%,均是高蛋白的食源。昆虫蛋白质质量上乘,必需氨基酸齐全。大部分昆虫干体的脂肪含量在10%~30%,其脂肪酸组成合理,不饱和脂肪酸的比值较高,饱和脂肪酸与不饱和脂肪酸的比值低于40%,远较畜肉和鸡肉为优,部分接近鱼类脂肪酸组成,有成为低脂胆固醇食物的潜在来源的可能。昆虫含有大量人体必需的锌、钙、锰、镁、铁、铜等微量元素,如锌含量达100mg/kg以上的有刺蚁、炸蚕、4龄桑蚕、菜粉蝶、桑天牛等昆虫,蝇蛆干粉中含有锌181mg/kg、铁314mg/kg、硒0.36mg/kg、锗0.05mg/kg。昆虫中维生素含量亦相当丰富。此外,许多昆虫还含有一些酶、激素、磷脂等特有的生理活性物质,如蚂蚁含有核苷酸、蚁醛、蚁酸等、蜜蜂的幼虫和蛹中含有10-羟基-癸二烯酸等。

昆虫生理活性物质的保健功能主要有抗衰老和调节免疫、抗肿瘤功能。一些昆虫如蜂、雄蚕蛾含有类固醇激素、脑激素、保幼激素和蜕皮激素等。类固醇激素、脑激素能增加机体的抵抗力,延缓机体衰老;蜕皮激素可以促进细胞生长,有控制特异性蛋白质合成、阻止老化的功效,因此它们都是老年人抗衰老的保健食品。现已发现,昆虫毒素、昆虫干扰素、虫草素、胆甾醇等均具有防癌、抗癌作用,蚂蚁含有核苷酸、蚁醛等,对T细胞具有双向调节的免疫功能。

目前市场上见到的昆虫食品主要有可以生吃、红烧或烧烤、油炸等全角昆虫,如日本人生吃的天牛幼虫、蝗虫、土鳖罐头等;具有特色的各种各样的昆虫食品或添加剂,如黄粉虫可制成酱粉点心、蜜蜂蛹被加工成蜂胎蜜酒、冷冻干燥的蜂蛹制品、虫蛹饼干等;蚂蚁被加工成蚂蚁粉、蚂蚁酒等;提取昆虫蛋白或制取水解蛋白和氨基酸的产品;提取昆虫体内生理活性物质的产品。

(三)单细胞蛋白

单细胞蛋白是一类单细胞或多细胞生物蛋白质的统称,是指用各种基质大规模培养的某些酵母、细菌、真菌与藻类等食用微生物获得的微生物蛋白或菌体蛋白。

单细胞蛋白具有极高的营养价值,蛋白质含量高达 40% ~ 80%,质量好、生物效价高。脂肪酸比例合理,含有大量的维生素和矿物质。单细胞蛋白还含有大量的生理活性物质,如超氧化物歧化酶(SOD)、生物碱(如肉碱)等。

第四节　食品的营养强化

一、食品营养强化的概念与要求

(一)食品营养强化的概念

在天然食品中,没有一种食品可以完全满足人体对各种营养素的需要,食品在加工、运输、贮存和烹调等过程中还往往会造成某些营养素的损失。为了弥补天然食品的营养缺陷及补充食品在加工、贮藏中营养素的损失,适应不同人群的生理需要和职业需要,世界上许多国家对有关食品采取了营养强化。所谓食品的营养强化就是根据各类人群的营养需要,在食品中人工添加一种或几种营养强化剂以提高食品营养价值的过程。添加营养强化剂后的食品就称为强化食品。

(二)食品营养强化的意义

食品营养强化的目的主要有以下几方面:向食品中添加天然含量不足的营养素;补充食品在加工、贮藏等过程中损失的营养素;为使一种食品尽可能满足不同人群全面的营养需要而加入各种营养素;向原来不含某种营养素的食品中添加该种营养素。

食品的营养强化是提高膳食营养质量以及改善人民营养状况的有效途径之一,在预防营养素缺乏病、保障人体健康、满足特殊人群的营养需要、提高食品的感官质量和改善食品的保藏性能等方面均有积极的意义。

(三)食品营养强化的要求

1.目的明确、针对性强

强化食品添加营养素应有针对性、重点性和地区性,强化目的要明确,缺什么才补什么,切忌求多求全、滥补滥加。

2.符合营养学原理

载体食物的消费覆盖面越大越好,特别是对营养素缺乏最普遍的农村和贫困人群,而且这种食物应该是工业化生产的。所选载体食物的消费量应比较稳定,以便能比较准确地计算营养素添加量,同时能避免由于大量摄入(如饮料、零食)而发生过量。强化后食品所含各营养素的比例平衡,适合人体所需,如氨基酸平衡、产热营养素平衡、微量元素和维生素平衡,既能满足人体需要又不造成浪费。

3.确保安全性和营养有效性

营养强化剂大多数是人工合成的化学物质,因此其质量必须符合食品卫生有关规定和质量标准。此外,营养强化剂与一般的食品添加剂在使用上有原则的区别,食品添加剂在食品卫生上只要求对人体无害,因此只需规定使用量的上限即可,而营养强化剂除了要求对人体无害外,还要有一定的营养效应,所以对它的使用量要求既规定上限,还要规定下限。添加量一般以相当对象正常摄入量的1/3至摄入量为宜。

4.不影响食品原有色、香、味等感官性状

在选择营养强化的生产工艺时应避免损害食品的风味和感官状态,如强化铁时易带来铁锈味,应采取进行掩蔽或减轻异味等措施。

5.稳定性高、价格合理

营养强化剂必须有较高的保存率,在食品加工、贮藏及货架摆放期内不致被分解破坏,这对维生素尤为重要。

应选择合适、经济的强化方式和价廉质优的营养强化剂,以降低营养强化的成本。

二、食品营养强化剂

食品营养强化剂是指为增强营养成分而加入食品中的天然或人工合成的属于天然营养素范围的食品添加剂。我国允许使用的食品营养强化剂品种已超过100多种,主要有氨基酸及含氮化合物、维生素类、矿物质类、多不饱和脂肪酸等。

(一)食品营养强化剂的管理与使用

食品营养强化剂的生产企业必须具备省级以上行政主管部门和同级卫生行政部门审查颁发的生产许可证或临时生产许可证。食品营养强化剂质量必须符合相应的卫生质量标准。

食品加工、经营部门使用食品营养强化剂时,必须符合我国食品营养强化剂的有关法规,严格执行 GB14880—1984《食品营养强化剂使用卫生标准》或 GB2760—1996《食品添加剂使用卫生标准》规定的使用范围和使用量。

我国规定,生产强化食品必须经省、自治区、直辖市食品卫生监督检验机构批准才能进行生产与销售,并在该类食品标签上标注强化剂的名称和含量,在保存期内不得低于标志含量(强化剂标志应明确,与内容物含量相差不得超过 10%)。

(二)食品营养强化剂的种类

1.氨基酸与含氮化合物

赖氨酸是人体必需氨基酸,是谷类食物中第一限制氨基酸,赖氨酸主要用于谷物制品的营养强化。常用的赖氨酸有 L-盐酸赖氨酸、L-赖氨酸-L-天冬氨酸盐、L-赖氨酸-L-谷氨酸盐等品种。

牛磺酸是人体条件性必需氨基酸,其作用是与胆汁酸结合形成牛磺胆酸,对消化道中脂类的吸收是必需的。有报道称牛磺酸对人类脑神经细胞的增殖、分化及存活具有明显促进作用。在牛乳中几乎不含牛磺酸,因此应适量补充。牛磺酸可添加在婴幼儿食品、乳制品、谷物制品、饮料及乳饮料中。

2.维生素类

维生素 A、维生素 D、维生素 E、维生素 B_1、维生素 B_2、维生素 B_6、维生素 B_{12}、维生素 C、维生素 K、烟酸、胆碱、肌醇、叶酸、泛酸和生物素等都是允许使用的强化剂品种。如维生素 A 有粉末和油剂两种,用于强化芝麻油、色拉油、人造奶油、婴幼儿食品、乳制品、乳及乳饮料;维生素 D 用于强化乳及乳饮料、人造奶油、乳制品、婴幼儿食品;维生素 B_1、维生素 B_2 主要用于强化谷类及其制品、饮液、乳饮料、婴幼儿食品,维生素 B_2 强化食盐可用于严重缺乏地区;维生素 C 主要用于强化饮料、果泥、糖果、婴幼儿食品;烟酸或烟酰胺主要用于强化谷类及制品、婴幼儿食品、饮料;维生素 B_6、维生素 B_{12}、维生素 K、胆碱、肌醇、叶酸、泛酸、生物素、左旋肉碱等主要用于强化婴幼儿食品;叶酸还可用于孕妇、乳母专用食品。

3.矿物质

钙、铁、锌、硒、碘、镁、铜、锰等矿物质强化剂常用于食品的强化,但在公共用水和瓶装水中,氟被限制使用。其他一些矿物质,如铬、钾、钼、铜和钠一般不作为添加剂使用。

钙的强化剂主要有柠檬酸钙、葡萄糖酸钙、碳酸钙或生物碳酸钙、乳酸钙、磷酸氢钙、醋酸钙、天冬氨酸钙、甘氨酸钙、苏糖酸钙、活性离子钙、酪蛋白钙肽(CCP)、柠檬酸苹果酸钙(CCM)、氧化钙、氯化钙、甘油磷酸钙、牦牛骨粉、蛋壳钙等钙源。

铁的强化剂主要有硫酸亚铁、乳酸亚铁、葡萄糖酸亚铁、柠檬酸铁、柠檬酸铁胺、富马酸亚铁、焦磷酸铁、血红素铁、卟啉铁、甘氨酸铁、乙二胺四乙酸铁钠等。

锌的强化剂主要有硫酸锌、葡萄糖酸锌、氯化锌等。临床研究证明葡萄糖酸锌效果较好。

碘主要用于强化食盐,碘的强化剂主要有碘化钾、碘酸钾。

硒的强化剂主要有富硒酵母、硒化卡拉胶。

硫酸镁、硫酸铜和硫酸锰等都是经常使用的营养强化剂。

三、食品营养强化的方法

1.在食品原料中添加

将需要强化的营养素按规定添加于食品原料之中。如将维生素 B_1、维生素 B_2 等需强化的营养素先与少量面粉混匀后,再加到整个面粉中混匀。大米经赖氨酸和苏氨酸溶液浸渍,然后进行热蒸汽短时蒸熟,使米粒表面淀粉 α 化,再干燥脱水,即为植物性高蛋白强化大米;又如大米经维生素 B_1 溶液喷洒,使其吸附在米粒表面。

2.在加工过程中添加

如在制作面包、饼干时添加营养素,制成维生素面包、钙质饼干、麦胚饼干、赖氨酸面包等;用维生素 A、维生素 D 强化人造奶油,使其营养价值近似于天然奶油,且不含胆固醇;用铁质强化糖果、酱油,用维生素 C 强化果汁、果酱等。一般营养强化剂应尽量在食品加工后期添加并混匀,以免造成加工中营养素的破坏或因添加不当使食品感官质量受损。

3.在成品中添加

为减少营养素在食品加工时的损失,尽量将营养强化剂加到成品中。如配方乳粉等可在成品中最后混入,或是在喷雾干燥前添加,碘盐则是将碘酸钾喷洒在食盐表面。

4.物理化学强化法

物理化学强化法是将存在于食品中的某种物质转化成所需营养素的方法。如将牛乳经紫外线照射,维生素 D 骤然增加。此外,食物蛋白质经初步水解后可有利于机体的消化吸收。

5.生物强化法

生物强化法是利用生物的作用将食品中原有成分转变成人体所需营养素。如大豆经发酵后,不但其蛋白质受微生物酶分解,而且还可产生一定量的 B 族维生素,尤其是产生植物性食物中所缺少的维生素 B_{12},因此大大提高其营养价值。

四、营养强化食品

为改善公众营养,我国对营养素缺乏人群实行营养干预政策,已成功地在食盐中强化碘,以防治碘缺乏症,现在正实施国家公众营养改善项目。各种不同的营养强化食品在我国有着巨大的市场。

1.营养强化面粉

营养强化面粉是国家公众营养改善项目之一,首先对西部退耕还林地区补助面粉进行营养强化试点工作,以改善贫困地区农民的营养状况。

全国面粉营养强化推荐组方(7+1)为:铁 20mg/kg(EDTA 铁钠)或 40mg/kg(FeSO$_4$),钙 1000mg/kg(仅适用有配粉系统的企业),锌 25mg/kg,维生素 B$_1$ 3.5mg/kg,维生素 B$_2$3.5mg/kg,烟酸、叶酸 2 mg/kg,维生素 A 2mg/kg(特批后方可添加)。

2.营养强化食用油

营养强化食用油等也是国家公众营养改善项目之一,针对我国公众维生素 A 摄入量不足的情况,采取在食用油中强化维生素 A 的方法。有些食用油也同时强化了维生素 E 等。

3.营养强化酱油

营养强化酱油是在酱油中强化铁,即添加乙二胺四乙酸(EDTA 铁钠),可防治部分人群的缺铁性贫血。

4.儿童辅助食品

儿童辅助食品最主要的是婴幼儿配方乳粉,强化牛磺酸、维生素和矿物质等;孕妇、哺乳期妇女专用食品主要是强化叶酸。我国已制定了强化儿童辅助食品系列标准。

5.乳及乳制品

鲜乳、乳粉(中老年乳粉、强化乳粉等)等乳制品主要是强化维生素、矿物质及牛磺酸;冰激凌则主要是强化维生素 A、维生素 D。在 2003 年时适合不同人群营养需要的配方乳粉(婴幼儿乳粉、其他配方乳粉)就已超过全年乳粉总产量的 50%。

6.饮料、罐头和糖果

饮液、软饮料、果汁(味)型饮料主要是强化维生素、矿物质;配制酒主要是强化牛磺酸、维生素;糖果主要是强化维生素和矿物质;果泥主要是强化维生素;水果罐头主要是强化维生素。

7.其他

营养强化食品还有如咀嚼片、饮液、胶囊、肉松、花茶、鸡蛋黄粉、鸡蛋白粉、鸡全蛋粉等食品。

本章小结

植物性食品的营养价值。包括谷类、薯类、豆类、硬果类、蔬菜及水果等。粮谷类在我国传统的膳食结构中占有突出地位,是最主要的供能营养素。谷类蛋白质所含的必需氨基酸不平衡,多数缺乏赖氨酸和苏氨酸,赖氨酸通常为谷类蛋白质中的第一限制氨基酸。大豆营养丰富,是植物性食物中含蛋白质最多的食品。

动物性食品的营养价值。包括畜禽肉类、蛋类、水产品、乳及乳制品等。鸡肉被称为"蛋白质的最佳来源"。鸡蛋蛋白质生理价值最高,蛋中胆固醇含量也较高。鱼脂肪中含多重不饱和脂肪酸,对人类脑细胞的生长、发育有重要功能。牛乳被称为"最接近理想的食品"。

其他食品的营养价值。包括食用油脂、调味品、酒类、饮料、新资源食品等。茶属低热能物质,有生津止渴、兴奋神经、利尿、强心、助消化等功能。螺旋藻被称为"21世纪最理想和最完美的食品"。

食品营养强化是提高膳食营养质量的有效途径之一。食品营养强化应遵循一定的要求。

 思考与练习

1.试述大豆的营养价值与保健功能。

2.粮谷类的营养特点是什么?

3.豆类中有哪些抗营养因子?

4.牛奶为何被称为"最接近理想的食品"?

5.什么是食品的营养强化? 食品营养强化的要求有哪些?

6.什么是新资源食品? 开发新资源食品有何意义?

7.食品营养强化剂有哪些种类?

第三章 公众营养健康

学习目标

了解合理营养的概念、基本要求与平衡膳食宝塔的应用。

掌握中国居民膳食指南的内容及应用。

掌握儿童、青少年、孕妇、乳母和老年人的营养膳食特点。

了解膳食、营养与疾病的关系。

掌握营养食谱的编制方法,以及进行食物合理烹调的方法。

第一节　中国居民膳食指南

一、合理营养与平衡膳食

合理营养是指科学、合理地使机体摄取、消化、吸收和利用食物中的营养素,以维持生命活动的整个过程。合理营养是健康的物质基础,平衡膳食是合理营养的唯一途径。平衡膳食是指膳食中所含的营养素种类齐全、数量充足、比例适当,膳食中所供给的营养素与机体的需要能保持平衡。例如,三种供能营养素作为能源比例的平衡,维生素 B_1、维生素 B_2 与维生素 PP 对热能消耗的平衡,必需氨基酸之间的平衡,饱和与多不饱和脂肪酸之间的平衡,可消化碳水化合物与膳食纤维之间的平衡,矿物质中钙磷之间、成酸和成碱性之间的平衡,动、植物性食品之间的平衡等。

合理营养的基本要求如下:

1.满足人体所需的能量与营养素

营养物质的种类、数量、质量及相互间的配比都必须适合人体不同生理状况的实际需要,要求食物供给的能量要与机体消耗的能量保持平衡。膳食中的供能物质碳水化合物、脂肪和蛋白质所提供能量的比例适宜,比例分别为:碳水化合物 55%～65%、脂肪 20%～25%、蛋白质 10%～14%。食物蛋白质中必需氨基酸种类齐全,且符合氨基酸模式,必需氨基酸能占到氨基酸总量的40%。膳食脂肪中饱和脂肪酸、单不饱和脂肪酸与多不饱和脂肪酸所提供的能量应均等,植物油与动物油脂的比例以1：0.7为宜。成人膳食中氮、钙、磷的比例应为12：0.66：1。各种维生素、常量元素与微量元素的供给能满足人体的需求,相互间亦应维持适当的比例。膳食中还应保证一定量的膳食纤维。食物的酸碱性也应保持平衡。

2.安全卫生

食物必须保持安全卫生。有毒、有害成分不论是天然存在于食物中的还是食品污染物,必须符合国家食品卫生标准和有关规定。

3.易于消化吸收

食物在加工、烹调过程中,要尽量减少营养素损失,食物要有良好的感官性状,能适应人体的消化和促进食欲。

4.科学的膳食制度

膳食制度主要包括每日餐饮量、用餐时间和食物分配等内容。科学的膳食制度,即合理地安排一天的餐饮,两餐之间的间隔和每餐的数量与质量,使进餐与日常生活制度和生理状况相适应,还要与消化过程相协调。膳食制度如果安排适当,可以协助提高劳动、工作和学习效率。

二、世界各地居民的膳食结构

(一)膳食结构的类型和特点

膳食结构是指膳食中各类食物的数量及其在膳食中所占的比重,由于影响膳食结构的这些因素是在逐渐变化的,所以膳食结构不是一成不变的,通过适当的干预可以促使其向更利于健康的方向发展。

膳食结构的划分有许多方法,最重要的依据是动物性和植物性食物在膳食构成中的比例。将世界不同地区膳食结构分为以下4种类型。

1.动植物食物平衡的膳食结构

膳食中动物性食物与植物性食物比例比较适当。以日本为代表,该类型膳食的特点是:能量能够满足人体需要,又不至过剩。蛋白质、脂肪和碳水化合物的供能比例合理。来自于植物学的膳食纤维和来自于动物性食物的营养如铁钙等均比较充足,动物脂肪又不高,有利于避免营养缺乏病和营养过剩性疾病,促进健康。此类膳食结构已经成为世界各国调查膳食结构的参考。

2.以植物性为主的膳食结构

膳食构成以植物性为主,动物性为辅。大多数发展中国家的膳食属此类型。其特点:谷物食品消费量大,动物性食品消费量小。动物性蛋白一般占蛋白质总量的10%~20%,植物性食物提供的能量点总能量近90%。该类型的膳食能量基本可满足人体的需要,但蛋白质、脂肪摄入量均低,主要来自动物性食物的营养素如铁、钙、维生素 A 等摄入不足。营养缺乏病是这些国家人群的主要营养问题。但从另一方面看,以植物性食物为主的膳食结构,膳食纤维充足、动物性脂肪较低,有利于冠心病和高脂血症的预防。

3.以动物性食物为主的膳食结构

这种膳食结构是多数欧美发达国家的典型膳食结构,属于营养过剩型的膳食结构。主要特点是提供高能量、高脂肪、高蛋白质而含有膳食纤维较低。与植物为主的膳食结构相比,营养过剩是此类膳食结构国家人群所面临的主要问题。

4.地中海膳食结构

膳食结构的特点是居住在地中海地区的居民所特有的,意大利、希腊可作为该种膳食结构的代表。膳食结构的主要特点是:

(1)膳食富仿植物性食物,包括水果、蔬菜、薯类、谷类、豆类、果仁等。

(2)食物的加工程度低,新鲜度较高,该地区以食用当季、当地产的食物为主。

(3)橄榄油是主要的食用油,所占比例较高。

(4)每天食用少量、适量奶酪和酸奶。

(5)每周食用少量、适量鱼、禽、蛋。

(6)以新鲜的水果作为典型的每日餐后食品,甜食每周只食用几次。

(7)每月食用几次红肉如猪、牛和羊及其产品。

(二)中国的膳食结构

1.中国居民传统的膳食结构特点

中国居民的传统膳食以植物性食物为主,谷类、薯类和蔬菜的摄入量较高,肉类的摄入量比较低,豆制品总量不高且随地区而不同,奶类消费在大多地区不多。此种膳食的特点是:

(1)高碳水化合物。我国南方居民多以大米为主食,北方以小麦粉为主,谷类食物的供能比例占70%以上。

(2)高膳食纤维。谷类食物和蔬菜中所含的膳食纤维丰富,因此我国居民膳食纤维的摄入量也很高。这是我国传统膳食最具备优势之一。

(3)低动物脂肪。我国居民传统的膳食中动物性食物的摄入量很少,动物脂肪的供能比例一般在10%以下。

2.我国膳食结构的现状及分析

中国居民传统的膳食结构特点高碳水化合物我国南方居民多以大米为主食,北方以小麦粉为主,谷类食物的供能比例占70%以上。高膳食纤维谷类食物和蔬菜中所含的膳食纤维丰富,因此我国居民膳食纤维的摄入量也很高。这是我国传统膳食最具备优势之一。低动物脂肪我国居民传统的膳食中动物性食物的摄入量很少,动物脂肪的供能比例一般在10%以下。

当前中国城乡居民的膳食仍然以植物性食物为主,动物性食品为辅。但中国幅员辽阔,各地区、各民族以及城乡之间的膳食构成存在很大差别,富裕地区与贫困地区差别较大。而且随着社会经济发展,我国居民膳食结构向"富裕型"膳食结构的方向转变。1959年、1982年、1992年、2002年分别进行过四次全国营养调查,调查发现以高谷物膳食类型为主的居民主要反映在住校的学生群体、大部分农村地区等。高谷物类型的特点为总体营养水平低,以粮谷类食品为主,而动物性食品和蔬菜及水果食品摄入不足。从营养成分分析,高谷类膳食结构造成优质蛋白质的摄入量不足。同时据调查,有一部分居民特别是上班族和学生不吃早餐,有一部分是早、中、晚餐分配不合理。

通过以上的研究发现我国居民的膳食结构存在严重的合理性问题,同时饮食制度和饮食习惯也存在明显的缺陷,我国长期来形成的膳食分配方式可以用民间俗语"早饭早、中饭饱、夜饭少"来表达,这是根据我国的工作及生活习惯来决定的。随着社会经济的发展,这种膳食方式在一些地区正在慢慢地改变,一些家庭已将晚餐作为一天的正餐。目前及今后一日三餐膳食供给方式以何种比例较适合国情是值得作一番研究的。总的说来,我国现行的膳食分配中早餐的食物品种较少,以碳水化合物食物为主,其他的营养素供给不足。一些人群的中餐食物较为单调,不能与人体一天活动的能量及营养素需要相适应。同时,我国膳食习惯是合食制,每人都可吃到多种食物,各取所需,看来较为合理。具体地分析一下,发现在食物分配上都存在着老、小和中青年成员间的差异。老年人的能量需要量减少,但其他各种营养素的需要量都与中青年近似,因此吃多了能量超过需要,而其他营养素少了,幼儿与青少年处在生长发育时期,一方面对营养素有着特殊的需要,另一方面又容易养成偏食习惯。此外,学龄儿童早饭一般吃得很简单,甚至不吃就匆匆上学,在工作单位就餐的双职工家庭的学龄儿童,中餐更加得不到指导,这个问题也应予以研究。至于农村学龄儿童及中午寄餐或住校的一部分中学生则经常吃干菜淡饭,就更加值得重视了。

三、我国居民的膳食指南

《膳食指南》是根据平衡膳食理论制定的饮食指导原则,是合理选择与搭配食物的陈述性建议,目的在于优化饮食结构,减少与膳食失衡有关的疾病发生。1968年,瑞典提出名为《斯堪的纳维亚国家人民膳食的医学观点》的膳食指导原则,产生了积极的社会效果。世界卫生组织(WHO)和联合国粮农组织(FAO)建议各国仿效。至今,全球已有20多个国家公布了各自的《膳食指南》。

我国政府于1989年首次发布了《中国居民膳食指南》,在1997年4月再次发布了修改后的新的膳食指南。2007 年国家卫生部委托中国营养学会制定了《中国居民膳食指南》(2007),体现了国家对提高国民健康素质的极大关注。

1989 年,中国营养学会通过了由中国营养学会 1988 年 10 月修订的"每日膳食中营养素供给量",作为我国居民食谱设计和膳食评价的推荐标准,并以此为依据来设计各类人群的平衡膳食。中国营养学会于 1989 年制定我国第一个《中国居民膳食指南》,有 8 条:①食物要多样;②饥饱要适当;③油脂要适量;④粗细要搭配;⑤食盐要限量;⑥甜食要少吃;⑦饮酒要节制;⑧三餐要合理。这个膳食指南公布后,对指导人们合理饮食、维护健康起到一定的作用。

随着科学的进步,我国经济的发展和国民膳食结构不断变化,出现了一些新的与膳食营养有关的疾病等问题,因此 1997 年 4 月中国营养学会通过了第 2 版的《中国居民膳食指南》:①食物多样,谷类为主;②多吃蔬菜、水果和薯类;③常吃乳类、豆类或其制品;④常吃适量鱼、禽、蛋、瘦肉,少吃肥肉和荤油;⑤食量与体力活动要平衡,保持适宜体重;⑥吃清淡少盐的膳食;⑦如饮酒应限量;⑧吃清洁卫生、不变质的食物。这一指南是以科学研究的成果为根据,遵循平衡膳食、合理营养、促进健康的原则,针对我国居民的营养需要及膳食中存在的主要缺陷而制定的,具有普遍指导意义。

之后 10 年间,我国城乡居民的膳食状况明显改善,儿童青少年平均身高和体重增加、营养不良患病率下降;另一方面,部分人群膳食结构不合理及身体活动减少,引起某些慢性疾病如肥胖、高血压、糖尿病、高脂血症等患病率增加,已成为威胁国民健康的突出问题。此外,在一些贫困农村地区仍然存在营养缺乏的问题。专家委员会依据中国居民膳食和营养摄入情况以及存在的突出问题,结合营养素需要量和食物成分的新知识,对 1997 年《中国居民膳食指南》进行了全面修订。

《中国居民膳食指南》(2007)由一般人群膳食指南、特定人群膳食指南和平衡膳食宝塔三部分组成。一般人群膳食指南共有 10 条,适合于 6 岁以上的正常人群。和 1997 年膳食指南的条目相比较,指南增加了每天足量饮水、合理选择饮料,强调了加强身体活动、减少烹调用油和合理选择零食等内容。

一般人群膳食指南提出了 10 条基本原则,以科学证据为基础,紧密联系我国居民膳食营养的实际,对各年龄段的居民都具有指导意义。内容如下:

(1)食物多样、谷类为主、粗细搭配。

(2)多吃蔬菜水果和薯类。

(3)每天吃奶类、大豆或其制品。

(4)常吃适量的鱼、禽、蛋和瘦肉。

(5)减少烹调油用量、吃清淡少盐膳食。

(6)食不过量、天天运动、保持健康体重。

（7）三餐分配要合理、零食要适当。

（8）每天足量饮水，合理选择饮料。

（9）如饮酒应限量。

（10）吃新鲜卫生的食物。

《中国居民膳食指南（2016）》利用两年半时间完成，参考了国际组织及其他国家膳食指南制定，重点建议的筛选汇集了近年来国际国内最新研究成果，充分考虑了我国营养和社会经济发展现状。对《中国居民营养与慢性病状况报告（2015年）》中指出的我国居民面临营养缺乏和营养过剩双重挑战的情况，结合中华民族饮食习惯以及不同地区食物可及性等多方面因素，提出了解决方案。与2007版比较，有5方面鲜明特色：①以平衡膳食模式和解决公共营养问题为主导，基于营养科学证据，对部分食物每日摄入量进行调整，提出符合我国居民营养健康状况和基本营养需求的膳食指导建议。②提高了可操作性和实用性。将指南中的条目精简至6条，从多吃、适量吃、少吃以及控制吃不同层次进行归纳总结，文字简短、清晰，容易记忆，同时提供更多的可视化图形及图表、食谱，便于百姓理解、接受和使用。③弘扬新饮食文化。在新指南中专门提出弘扬尊重劳动，珍惜粮食，杜绝浪费的传统美德，强调家庭、行为、文化、社会对膳食和健康的综合影响作用，建议在传承民族优良传统饮食文化的同时，开启饮食新观念，着力解决公共营养和健康的现实问题，并鼓励社会提供良好的支持环境。④扩大了覆盖人群，新版指南覆盖人群从2007版的6岁改为2岁以上，明确了2岁幼儿应该开始与成人一致的平衡膳食生活方式；包括了孕妇乳母、婴幼儿、儿童青少年、老年人，增加了素食人群的膳食指导，考虑了特殊需要的居民，体现和提高全民营养健康的覆盖率，保障了人人可获得健康的可能性。⑤兼顾科学性和科普性：《中国居民膳食指南（2016）》中包括大量的科学证据和理论分析，对科教专业人员是很好的参考资料和工具用书。

一般人群膳食指南，是指南的核心部分（见图3-1）。在这部分中，我们针对2岁以上的所有健康人群提出6条核心推荐。

推荐一　食物多样，谷类为主

平衡膳食模式是最大程度上保障人体营养需要和健康的基础，食物多样是平衡膳食模式的基本原则。每天的膳食应包括谷薯类、蔬菜水果类、畜禽鱼蛋奶类、大豆坚果类等食物。建议平均每天摄入12种以上食物，每周25种以上。谷类为主是平衡膳食模式的重要特征，每天摄入谷薯类食物250~400g，其中全谷物和杂豆类50~150g，薯类50~100g；膳食中碳水化合物提供的能量应占总能量的50%以上。

推荐二　吃动平衡，健康体重

体重是评价人体营养和健康状况的重要指标，吃和动是保持健康体重的关键。各个年龄段人群都应该坚持天天运动、维持能量平衡、维持健康体重。体重过低和过高均易增加疾病的发生风险。推荐每周应至少进行5天中等强度身体活动,累计150分钟以上;坚持日常身体活动,平均每天主动身体活动6000步;尽量减少久坐时间,每小时起来动一动,动则有益。

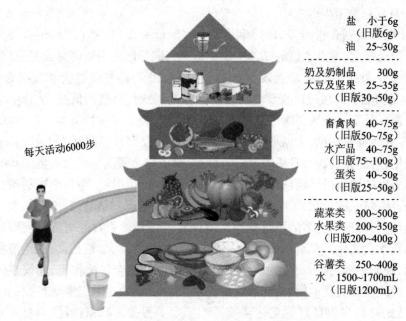

图3-1　中国居民平衡膳食宝塔(2016)

推荐三　多吃蔬果、奶类、大豆

蔬菜、水果、奶类和大豆及制品是平衡膳食的重要组成部分,坚果是膳食的有益补充。蔬菜和水果是维生素、矿物质、膳食纤维和植物化学物的重要来源,奶类和大豆类富含钙、优质蛋白质和B族维生素,对降低慢性病的发病风险具有重要作用。提倡餐餐有蔬菜,推荐每天摄入300~500g,深色蔬菜应占1/2。天天吃水果,推荐每天摄入200~350g的新鲜水果,果汁不能代替鲜果。吃各种奶制品,摄入量相当于每天液态奶300g。经常吃豆制品,每天相当于大豆25g以上,适量吃坚果。

推荐四　适量吃鱼、禽、蛋、瘦肉

鱼、禽、蛋和瘦肉可提供人体所需要的优质蛋白质、维生素A、B族维生素等,有些也含有较高的脂肪和胆固醇。动物性食物优选鱼和禽类,鱼和禽类脂肪含量相对较低,鱼类含有较多的不饱和脂肪酸;蛋类各种营养成分齐全;吃畜肉应选择瘦肉,瘦肉脂肪含量较低。过多食用烟熏和腌制肉类可增加肿瘤的发生风险,应当少吃。推荐每周吃鱼280~525g,畜禽肉280~525g,蛋类280~350g,平均每天摄入鱼、禽、蛋和瘦肉总量120~200g。

推荐五 少盐少油,控糖限酒

我国多数居民目前食盐、烹调油和脂肪摄入过多,这是高血压、肥胖和心脑血管疾病等慢性病发病率居高不下的重要因素,因此应当培养清淡饮食习惯,成人每天食盐不超过 6g,每天烹调油 25~30g。过多摄入添加糖可增加龋齿和超重发生的风险,推荐每天摄入糖不超过 50g,最好控制在 25g 以下。水在生命活动中发挥重要作用,应当足量饮水。建议成年人每天 7~8 杯(1500~1700mL),提倡饮用白开水和茶水,不喝或少喝含糖饮料。儿童少年、孕妇、乳母不应饮酒,成人如饮酒,一天饮酒的酒精量男性不超过 25g,女性不超过 15g。

推荐六 杜绝浪费,兴新食尚

勤俭节约,珍惜食物,杜绝浪费是中华民族的美德。按需选购食物、按需备餐,提倡分餐不浪费。选择新鲜卫生的食物和适宜的烹调方式,保障饮食卫生。学会阅读食品标签,合理选择食品。创造和支持文明饮食新风的社会环境和条件,应该从每个人做起,回家吃饭,享受食物和亲情,传承优良饮食文化,树健康饮食新风。

特定人群膳食指南。在该部分中,针对孕妇、乳母、0~6 个月,7~24 个月婴幼儿、学龄前儿童、学龄儿童、老年人和素食人群等特定人群的生理特点及营养需要,在一般人群膳食指南的基础上对其膳食选择提出补充指导。

第二节 特定人群的膳食营养

一、婴幼儿与学龄前儿童的营养与膳食

1.婴儿

鼓励母乳喂养。母乳喂养 4 个月后逐步添加辅助食品。

婴儿是指从出生至 1 周岁的孩子,这段时期是生长发育最快的阶段,1 年内体重的增加幅度为出生时的两倍,因此需要在营养上满足其快速生长发育的需求。

母乳是婴儿唯一理想的均衡食物,而且独具免疫物质,有利于婴儿的正常生长发育。母乳喂养也有利于母子双方的亲近和身心健康,提倡、保护和支持母乳喂养是全社会的责任。希望 80% 以上的婴儿获得母乳喂养至少在 4 个月以上,最好维持 1 年。

如果母亲患先天性疾病或因病不能授乳,应为婴儿选择合适的、各种营养素齐全的、质量合格的配方乳制品或其他同类制品,并根据产品使用说明喂养。切勿给婴儿喂养蛋白质含量低的劣质"乳粉",防止造成婴儿营养不良。

母亲早在孕期就应做好哺乳的准备,做好乳房的保健,注意营养摄入。产后应尽早开奶、母婴同室、保持喂哺。母乳一般可满足婴儿出生后 4~6 个月的营养需

求,但为确保婴儿发育的需要与预防佝偻病的发生,应在出生 1 个月后,在哺乳的同时,补充安全量的维生素 A 及 D(或鱼肝油),但应避免过多。

在母乳喂哺 4~6 个月至 1 岁断奶之间,是一个长达 6~8 个月的断奶过渡期。此时应在坚持母乳喂哺的条件下,有步骤地为婴儿补充可接受的辅助食品,以保证婴儿的营养,满足其发育需求,顺利地进入幼儿阶段。过早或过迟补充辅助食品都会影响婴儿发育,但任何辅助食物均应在优先充分喂哺母乳的前提下供给。

补充断奶过渡食物,应该由少量开始到适量,还应由一种到多种试用,密切注意婴儿食后的反应,并注意食物与食具的清洁卫生。在通常的情况下,婴儿有可能对一些食物产生过敏反应或不耐受反应,例如皮疹、腹泻等。因此每开始供给孩子一种食物,都应从很少量开始,观察 3 天以上,然后才增加分量或试用另一种食物。辅助食物往往从谷类,尤以大米、面粉的糊或汤开始,以后逐步添加菜泥、果泥、乳及乳制品、蛋黄、肝末及极碎的肉泥等。这些食物应该加入适量的食用油,但不必加入食盐。

2.幼儿与学龄前儿童

宜每日饮乳,养成不挑食、不偏食的良好饮食习惯。这是保证幼儿和学龄前儿童营养的基本要求。

1~2 岁的幼儿需要特别呵护。孩子的身体发育迅速,需要吸取许多营养物质,但是他们的胃肠还不够成熟,消化力不强,例如胃的容量只有 250mL 左右,牙齿也正在长,咀嚼能力有限。故应增加餐次,供给富有营养的食物,食物的加工要细又不占太多空间。每日供给乳或相应的乳制品不少于 350mL,也注意供给蛋和蛋制品、半肥瘦的禽畜肉、肝类、加工好的豆类以及切细的蔬菜类。有条件的地方,每周给孩子吃一些动物血和海产品类食物。要引导和教育孩子自己进食,每日4~5 餐,进餐应该有规律。吃饭时应培养孩子集中精神进食,暂停其他活动。应让孩子每日有一定的户外活动。

3~5 岁的孩子有的进入幼儿园,他们活动能力也要大一些,除了上面照料幼儿的原则外,食物的分量要增加,并且逐步让孩子进食一些粗粮类食物,引导孩子有良好而又卫生的饮食习惯。一部分餐次可以零食的方式提供,例如在午睡后,可以食用少量有营养的食物或汤水。

应该定时测量孩子的身高和体重,并做记录,以了解孩子发育的进度,并注意孩子的血色素是否正常。应该避免在幼年出现过胖,如果有这种倾向,可能是因为偏食含脂肪过多的食物或是运动过少,应在指导下做适当的调整,着重改变不合适的饮食行为。

成人食物和儿童食物是有区别的,例如酒类绝不是孩子的食物,成人认为可用的"补品"也不宜列入孩子的食谱。平衡膳食就是对孩子有益的滋补食物。

在有条件的地方,可以让孩子和小朋友共同进食,以相互促进食欲。

二、学龄儿童与青少年的营养与膳食

1.学龄儿童

宜保证吃好早餐;少吃零食,饮用清淡饮料,控制食糖摄入;重视户外活动。这是保证学龄儿童营养的基本要求。

学龄儿童指的是6～12岁进入小学阶段的孩子。他们独立活动的能力逐步加强,而且可以接受成人的大部分饮食。这一部分孩子在饮食上往往被家长误看作大人,其实他们仍应得到多方面的关心和呵护。

一般情况下,孩子应合理食用各类食物,取得平衡膳食,男孩子的食量不低于父亲,女孩子不低于母亲。应该让孩子吃饱和吃好每天的三顿饭,尤应把早餐吃好,食量宜相当于全日量的1/3。孩子每年的体重增加2～2.5kg,身高每年可增高4～7.5cm。身高在这一阶段的后期增长快些,故往往直觉地认为他们的身体是瘦长型的。少数孩子饮食量大而运动量少,故应调节饮食和重视户外活动以避免发胖。

我国居民膳食指南中,除了不应该饮用酒精饮料外,其余原则也适用于这些孩子。要引导孩子吃粗细搭配的多种食物,但富含蛋白质的食物如鱼、禽、蛋、肉应该丰富些,乳类及豆类应该充足些,并避免偏食、挑食等不良习惯。

应该引导孩子饮用清淡的饮料,控制含糖饮料和糖果的摄入,养成少吃零食的习惯。吃过多的糖果和甜食易引起龋齿,应注意并重视口腔卫生和牙齿的保健。

2.青少年

宜多吃谷类,以供给充足的能量;保证鱼、肉、蛋、乳、豆类和蔬菜的摄入;参加体力活动,避免盲目节食。

12岁是青春期的开始,随之出现第二个生长高峰,身高每年可增加5～7cm;个别的可达10～12cm;体重年增长4～5kg,个别可达8～10kg。此时不但生长快,而且第二性征逐步出现,加之活动量大,学习负担重,其对能量和营养素的需求都超过成年人。

谷类是我国膳食中主要的能量和蛋白质的来源,青少年能量需要量大,每日约需400～500g,可因活动量的大小有所不同。蛋白质是组成器官增长及调节生长发育和性成熟的各种激素的原料。蛋白质摄入不足会影响青少年的生长发育。青少年每日摄入的蛋白质应有一半以上为优质蛋白质,为此膳食中应含有充足的动物性和大豆类食物。

钙是建造骨骼的重要成分,青少年正值生长旺盛时期,骨骼发育迅速,需要摄入充足的钙。据2002年全国营养调查资料表明,我国中小学生钙的摄入量普遍不足,还不到推荐摄入量的一半,为此青少年应每日摄入一定量乳类和豆类食品,以补充钙的不足。中小学生中缺铁性贫血也较普遍,有些青少年的膳食应增加维生素 C 的摄入以促进铁的吸收。青春发育期的女孩应时常吃些海产品以增加碘的摄入。

近年来,我国有些城市小学生肥胖发生率逐年增长,已达 5%～10%。其主要原因是摄入的能量超过消耗,多余的能量在体内转变为脂肪而导致肥胖。有些青少年尤其是女孩往往为了减肥而盲目节食,引起体内新陈代谢紊乱,抵抗力下降,严重者可出现低血钾、低血糖,易患传染病,甚至由于厌食导致死亡。正确的减肥办法是合理控制饮食,少吃高能量的食物如肥肉、糖果和油炸食品等,同时应增加体力活动,使能量的摄入和消耗达到平衡,以保持适宜的体重。

三、老年人的营养与膳食

基本要求是食物要粗细搭配,易于消化;积极参加适度体力活动,保持能量平衡。

随着年龄的增加,人体各种器官的生理功能都会有不同程度的减退,尤其是消化和代谢功能,直接影响人体的营养状况,如牙齿脱落、消化液分泌减少、胃肠道蠕动缓慢,使机体对营养成分吸收利用下降。故老年人必须从膳食中获得足够的各种营养素,尤其是微量营养素。

老年人胃肠功能减退,应选择易消化的食物,以利于吸收利用。但食物不宜过精,应强调粗细搭配。一方面主食中应有粗粮细粮搭配,粗粮如燕麦、玉米所含膳食纤维较大米、小麦为多;另一方面食物加工不宜过精,谷类加工过精会使大量膳食纤维丢失,并将谷粒胚乳中含有的维生素和矿物质丢失。

膳食纤维能增加肠蠕动,起到预防老年性便秘的作用。膳食纤维还能改善肠道菌群,使食物容易被消化吸收。近年的研究还表明,膳食纤维尤其是可溶性纤维对血糖、血脂代谢都具有改善作用,这些功能对老年人特别有益。随着年龄的增长,非传染性慢性病如心脑血管疾病、糖尿病、癌症等发病率明显增加,膳食纤维还有利于这些疾病的预防。

胚乳中含有的维生素 E 是抗氧化维生素,在人体抗氧化功能中起着重要的作用。老年人抗氧化能力下降,使非传染性慢性病的危险增加,故从膳食中摄入足够量抗氧化营养素十分重要。另外,某些微量元素如锌、铬对维持正常糖代谢有重要作用。

老年人基础代谢下降,从老年前期开始就容易发生超重或肥胖。肥胖将会增加非传染性慢性病的危险,故老年人要积极参加适宜的体力活动或运动,如走路、太极拳等,以改善其各种生理功能。但因老年人血管弹性减低、血流阻力增加、心脑血管功能减退,故活动不宜过量,否则超过心脑血管承受能力,反使功能受损,增加该类疾病的危险。因此,老年人应特别重视合理调整进食量和体力活动的平衡关系,把体重维持在适宜范围内。

四、孕妇、乳母的营养与膳食

1. 孕妇

基本要求是:自妊娠第四个月起,保证充足的能量;妊娠后期保持体重的正常增长;增加鱼、肉、蛋、乳、海产品的摄入。

妊娠是一个复杂的生理过程,孕妇在妊娠期间需进行一系列生理调整,以适应胎儿在体内的生长发育和本身的生理变化。妊娠分为三期,每3个月为一期。怀孕头3个月为第一期(早期),是胚胎发育的初期,此时孕妇体重增长较慢,故所需营养与非孕时近似。第二期(中期)即第四个月起体重增长迅速,母体开始贮存脂肪及部分蛋白质,此时胎儿、胎盘、羊水、子宫、乳房、血容量等都迅速增长。第二期增加体重4~5kg,第三期(晚期)约增加5kg,总体重增加约12kg。为此,在怀孕第4个月起必须增加能量和各种营养素,以满足合成代谢的需要。我国推荐膳食营养素参考摄入量中规定,孕中、晚期能量每日增加0.84 MJ(200kcal)、蛋白质增加15~20g、钙增加至1000~1200mg、铁增加25~35mg,其他营养素如碘、锌、维生素 A、维生素 D、维生素 E、维生素 B_1、维生素 B_2、维生素 C 等也都相应增加。膳食中应增加鱼、肉、蛋等富含优质蛋白质的动物性食物,含钙丰富的乳类食物,含无机盐和维生素丰富的蔬菜、水果等。蔬菜、水果还富含膳食纤维,可促进胃肠蠕动,防止孕妇便秘。孕妇应以正常妊娠体重增长的规律合理调整膳食,并要做些有益的体力活动。孕期营养低下会使孕妇机体组织器官增长缓慢,营养物质贮存不良,使胎儿的生长发育迟缓,早产儿发生率增高。但孕妇体重增长过度,营养过剩对母亲和胎儿也不利,一则易出现巨大儿,增加难产的危险性,二则孕妇体内可能有大量水潴留和易发生糖尿病、慢性高血压及妊娠高血压综合征。

2. 乳母

做到保证供给充足的能量,增加鱼、肉、蛋、乳、海产品的摄入等,将对乳母的营养健康产生积极的影响。

乳母每天分泌600~800mL的乳汁来喂养孩子,当营养摄入不足时,会破坏本身的组织来满足婴儿对乳汁的需要,所以为了保护母亲和分泌乳汁的需要,必须供给乳母充足的营养。

我国推荐膳食营养素参考摄入量建议,乳母每日还需从膳食中补充能量2.9MJ(≈500kcal),膳食蛋白质每日应增加20g。

人乳的钙含量比较稳定,乳母每日通过乳汁分泌的钙近300mg。当膳食摄入钙不足时,为了维持乳汁中钙含量的恒定,就要动员母体骨骼中的钙,所以乳母应增加钙的摄入量。我国推荐膳食营养素参考摄入量建议,乳母钙摄入量每日为1200mg。

钙的最好来源为牛奶,乳母每日若能饮用牛奶 500mL,则可从中得到 570mg 钙。

此外,乳母应多吃些动物性食物和大豆制品以供给优质蛋白质,同时应多吃些水产品。海鱼脂肪富含二十二碳六烯酸(DHA),牡蛎富含锌,海带、紫菜富含碘。乳母多吃些海产品对婴儿的生长发育有益。

第三节　营养与健康

合理的营养与膳食是维持体内代谢平衡和正常生理功能、促进生长发育、增强免疫功能的重要物质基础,各种原因所引起的营养不足或过剩都可导致对人体健康的危害。科学研究表明,膳食、营养与慢性病的发生和发展有密切的关系,合理选择食物和安排膳食对某些疾病的防治和辅助治疗有着重要的意义。

一、肥胖症

肥胖是体内脂肪组织过多堆积使体重超过正常值的一种状态。当人体摄入的能量进多于出的时候,多余的能量即以脂肪的形式贮存于体内,因此肥胖是与人体中脂肪的量密切相关的,脂肪量的多少是肥胖的主要表征。在我国,单纯性肥胖儿童急剧增加,成为人们关注的公共卫生问题。肥胖按发生的原因可分为遗传性肥胖、继发性肥胖和单纯性肥胖。

正常人体的脂肪是有一定的变化规律的。刚出生时,人体脂肪约占体重的 12%,新生儿期体脂迅速增加,在 6 月龄时达到高峰,大约占 25%,然后在青春期前下降到 15%~18%。青春期女性增加至 20%~25%,成年期后脂肪量升高至体重的 30%~40%,而体重只增加 10%~15%,此时人的肥胖发生几率增大,特别是 40 岁以后。

体脂比例与运动和体力活动的能量消耗及膳食摄入量的多少有关,造成肥胖的原因主要有遗传因素和环境因素。环境因素包括膳食结构、饮食习惯、体力活动及锻炼、生活方式及精神引起的生理功能阻碍等,各个方面会形成综合的作用。"多吃"与"少动"是两个重要的原因。

1.肥胖的评定标准

世界卫生组织(WHO)建议,用体重指数(BMI)来衡量身体是否肥胖(见表 3-1、表 3-2)。BMI(Body Mass Index,体重指数)是指 20 岁以上的人相对于身高的平均体重。计算公式:

$$BMI = 体重(kg)/身高^2(m)$$

表 3-1　判断标准（BMI 值）

BMI 值	<16	16~16.9	17~18.49	18.5~24.9	25~29.9	30~34.9	35~39.9	>40
营养状态	重度	中度	轻度	正常	超重	轻度	中度	重度
	营养缺乏					肥胖		

BMI 值在 18.49 以下越低或在 25 以上越高则患病的概率越大。

注意：①BMI 不能判断体内到底有多少脂肪和脂肪所在的位置。②BMI 不适用于运动员、孕妇和乳母以及 65 岁以上的老人。③亚洲人的正常 BMI 值上限比欧美人要低 2 个指数，即 BMI 在 18.5~22.9 时为正常，>23 时为超重，以此类推。

最新研究表明，通过测量腰围来确定身体脂肪的分布更准确。腰围是内脏脂肪量的一个标准，测量腰围可以准确估计体内中心脂肪的情况。腰围在一定值以上时患病的危险性就会增加，甚至对 BMI 值在正常范围的人也是如此。

测量方法：用尺子测量肚脐部位的腰围。

健康分界值：男性≤102cm；女性≤88cm。

腰围大于此标准则患病的危险性增大，腰围越大危险性就越大。中心肥胖比其他形式的肥胖危害更大。

2.肥胖对健康的危害

一般情况下，体重偏高稍胖一些，但没有任何症状或不适，这对健康并无大碍；如果长期明显肥胖，则可能会带来一系列的健康问题。肥胖除对工作和生活带来诸多不便外，更是高血脂、冠心病、高血压、中风、糖尿病（非胰岛素依赖型）、胆囊炎、骨关节炎等许多非传染性慢性疾病发病的主要危险因素。对腹式肥胖者，体脂呈向心系性分布，集中在腹部和内脏，肥胖同时常并发其他病症；而肥胖堆积于臀与股的，肥胖同时并发其他病症较少。

肥胖还可引起严重的心理损伤，尤其是儿童肥胖不仅影响身体的发育与健康，而且降低活动、生活和学习的能力，因此肥胖的预防应从儿童开始。

3.肥胖症患者的饮食调控原则

（1）控制总摄入能量。根据病情进行阶段性能量限制，一般以标准体重决定合适的能量。

摄入量及每天摄入的能量（kcal）= 理想体重（kg）×（20~25）（1kcal＝4.185kJ），但在实际操作中为避免能量摄入过低，一般规定年轻男性每天的摄入低限为6696kJ（1600kcal）、年轻女性为 5859kJ（1400kcal）；成年人以每月稳步减肥 0.5~1kg 为宜；对中年以上的肥胖者，宜每周减肥0.1~1kg（理想体重的计算见糖尿病的饮食调控原则部分）。

表3-2　成年人体重指数（BMI）

身高(m)	轻体重			健康体重						超重			肥胖						
																			体重(kg)
1.40	33.3	35.3	37.2	39.2	41.2	43.1	45.1	47.0	49.0	51.0	52.9	54.9	56.8	58.8	60.8	62.7	64.7	66.6	68.6
1.42	34.3	36.3	38.3	40.3	42.3	44.4	46.4	48.4	50.4	52.4	54.4	56.5	58.5	60.5	62.5	64.5	66.5	68.6	70.6
1.44	35.3	37.3	39.4	41.5	43.5	45.6	47.7	49.8	51.8	53.9	56.0	58.1	60.1	62.2	64.3	66.4	68.4	70.5	72.6
1.46	36.2	38.4	40.5	42.6	44.8	46.9	49.0	51.2	53.3	55.4	57.6	59.7	61.8	63.9	66.1	68.2	70.3	72.5	74.6
1.48	37.2	39.4	41.6	43.8	46.0	48.2	50.4	52.6	54.8	57.0	59.1	61.3	63.5	65.7	67.9	70.1	72.3	74.5	76.7
1.50	38.3	40.5	42.8	45.0	47.3	49.5	51.8	54.0	56.3	58.5	60.8	63.0	65.3	67.5	69.8	72.0	74.3	76.5	78.8
1.52	39.3	41.6	43.9	46.2	48.5	50.8	53.1	55.4	57.8	60.1	62.4	64.7	67.0	69.3	71.6	73.9	76.2	78.6	80.9
1.54	40.3	42.7	45.1	47.4	49.8	52.2	54.5	56.9	59.3	61.7	64.0	66.4	68.8	71.1	73.5	75.9	78.3	80.6	83.0
1.56	41.4	43.8	46.2	48.7	51.1	53.5	56.0	58.4	60.8	63.3	65.7	68.1	70.6	73.0	75.4	77.9	80.3	82.7	85.2
1.58	42.4	44.9	47.4	49.9	52.4	54.9	57.4	59.9	62.4	64.9	67.4	69.9	72.4	74.9	77.4	79.9	82.4	84.9	87.4
1.60	43.5	46.1	48.6	51.2	53.8	56.3	58.9	61.4	64.0	66.6	69.1	71.7	74.2	76.8	79.4	81.9	84.5	87.0	89.6
1.62	44.6	47.2	49.9	52.5	55.1	57.7	60.4	63.0	65.6	68.2	70.9	73.5	76.1	78.7	81.4	84.4	86.6	89.2	91.9
1.64	45.7	48.4	51.1	53.8	56.5	59.2	61.9	64.6	67.2	69.9	72.6	75.3	78.0	80.7	83.4	86.1	88.8	91.4	94.1
1.66	46.8	49.6	52.4	55.1	57.9	60.6	63.4	66.1	68.9	71.6	74.4	77.2	79.9	82.7	85.4	88.2	90.9	93.7	98.8
1.68	48.0	50.8	53.6	56.4	59.3	62.1	64.9	67.7	70.6	73.4	76.2	79.0	81.8	84.7	87.5	90.3	93.1	96.0	98.8

续表

身高 (m)	轻体重		健康体重					超重				肥胖							
BMI (kg/m²) ＼ 体重（kg）	17.0	18.0	19.0	20.0	21.0	22.0	23.0	24.0	25.0	26.0	27.0	28.0	29.0	30.0	31.0	32.0	33.0	34.0	35.0
1.70	49.1	52.0	54.9	57.8	60.7	63.6	66.5	69.4	72.3	75.1	78.0	80.9	83.8	86.7	89.6	92.5	95.4	98.3	101.2
1.72	50.3	53.3	56.2	59.2	62.1	65.1	68.0	71.0	74.0	76.9	79.9	82.8	85.8	88.8	91.7	94.7	97.6	100.6	103.5
1.74	51.5	54.5	57.5	60.6	63.6	66.6	69.6	72.7	75.7	78.7	81.7	84.8	87.8	90.8	93.9	96.9	99.9	102.9	106.0
1.76	52.7	55.8	58.9	62.0	65.0	68.1	71.2	74.3	77.4	80.5	83.6	86.7	89.8	92.9	96.0	99.1	102.2	105.3	108.4
1.78	53.9	57.0	60.2	63.4	66.5	69.7	72.9	76.0	79.2	82.4	85.5	88.7	91.9	95.1	98.2	101.4	104.6	107.7	110.9
1.80	55.1	58.3	61.6	64.8	68.0	71.3	74.5	77.8	81.0	84.2	87.5	90.7	94.0	97.2	100.4	103.7	106.9	110.2	113.4
1.82	56.3	59.6	62.9	66.2	69.6	72.9	76.2	79.5	82.8	86.1	89.4	92.7	96.1	99.4	102.7	106.0	109.3	112.6	115.9
1.84	57.6	60.9	64.3	67.7	71.1	74.5	77.9	81.3	84.6	88.0	91.4	94.8	98.2	101.6	105.0	108.3	111.7	115.1	118.5
1.86	58.8	62.3	65.7	69.2	72.7	76.1	79.6	83.0	86.5	89.9	93.4	96.9	100.3	103.8	107.2	110.7	114.2	117.6	121.1
1.88	60.1	63.6	67.2	70.7	74.2	77.8	81.3	84.8	88.4	91.9	95.4	99.0	102.5	106.0	109.6	113.1	116.6	120.2	123.7
1.90	61.4	65.0	68.6	72.2	75.8	79.4	83.0	86.6	90.3	93.9	97.5	101.1	104.7	108.3	111.9	115.5	119.1	122.7	126.4

资料来源：中国成年人超重和肥胖症预防控制指南.

（2）限制碳水化合物供给。碳水化合物宜占膳食总能量的60%，重度肥胖症者的碳水化合物至少应占20%；应限制单糖的摄入，坚持多糖膳食，多吃膳食纤维丰富的食物。

（3）限制蛋白质的摄入。采用低能膳食的中度以上肥胖者，蛋白质供能应控制在总能量的25%为宜，且要保证优质蛋白，如乳、鱼、鸡、鸡蛋清、瘦肉等的摄入。

（4）严格限制脂肪的摄入。脂肪供能应控制在总能量的15%左右，尤其需限制动物脂肪、饱和脂肪酸的摄入，应多吃瘦肉，少吃肥肉等油脂含量高的食物；膳食胆固醇的供给量每人每日应低于300mg，即使肥胖患者无心血管疾病、无高胆固醇血症，也应控制在500mg以内。

（5）多吃新鲜蔬菜和水果。有针对性地补充所需的维生素与微量元素，防止出现维生素与微量元素缺乏症。

（6）烹调方法。宜采用蒸、煮、烧、烤等，忌用油煎、炸等。

（7）纠正不良饮食习惯。避免暴饮暴食、吃零食、挑食偏食、喜吃洋快餐等。

（8）坚持适度运动。长期低强度体力活动（如散步、骑自行车等）与高强度体育活动一样有效——贵在持之以恒；运动疗法和饮食疗法并用，更有效。

二、高血压

高血压是指体循环动脉血压高于正常值的一种常见临床症候群。高血压是当今世界上威胁人类健康的重要疾病之一，全世界有4亿~5亿高血压患者。只要收缩压≥$1.87×104Pa$（140mmHg）或舒张压≥$1.2×104Pa$（90mmHg），即可诊断为高血压。

高血压的病因很多，如皮下层血管舒张收缩中枢的功能失调，使全身各部分细小动脉痉挛，促使血压升高。精神过度紧张和体力活动减少，也可能引起高血压。还可能与遗传和环境因素有关，而饮食不当也是高血压的一个重要原因。

高血压的主要症状是头晕、头痛、头胀、记忆力减退、乏力、心悸，有的则会引起恶心、呕吐、失语、失眠，有的因心脏受累而出现心衰竭、心绞痛和心肌梗死等。

高血压患者的饮食调控原则：

（1）控制总能量的摄入，达到并维持理想体重。

（2）补充适量的蛋白质。每日1g/kg体重左右，可多选豆腐及豆制品、脱脂牛乳、酸牛乳、鱼虾等；如高血压并发肾功能不全，则应限制植物蛋白的摄入，更多摄入富含优质蛋白的动物类食物，动物蛋白选用鱼、鸡、牛肉、鸡蛋白、牛奶、猪瘦肉等。

（3）减少脂肪摄入，限制胆固醇摄入。建议多吃植物油，限制动物脂肪摄入，脂肪供给40~50g/d，胆固醇应在300~400mg/d。

（4）进食多糖类食物，限制单糖和双糖的摄入，多吃高纤维膳食。

(5)严格控制钠盐的摄入。对轻度高血压或有高血压家族史者,每日供给食盐以 3~5g 为宜;中度高血压者,每日 1~2g 食盐(折合酱油 5~10mL);重度高血压者,应给予无盐膳食。

(6)多吃富含钾、钙、镁的食物。

(7)多吃新鲜蔬菜和水果,以补充足量维生素 C。

(8)节制饮食,定时定量进食,不过饥过饱,不暴饮暴食,不挑食偏食,清淡饮食。

(9)禁忌浓茶、咖啡,戒烟忌酒。

(10)多吃能保护血管和降压降脂的食物:降压食物有芹菜、胡萝卜、西红柿、荸荠、黄瓜、木耳、海带、香蕉等;降脂食物有山楂、香菇、大蒜、洋葱、海鱼、绿豆等。

(11)禁食过咸食物及腌制品、海米、皮蛋、含钠高的绿叶蔬菜以及辛辣的刺激性食品。

(12)饮食上宜少量多餐,每天 4~5 餐为宜,避免过饱。

三、高脂血症

血液中脂质增高称为高脂血症,是脂质代谢失调的表现。它与多种疾病有密切关系,而最受重视的要算与动脉粥样硬化症的关系。

高脂血症是一个总的名称,主要包括高胆固醇血症、高甘油三酯血症及高脂蛋白血症。

血液中的脂质(包括胆固醇、甘油三酯和磷脂等)必须与某些特异的蛋白质结合成脂蛋白才能进行运转。脂蛋白可分为:乳糜微粒主要来源于食物的脂肪颗粒;极低密度脂蛋白(VLDL)主要含来自肝脏合成的内源性甘油三酯;低密度脂蛋白(LDL)主要含胆固醇;高密度脂蛋白(HDL)主要含蛋白质。低密度脂蛋白是致动脉粥样硬化的主要脂蛋白,对冠心病的发病是不利因素。脂质沉积于动脉管壁继而形成硬化斑块,主要是低密度脂蛋白胆固醇的作用。高密度脂蛋白与冠心病的发病呈负相关的关系,有防止脂质在动脉管壁沉积的作用,因此可以防止动脉粥样硬化。

机体的热能摄入量大于消耗时,超过需要的多余部分的热能以甘油三酯的形式贮存于脂肪细胞中,从而引起肥胖,肥胖又导致血清甘油三酯和胆固醇的含量增高。患有肝肾疾病、糖尿病、甲状腺功能减退患者,引起脂质代谢失常,也会引起血脂增高。高脂血症和高脂蛋白血症容易导致动脉粥样硬化和冠心病,对健康具有很大的潜在威胁。

高脂血症患者的饮食调控原则:

(1)限制脂肪的摄入。每天脂肪摄入量可控制在总能量的 20%~25%,每日 20~30g,尤其应限制饱和脂肪酸的摄入。

（2）限制胆固醇的摄入。每天膳食胆固醇供给量一般在300mg；对高胆固醇血症病人，宜采用低胆固醇膳食，每天胆固醇摄入应少于200mg。富含胆固醇食物有蛋黄、奶油、动物脑、鱼子、动物内脏，特别是动物肝脏。

（3）增加膳食纤维的摄入。配餐要坚持粗细搭配，提倡食用全麦、糙米、粗粮、粗面、绿色蔬菜及水果。

（4）限制能量的摄入。同时增加运动以消耗能量，达到控制体重的目的。

四、动脉粥样硬化

动脉粥样硬化是指以动脉壁变厚进而失去弹性为特征的一组疾病，动脉粥样硬化是动脉硬化中最常见和最严重的一种类型，动脉内壁有胆固醇等脂质沉着，看起来像黄色粥样，故称为动脉粥样硬化。动脉粥样硬化是造成冠心病和脑血管意外的主要原因，是生命的老化现象。本病的发病是一个缓慢的过程，早期可能无任何明显症状或表现轻微，主要造成三种临床表现：脑卒中、冠心病和周围性血管性疾病。

动脉粥样硬化病因很多，主要是由于脂质代谢紊乱、血流动力学改变和动脉壁本身的变化等。在高脂血症患者中易得此病，这与进食过多的富含动物脂肪的食物有关。老年人动脉壁代谢失调，脂质容易在动脉壁上沉积，所以也易患此病。

动脉粥样硬化患者的饮食调控原则：

（1）限制总能量摄入，保持理想的体重。

（2）限制脂肪和胆固醇的摄入，使脂肪供能占总能量的25%以下。

（3）多吃植物性蛋白质，尤其是大豆及豆制品，少吃甜食，限制单糖和双糖的摄入。

（4）保证充足的膳食纤维（尤其是可溶性膳食纤维）和维生素的摄入，多吃蔬菜、水果，适当多吃粗粮。

（5）饮食宜清淡、少盐，每日食盐量应限制在6g以下。

（6）适当多吃大蒜、洋葱、香菇、木耳等保护性食物，严禁酗酒，若饮酒应适量或只饮低度酒。

五、骨质疏松症

骨质疏松症是以骨组织量减少、骨微观结构退化为特征，致使骨的脆性及骨折危险性增加的全身性骨骼疾病。骨质疏松症是老年人和绝经后妇女最为常见的一种骨代谢性疾病，目前在世界常见病、多发病中居第七位。随着人口的老龄化，骨质疏松症的患者也会呈逐年增加的趋势。

骨质疏松症最严重的后果是骨折，特别是髋骨骨折，造成长期病态。

骨质疏松症患者的饮食调控原则：

（1）保证充足的食物钙摄入。我国推荐每日钙的摄入量为:成人 800mg,儿童 600～1000mg,青少年 1000～1200mg,孕妇与乳母 1500mg。富含钙的食物有乳及乳制品、豆及豆制品、虾皮、海带等。若食物获取钙量不够,应每日补充钙剂。

（2）补充维生素 D 的摄入。鲱鱼、鲑鱼、沙丁鱼、鱼肝油含维生素 D 丰富,鸡蛋、牛肉、黄油和植物油也含有少量维生素 D,也可选用人工强化维生素 D 的食品如牛乳、乳粉、各类巧克力等。

（3）增加膳食中优质蛋白质和维生素 C 的摄入。

（4）适量磷的摄入。磷是人体钙磷代谢中不可缺少的营养素,成人每日磷推荐摄入量为 800mg。

（5）适量增加运动,促进钙的吸收。

六、糖尿病

糖尿病是由于体内胰岛素分泌不足(缺乏)或相对不足(胰岛素受体敏感性降低)而引起的以糖、蛋白质及脂肪代谢紊乱为主的一种综合征。其主要特征是高血糖和糖尿,典型的糖尿病症状是"三多一少":多尿、多饮、多食、消瘦乏力。

糖尿病临床上分为胰岛素依赖型(Ⅰ型)和非胰岛素依赖型(Ⅱ型)两种类型,前者多发生于青少年,血糖波动大,需依赖注射胰岛素;后者多发生于 40 岁以后的成年人,占糖尿病总人数的 80%～90%,发病前多肥胖,一般不需外源型胰岛素。

（一）糖尿病的危害

糖尿病人由于脂肪代谢紊乱、合成减少、分解增加,导致酮症,引起酸中毒,并因胆固醇合成旺盛,形成高胆固醇血症。

由于病人的葡萄糖利用减少,迫使部分蛋白质氧化供热,加上蛋白质合成减弱、分解增加,从而引起负氮平衡,致使患者抵抗力下降,伤口不易愈合,容易引起皮肤感染、泌尿道感染、胆囊炎、肺结核、心血管疾病、肾脏病变、白内障及视网膜病变等。

糖尿病是个终身疾病,目前尚不能根治。在临床上强调早期、综合、长期、个体化治疗原则,治疗措施有药物和营养治疗、适度的运动及进行健康教育和心理治疗。

（二）糖尿病的饮食调控目标

接近或达到血糖正常水平;保护胰岛 β-细胞,增加胰岛素的敏感性,使体内血糖、胰岛素水平处于一个良性循环状态;维持或达到理想体重;接近或达到血脂正常水平;预防和治疗慢性并发症,如血糖过低、血糖过高、高脂血症、心血管疾病、眼部疾病等;全面提高体内营养水平,增强机体抵抗力,保持身心健康,维持正常活动,提高生活质量。

（三）糖尿病患者的饮食调控原则

（1）合理控制能量的摄入——糖尿病的基础治疗。体重是评价总能量摄入是否合理的简便有效的指标,建议每周称 1 次体重,并根据体重不断调整食物摄入量和运动量,肥胖者应逐渐减少能量摄入并注意增加运动,使体重逐渐下降至正常标准的±5%左右,孕妇、乳母、营养不良及消瘦者、伴消瘦性疾病而体重明显低于标准体重者,能量摄入可增加 10%~20%,使病人适应生理需要和达到理想体重。

糖尿病人应根据个人身高、体重、年龄、劳动强度并结合病情和营养状况确定每日能量摄入量(计算方法见饮食的计算)。年龄超过 50 岁者,每增加 10 岁,比规定值酌情减少 10%左右。

(2)合理控制碳水化合物的摄入——糖尿病治疗的关键。碳水化合物供能应占总能量的 50%~60%,根据病人的病情、总能量及空腹血糖的高低来选择比例。每日碳水化合物进食量宜控制在 210~300g,折合主食 300~400g。肥胖者可酌情控制在 150~180g,折合主食 200~500g,对米、面等谷类按规定量食用。蔬菜类可适量多用,喜欢甜食者可选用甜叶菊、木糖醇、阿斯巴甜或甜蜜素;最好选用吸收较慢的多糖,如玉米、荞麦、燕麦、红薯等;注意在食用马铃薯、山药、藕等含淀粉较多的食物时要替代部分主食;限制蔗糖、葡萄糖的摄入,如含糖量在 10%~20%的甜橙、苹果、香蕉,空腹血糖控制不理想者应慎用,而空腹血糖控制较好者应限量食用;对于蜂蜜、白糖、红糖等精制糖应忌食。

(3)蛋白质的适量摄入。糖尿病人的蛋白质供应量为 1g/(kg·d),蛋白质所供能量占总能量的 12%~15%。儿童、孕妇、乳母、营养不良及消耗性疾病者,可酌情增加 20%。多选用大豆及豆制品、兔、鱼、禽、瘦肉等优质蛋白质,至少占 1/3。

(4)控制脂肪和胆固醇的摄入。每天脂肪供能应占总能量的 20%~30%,如高脂血症伴肥胖、动脉粥样硬化或冠心病者,脂肪摄入量宜控制在总能量的 25%以下;同时,要严格控制饱和脂肪酸摄入,使其不超过总能量 10%,一般建议饱和脂肪酸、单不饱和脂肪酸、多不饱和脂肪酸之间的比例为 1:1:1,每日植物油用量宜 20g 左右;每天胆固醇的摄入量在 300mg 以下。富含饱和脂肪酸的牛油、羊油、猪油、奶油等应控制摄入,可适量选用豆油、花生油、芝麻油、菜籽油等含有较多不饱和脂肪酸的植物油。

(5)增加可溶性膳食纤维的摄入。建议每日膳食纤维供给量为 35~40g;含可溶性纤维较多的食物有南瓜、糙米、玉米面、魔芋、整粒豆、燕麦麸等。

(6)保证丰富的维生素和矿物质。提倡食用富含维生素 B_1 和维生素 B_2 的食物,如芦笋、牛肝、牛乳、羔羊腿等,以及富含维生素 C 的食物如花椰菜、甘蓝、枣类、木瓜、草莓等;注意补充锌、铬、镁、锂等微量元素。

(7)食物多样化。糖尿病人每天都应吃到谷薯、蔬菜、水果、大豆、乳、瘦肉(含鱼、虾)、蛋、油脂等八类食物,每类食物选用 1~3 种。

(8)急重症糖尿病患者的饮食摄入应在医师或营养师的严密监视下进行。

(9)糖尿病人的食谱常采用食品交换份法和营养成分法编制。

（四）饮食的计算

(1)能量计算。根据病人的年龄、性别、身高、实际体重、工作性质来计算能量的摄入量。

第一步：确定理想体重。

理想体重(kg) = 身高(m)^2×22.2(适用于成年男性)

理想体重(kg) = 身高(m)^2×21.9(适用于成年女性)

理想体重(kg) = 身高(cm)−105(适用于成年男性)

理想体重(kg) = [身高(cm)−100]×0.9(适用于成年女性)

第二步：根据体质指数确定体型是肥胖型还是消瘦型。

第三步：根据表3-3确定每日每千克标准体重所需能量。

表3-3　糖尿病患者每日能量摄入量[kJ(kcal)/kg 理想体重]

体型	卧床休息	轻体力劳动	中等体力劳动	重体力劳动
低体重	84~105(20~25)	146(35)	167(40)	188~209(45~50)
正常	63~84(15~20)	125(30)	146(35)	167(40)
超重和肥胖	63(15)	84~105(20~25)	125(30)	146(35)

第四步：计算每日所需的总能量。

每日所需总能量 = 理想体重(kg)× 每千克理想体重所需要的能量

(2)碳水化合物、蛋白质、脂肪的计算。根据三者占总能量分配比例，结合病情计算出各自的需要量。碳水化合物、蛋白质每克产生能量16.73kJ(4kcal)，脂肪每克产生能量37.67kJ(9kcal)。在设计膳食时，先计算碳水化合物量，再计算蛋白质质量，最后用炒菜油补足脂肪的需要量。

(3)餐次分配。每天至少进食3餐，且定时定量。用胰岛素治疗的病人和易发生低血糖的病人，应在正餐之间加餐，加餐量应从原三餐定量中分出，不可另外加量。三餐饮食均匀搭配，每餐均应有碳水化合物、蛋白质和脂肪。早、中、晚餐膳食可按20%、40%、40%分配，也可按30%、40%、30%分配。

七、癌症

癌症是威胁人类健康与生命的主要疾病之一。研究表明，在引起癌症发病的因素中，除环境因素是重要因素外，1/3的癌症发病与膳食有关。膳食摄入物的成分、膳食习惯及营养素摄入不足、过剩或营养素的摄入不平衡都可能与癌症发病有关。

减少人类癌症危险的两条途径，一是避免接触致癌因子，其中最主要的是烟草,其次是生物因子,如病毒和细菌;二是经常摄入具有预防癌症作用的食物。

(一)食物中抑癌物

(1)多糖。膳食纤维与膳食淀粉的摄入量与结肠癌、直肠癌的发生呈显著的负相关。保护作用的机制可能是进入结肠的多糖通过发酵产生短链脂肪酸(醋酸、丙酸和丁酸等),从而使结肠内的酸度升高,降低二级胆酸的溶解度和毒性。丁酸有抑制 DNA 合成及刺激细胞分化的作用,从而产生某种保护效应。植物多糖如枸杞多糖、香菇多糖、黑木耳多糖等生理活性物质,对抑癌、抗癌等具有很好的功效。

(2)水果和蔬菜中的抑癌物。蔬菜和水果的有益保护作用可能是基于在体内短期和中期贮藏的多种成分。如水果、蔬菜中含有大量的抗氧化剂:维生素 C、维生素 E、类黄酮、β-类胡萝卜素等。具有较强防癌价值的蔬菜和水果有绿叶蔬菜和柑橘类水果等。

(3)微量元素。目前已知在膳食防癌中有重要作用的微量元素有硒、碘、钼、锗、铁等。硒可防止一系列化学物质致癌作用,阻止诱发肿瘤;碘可预防甲状腺癌;钼可抑制食管癌的发病率;缺铁常与食道和胃部肿瘤有关等。

(二)防癌的饮食调控原则

(1)食物多样化。吃多种蔬菜、水果、豆类和粗加工的富含淀粉的主食,以营养丰富的植物性食物为主。

(2)维持适宜体重。成人平均体重指数(BMI)在 18.5~24 范围内,整个成人期体重增加值不要超过 5kg。

(3)多吃蔬菜和水果。全年每天吃 400~800g 蔬果,每天保持 3~5 种蔬菜、2~4种水果,尤其注意摄取富含维生素 A 的深色蔬菜和富含维生素 C 的水果。

(4)其他植物性食物。吃多种来源的淀粉或富含蛋白质的植物性食物,尽可能少吃加工食品,限制甜食的摄入,使其提供能量占总能量的 10% 以下。

(5)酒精饮料。建议不要饮酒,尤其反对过度饮酒,孕妇、儿童、青少年不应饮酒;如要饮酒,应尽量减少用量,男性每天饮酒不要超过一天总摄入能量的 5%,女性不要超过 2.5%。

(6)肉食。每天红肉(指牛、羊、猪及其制品)摄入量在 80g 以下,所提供的能量应占总摄入能量的 10% 以下,尽可能选择禽、鱼肉。

(7)总脂肪和油。所提供能量应占总能量的 15%~30%,尤其要限制动物脂肪的摄入,植物油也要限量。

(8)食盐。成人每天吃盐不要超过 6g。

(9)食物的贮藏保存。未吃完的易腐食物应及时冷藏、冷冻保存,防止受到霉菌污染,不要吃有霉变的食物。

(10)定期对食物中的农药及其残留物、食物添加剂、其他化学污染物的含量进行监测,不选择超标的食物。

(11)食物制备加工。烹调鱼、肉的温度不要太高,不要吃烧焦的食物。尽量少吃烤肉、腌腊食品。

(12)必要时可适当应用膳食补充剂预防肿瘤。

第四节　营养素控制

一、营养食谱的编制

食谱是反映膳食的食物配制及烹调方法的一种简明的文字形式,内容包括食物的种类、数量,以及要制成的菜肴名称和烹调方法,每日或几日均可编制一次。

编制食谱的目的,是为了保证人体对能量和各种营养素的需要,并据此将食物原料配制成可口的饭菜,适当地分配在一天的各个餐次中。编制食谱是有计划地调配膳食,保证膳食多样化和建立合理的膳食制度的重要手段。下面仅从营养需求角度来谈,以使营养食谱能满足用餐者每日需要的能量和各种营养素,防止营养素过剩或缺乏。

(一)食谱编制的原则

(1)按照中国营养学会制定的《中国居民膳食营养素参考摄入量》所规定的热能和各种营养素的数量来选择食物原料。

(2)根据季节及市场食物的变动情况和膳食消费水平,应尽可能以分量少、品种多的方式进行食物调配。

(3)烹调方式应能使主、副食的感官性状良好和符合多样化的要求,尽量适应进食者的饮食习惯和特殊需要。

(4)根据进食者体力活动强度和生活规律安排进餐的次数和时间,应将全天的食物适当地分配到各餐中去。每餐要努力做到既有饱腹感,又有舒适感,营养物质各餐分配也要恰当,不可一餐过多,一餐过少,或者一周食谱中前五日清淡,后两天丰盛。

(二)食谱编制的方法

目前编制食谱的基本方法有计算法、食品交换法和计算机食谱编制法。

计算法是食谱编制最早采用的一种方法,也是其他两种食谱编制方法的基础。它主要是根据就餐者的营养素需要情况,根据膳食组成,计算蛋白质、脂肪和碳水化合物的摄入量,参考每日维生素、矿物质摄入量,查阅食物营养成分表,选定食物种类和数量的方法。食品交换法是根据不同能量需要,按蛋白质、脂肪和碳水化合物的比例,计算出各类食物的交换份数,并按每份食物等值交换选择,再将这些食物分配到一日三餐中,即得到营养食谱。计算机食谱编制法是使用一系列营养软件,利用食物成分数据库进行膳食营养素含量的计算、膳食营养结构分析、食谱编制等。此法现在大多数营养工作部门已越来越多地使用。在这里主要介绍食谱编制的计算法,其步骤如下:

1.确定热能摄入量

热能摄入量的确定,主要是根据就餐者的性别、年龄、劳动强度等,通过 DRIS 查得。也可以通过能量消耗法计算,即根据人体维持基础代谢所需要的能量、食物特殊动力作用所消耗的能量、体力活动所消耗的能量计算人体所需要的能量。

2.根据膳食组成,计算蛋白质、脂肪和碳水化合物每日的摄入量

我国目前建议每人每日的膳食组成为蛋白质 10%~15%、脂肪 20%~30%、碳水化合物 55%~65%。根据膳食组成及三大产热营养素的能量系数,计算蛋白质、脂肪和碳水化合物的每日摄入量。

3.大致选定一日食物的种类和数量

根据以上内容计算出各种供能营养素摄入量,参考每日维生素、矿物质摄入量,查阅常见食物营养成分表,大致选定一日食物的种类和数量。先确定以提供热能营养素为主的食物,如谷类、肉、蛋、油脂等,再确定蔬菜水果等以供给维生素、膳食纤维、矿物质为主的食物,一般每人每日需供给 300~500g 的新鲜蔬菜水果,其中应有一半为绿叶蔬菜。

成人一般一日食物的种类和数量约为:粮食 500g,动物性食物 50~150g,黄豆及其制品 50g,蔬菜(绿叶菜占一半)300~500g,植物油 20g 左右。

4.三餐的能量分配比例

早餐:占全天能量总摄入量的 30%,并要有足够优质蛋白质和脂肪。这是因为上午往往活动量大,工作效率高,消耗能量和营养素比重也就大。

午餐:应是三餐中摄入营养素最多的,以占全天总能量的 40% 为宜。要保证碳水化合物、蛋白质、脂肪的摄入量。

晚餐:宜占全天总能量的 30%,要多配蔬菜水果和易消化又饱腹感强的食物,高蛋白质、高脂肪的食物宜适量,以免影响消化与睡眠,并减少体脂的积蓄。

5.三餐中各种食物的分配

假设三餐的总能量 12.54MJ(3000kcal),分配比例确定为早餐 30%、午餐 50%、晚餐 20%(其中碳水化合物、蛋白质和脂肪提供能量依次为 65%、12% 和 23%)。根据三餐分配比例,将食物分配到各餐中的计算步骤如下:

(1)计算碳水化合物、脂肪和蛋白质分配到早、午和晚餐中的数量。

碳水化合物:

早餐 12 540×65%÷16.7×30% = 146(g)

午餐 12 540×65%÷16.7×50% = 244（g）

晚餐 12 540×65%÷16.7×20% = 97（g）

蛋白质：

早餐 12 540×12%÷16.7×30% = 27（g）

午餐 12 540×12%÷16.7×50% = 45（g）

晚餐 12 540×12%÷16.7×20% = 18（g）

脂肪：

早餐 12 540×23%÷37.6×30% = 23（g）

午餐 12 540×23%÷37.6×50% = 38（g）

晚餐 12 540×23%÷37.6×20% = 16（g）

现再以午餐为例说明计算方法。根据以上计算知道午餐需碳水化合物244g，蛋白质45g，脂肪38g。

（2）进行主食摄入量计算。我国当前食物结构是以碳水化合物和植物蛋白质为主提供能量和蛋白质，所以应先计算主食摄入量。

在计算主食摄入量时先将蔬菜类固定，蔬菜一般在300～500g，假设提供碳水化合物15g，固定蔬菜提供的碳水化合物后，剩下的碳水化合物就由主食供给，可依据下列公式计算：

$$未知食物的质量（g）= 食物成分表中食物质量（g）×\frac{已知营养素的含量（\%）}{食物成分表中营养素含量（\%）}$$

如主食选大米，则需要量为：大米质量（g）=（244-15）×100÷76≈300（g）。

午餐主食大米需300g，再以300g大米的基数计算蛋白质和脂肪。查食物成分表知每100g大米含蛋白质8g、脂肪约2g，则

蛋白质含量为：8×3 = 24（g），脂肪含量为：2×3 = 6（g）。

（3）进行副食的选择计算。主食提供的蛋白质和脂肪算出后，依据需要量，其不足部分由副食补充。

蔬菜中的蛋白质含量除豆类外，一般都很低。为计算方便，一般以100g蔬菜中含蛋白质2g计，如选用400g蔬菜，则400g蔬菜含8g蛋白质。

蛋白质的需要量为45-24-8 = 13（g）。

剩余13g蛋白质，选择只含蛋白质和脂肪而不含碳水化合物的肉、蛋类。为便于计算，肉类蛋白质量估计为其质量的1/5，即肉类重量为瘦肉类的蛋白质的5倍；至于肉类所含脂肪，一般瘦猪肉的脂肪量约为其蛋白质的1.5倍，亦即将它的蛋白质质量加上一半即成。因此所需瘦猪肉质量为13×5 = 65（g），瘦猪肉含脂肪量为：13×1.5 = 19.5（g）。

午餐的脂肪需要量为38g，减去瘦猪肉及主食中含脂肪量，即38-19.5-6 = 12.5（g），其脂肪需要量的差额由植物油补充。

通过计算,确定选择副食食物为瘦猪肉75g,白菜250g,芥菜150g,豆油10g。两个常食菜种为炒白菜、炒芥菜。

确定食物的种类和数量后,再将每一种食物的营养素含量(根据食物成分表)填入到食物营养素记录表(见表3-4),计算主副食中提供的营养素含量,与供给量标准比较。

表3-4　食物营养素记录表

类别	食物名称	质量/g	能量/kJ	蛋白质/g	脂肪/g	碳水化合物/g
主食	大米	300	4368	24	4.2	228
副食	瘦猪肉	75	1112	12.5	24	0
	白菜	250	109	1.8	0.3	4
	芥菜	150	117	3.3	0.4	3
	豆油	10	376	—	10	—
食物营养量总和 营养素摄入量标准 与摄入量标准比较			6082	41.6	38.9	235
			6270	45	38	240
			-3.0%	-7.6%	2.4%	-2.1%

在计算集体食堂时,可乘以预定份数,即可得出需要的食品原料总量,提供出符合一定标准的多人次的营养食谱。

6.对每日膳食食谱的营养评价

每日膳食食谱的营养评价是以膳食中营养素含量占参考摄入量(DRIs)标准的百分比来评价的,膳食中各种营养素的含量不一定必须达到摄入量值的百分比才算满意,因为所定的摄入量标准比一般平均需要量高一些。在各种营养素中,能量摄入量与需要量差别不大,故在评价膳食时,低于90%即为摄入不足。其他营养素摄取量如在参考摄入量的80%以上,一般可保证大多数人不致发生营养素缺乏;长期低于这个水平可能使一部分人体内贮存降低,有的甚至出现营养缺乏症状;低于60%则可认为营养素严重不足。

因此在对每日膳食食谱进行营养评价时,需要算出各种营养素摄取量占参考摄入量标准的百分比。如低于摄入量标准20%以上,则要修改食谱或补充加餐。

二、食物的合理烹调

合理的烹调加工是保证营养成分和食品风味的重要环节。合理烹调应能增加食物的色、香、味、形,使之容易消化吸收,提高食物所含营养素的利用率;应尽量控制烹调加工中的不利因素,避免和减少食品中原有营养素的损失。在食品中最易被破坏的营养素是维生素和矿物质,日常烹调加工方法中因加热和水洗所造成的营养素损失最为严重。

(一)营养素损失的途径

食品营养素可因烹调方法不当而受到一定损失,主要是通过流失和破坏两个途径而损失的。

1.流失

食品中的营养物质常因某些物理因素,如蒸发、渗出和溶解而损失。

(1)蒸发。由于日晒或热空气的作用,使食物中的水分蒸发而干枯。阳光中紫外线是造成油脂酸败和维生素破坏的主要因素,在此过程中,食物的鲜味也受到一定的影响。

(2)渗出。食物的完整性受到破坏,或人工添加了某些高渗透压物质如盐、糖,改变了食品内部渗透压,使食品水分渗出,某些营养物质也随之外流,使食品营养素如维生素、矿物质等不同程度损失。

(3)溶解。食物原料在进行初加工、调配烹制过程中,采取不恰当的切洗、搓洗、漂洗等与水接触的工序,或因长时间炖煮等,水溶性营养素如水溶性蛋白质、维生素和矿物质等溶于水中或汤汁中而造成丢失。

2.破坏

食物中营养素的破坏,是指因受物理、化学或生物因素的作用,使营养素失去其生理功能。其主要原因是食物贮藏保管不善或加工方法不当;霉变、腐烂、生芽;烹调时的高温、加碱;煮沸时间过长以及菜肴烹制后放置不及时食用等。

(1)高温作用。食品高温烹调时,如油炸、油煎、熏烤或长时间炖煮等,食物受热面积大、时间长,一些营养素被破坏损失。例如,油炸食品其维生素 B_1 损失60%,维生素 B_2 40%被破坏,烟酸损失一半,而维生素 C 几乎全被破坏。

(2)化学因素。烹调时加碱能造成维生素 C 及部分 B 族维生素大量损失。配菜不当,将含鞣酸、草酸、植酸多的原料与含蛋白质、钙类高的原料一起烹制或同食,可形成鞣酸蛋白、草酸钙、植酸钙等不能被人体吸收的物质,降低了食物的营养价值。某些金属离子可加速维生素的破坏,如铜离子、铁离子可加速维生素 C 的破坏。食品与日光、氧气直接接触会被氧化分解,损失 B 族维生素、维生素 C 和脂肪等。

(3)生物因素。主要是指微生物和原料中一些酶对营养素的分解、破坏作用。如原料受潮后常会发生霉变;马铃薯等蔬菜因温度过高发芽;蔬菜中含有抗坏血酸氧化酶,而当蔬菜存放、切碎放置时,使维生素 C 氧化破坏。

(二)各种烹调方法对营养素的影响

(1)煮。对碳水化合物及蛋白质起部分水解作用,对脂肪无显著影响,但煮沸时间的长短、煮沸前原料的处理方法对营养素的损失有影响。

（2）蒸。由于原料与水蒸气处于一个密闭的环境中，原料在饱和热蒸汽下成熟，所以可溶性物质损失较少，但蒸需要较长的时间，维生素 C 分解的量较多。

（3）炖。可使水溶性维生素和矿物质溶于汤内，仅维生素受部分破坏。原料中蛋白质部分分解为氨基酸等，溶于汤中呈鲜味并使汤汁黏稠，使其较易被消化吸收。

（4）焖。营养素损失的多少与焖的时间长短有关。时间长，则维生素 B 和 C 的损失多。食物经焖煮后蛋白质等消化率有所增加。

（5）炒、爆、熘。一般事先都进行挂糊或上浆，然后用旺火热油使菜肴速成，保持菜肴滑嫩香脆的特点。由于操作迅速，加热时间很短，水分及其他营养素不易流失，所以营养素的损失较少。

（6）炸。炸时一般油温较高，油量较多，对原料中营养素会有不同程度的破坏。特别是高温油炸，会使原料水分大量蒸发，蛋白质、脂肪严重变性分解，使营养价值降低。可采用各种挂糊、拍粉的炸法，使原料外表有一保护层，尽量避免油温过高、油炸时间过长。

（7）烤与熏。烤分两种，明火和暗火。明火烤会使维生素 A、维生素 B、维生素 C 受到较大的损失，也可使脂肪受损失，另外还会产生致癌物质3,4-苯并芘。暗火烘相比明火烤对营养素破坏程度小些。熏制食物具有独特的风味，但鱼、肉等经熏制以后，会产生一些对人有害的物质，维生素 C 损失也较大。

（8）煎与贴。煎、贴都是以小量油布遍锅底作为传热介质的烹调方法。一般把原料做成扁形或厚片形，两面都要先用小火煎成金黄色，制作时火力不大，虽对维生素不利，但损失不太大，其他营养素亦无严重损失。

（三）减少营养素破坏与损失的途径

主食的烹调加工应尽量选择营养全面的标准米、标准粉；淘米次数要适当，不要搓擦，更不要用流水或温热水漂洗；煮饭提倡不弃米汤；蒸馒头、包子等面制食品应尽量不用碱，以免破坏 B 族维生素，少用油炸。

肉类食品应尽量用急火快炒，稍加芡粉可减少维生素损失，并且保持肉质鲜嫩；炖肉、鱼或鸡时要用冷水，能使可溶性营养物质充分溶于汤中；煮骨头汤时可加些醋，不仅能增加汤的风味，而且使钙质易于溶解；油温在150℃～200℃时，炸或炒的食品营养素保存率较高。

蔬菜食物应鲜嫩，最好能放在冰箱中冷藏，以防干枯；烹调时应先洗后切，切块宜大，现切现炒，不宜久放；下锅前尽可能不用水泡，必要时可在洗水中加些食盐，因稀盐水能降低水中的溶解氧，故可减少维生素 C 的氧化；含维生素 C 丰富的食物如西红柿、黄瓜、青椒等，宜凉拌调食，需做汤时要等水沸后再下锅；烹调蔬菜时应大火急炒,小锅分炒,加盐不宜过早;烹调时适当加点醋亦可减少维生素 C 的损失,烹调时不宜加碱;菜肴出锅后要立即食用,食用时不要弃汤;烹调时最好用铁锅,可补充人体铁质的摄入,若用铜锅则维生素易氧化。

在烹调时还要注意食物的选择和合理搭配,如用粗制食品补充精制食品的营养,用豆类食品来弥补谷类食物蛋白质的欠缺。含植酸、草酸过多的食物不与含蛋白质、钙类高的食物在一起烹调,以免形成难以吸收的有机物,降低食物的营养价值。

本章小结

中国居民膳食指南,包括合理营养与平衡膳食、我国居民的膳食结构特点、中国居民膳食指南、平衡膳食宝塔的应用。

特定人群的营养与膳食,包括婴幼儿与学龄前儿童、学龄儿童与青少年、老年人、孕妇、乳母的营养与膳食。

营养与健康,包括与疾病相关的肥胖症、高血压、高脂血症、糖尿病等疾病的饮食调控原则。

营养配餐,包括营养食谱的编制方法、科学地进行食物的选择;食物要合理烹调,烹调不当会造成营养素的损失。

 思考与练习

1.名词解释:合理营养、平衡膳食、膳食指南、食谱。

2.中国居民膳食指南的内容是什么?

3.平衡膳食宝塔中各塔层的食物种类和数量是多少?

4.青少年的营养与膳食特点是什么?

5.老年人的膳食特点是什么?

6.肥胖症的饮食调控原则是什么?

7.食物烹调中营养素损失的途径有哪些?

第四章 人体健康与保健食品

学习目标

了解人体健康的标准,掌握健康与亚健康的概念以及保证人体健康的要素。掌握保健食品的概念,掌握保健食品的基本要求以及功效成分。

第一节　人体健康

一、健康的定义

世界卫生组织(WHO)对健康的定义是:健康不仅仅是没有疾病或不虚弱,而是身体、心理的健康以及社会的幸福和完美状态。

健康是人类生存和发展的第一个前提,也是每个人最宝贵的财富。营养学主要任务就是通过合理膳食保持和增进健康、预防疾病。

(一)世界卫生组织提出了人体健康的十条标准

(1)精力充沛,能从容不迫地担负日常繁重的工作。

(2)处世乐观,态度积极,乐于承担责任,事无巨细不挑剔。

(3)善于休息,睡眠良好。

(4)应变能力强,能适应环境的各种变化。

(5)能抵抗一般的感冒和传染病。

(6)体重适中,身体匀称,站立时头、肩、臀位置协调。

(7)眼睛明亮,反应敏捷,眼和眼睑不发炎。

(8)牙齿清洁,不疼痛,齿龈颜色正常,无出血现象。

(9)头发有光泽,无头屑。

(10)肌肉丰满,皮肤有弹性。

（二）身心健康标准

人的健康包括身体健康、精神健康和社会适应功能良好三个方面。包括肌体和精神的健康状态。

1.肌体健康

（1）吃得快。吃饭时有很好的胃口，能快速吃完一餐饭而不挑剔食物，食欲与进餐时间基本一致，这证明内脏功能正常。吃得快并不是狼吞虎咽，不辨滋味，而是吃饭时不挑食、不偏食，没有难以下咽的感觉，吃得顺利，吃完后感到饱足，没有过饱或不饱的不满足感。

（2）便得快。有便急时，能很快排泄大小便，且感觉轻松自如，在精神上有一种良好的感觉，说明胃肠功能良好。不强行憋便，便后没有疲劳之感。

（3）睡得快。晚间一定时间有自然睡意，上床后能很快入睡，而且睡得深，醒后头脑清醒，精神饱满。睡得快最重要的是质量，如果睡的时间过多，并且醒后仍感乏力不爽，则是心理生理病态的表现，如各种神经症、心理生理障碍。睡得快表示中枢神经系统的兴奋、抑制功能协调，且内脏无病理信息干扰。

（4）说得快。说话流利，语言表达正确，说话有内容有中心，合乎逻辑，能根据话题转换随机应变。说话不觉吃力，没有常停顿或下意识重复或前言不搭后语的现象，没有头脑迟钝、词不达意的信息。这表明头脑清晰、思维敏捷，中气充足，心肺功能正常。

（5）走得快。行动自如、协调，迈步轻松、有力，转体敏捷，反应迅速，动作流畅，证明躯体和四肢的状况良好，精力充沛旺盛。因为诸多病变导致的身体衰弱均先从下肢开始，如人患有一些内脏疾病时，下肢常有沉重感，而当心情焦虑、精神抑郁或心理状况欠佳时，则往往使人感到四肢乏力，步履沉重，或是行动不协调，反应欠灵活。

2.精神（心理）健康

（1）良好的个性。性格温和，言行举止得体，能够在适应环境中充分发挥自己的个性特点，没有经常性的压抑感和冲动感，意志坚强，自我发展目标明确，工作学习具有自觉性和持续性，感情丰富，热爱人生和生活，总是向前看，具有坦荡胸怀与达观心境。

（2）良好的处世能力。看问题客观现实，具有自我控制能力，与人交往的行为方式能被大多数人所接受。能适应复杂的社会环境，对事物的变迁能始终保持稳定而良好的情绪，在不同的环境中能保持适应性，能保持对社会外环境和肌体内环境的平衡。

（3）良好的人际关系。有与他人交往的愿望，有选择地交朋友，珍视友情，尊重别人的人格，待人接物大度和善，既能善待自己，自尊自爱，自信自强，又能宽以待人,不吹毛求疵或过分计较,能助人为乐,与人为善。

身心的健康确实是一个整体的健康工程,人体健康最佳状态为第一状态,致病因素引起的疾病症状为第二状态。

二、亚健康状态

亚健康是介于健康与疾病之间的一种中间状态,是一个动态过程。在多数情况下,健康、亚健康、疾病是一个不间断的连续过程(健康→亚健康→疾病),亚健康居中,其上游的部分过程与健康重叠,下游的部分过程又与疾病相重叠,重叠部分可能与健康或疾病状态难以区分。发现和控制亚健康状态,防止亚健康演变成疾病或促使逆转恢复健康,是预防医学诊疗服务的重要内容。

亚健康是人们表现在身心情感方面的处于健康与疾病之间的健康低质量状态及其体验。亚健康状态又称第三状态。其症状多种多样,又不固定,也被称为"不定陈述综合征"。它是人体处于健康和疾病之间的过渡阶段,在身体上、心理上没有疾病,但主观上却有许多不适的症状表现和心理体验;是机体在内外环境不良刺激下引起心理、生理发生异常变化,但未达到明显病理性反应程度的状态。

从 2002 年"中国国际亚健康学术成果研讨会"上获悉:我国目前有 70% 的成人处于亚健康状态,15% 处于疾病状态,只有 15% 处于健康状态。白领阶层是亚健康的主要人群,而企业管理者有 85% 以上处于亚健康状态。

亚健康在临床上常被诊断为疲劳综合征,如内分泌失调、神经衰弱、更年期综合征等。在心理上的具体表现为:精神不振、情绪低沉、反应迟钝、敏感多疑、失眠多梦、注意力不集中、记忆力减退、工作效率低、烦躁、焦虑、抑郁等。生理上的表现为:疲劳、乏力、耳鸣、活动时气短、出汗、腰酸腿疼、睡眠不良、手足发凉、便秘、心悸气短、手足麻木感、容易晕车等。

现代医学研究的结果表明,造成亚健康的原因是多方面的,例如过度疲劳造成的精力体力透支;人的自然衰老;心脑血管及其他慢性病的前期、恢复期和手术后康复期出现的种种不适;现代身心疾病;人体生物周期中的低潮期;膳食结构不合理、嗜烟、酗酒等。其中饮食不合理是最常见的原因,如有些人仍以传统饮食习惯为主,即机体摄入低蛋白、高热量食物,许多人不重视早餐,甚至不吃早餐,机体经常处于饥饿状态,致使大脑供氧不足,影响肾上腺素、生长激素、甲状腺素等内分泌激素的正常分泌,严重者可产生情绪抑郁、心慌乏力、视物模糊、低血糖、昏厥等症状。还有一些人由于长期的偏食嗜好,而导致亚健康状态。

三、人体健康要素

(一)健康的危险因素

健康危险因素是指机体内外存在的使疾病发生和死亡概率增加的诱发因素,

包括个人特征、环境因素、生理参数、症状或亚临床疾病状态等。个人特征包括不良的行为(如吸烟、酗酒、运动不足、膳食不平衡、吸毒、迷信、破坏生物节律等)、疾病家史、职业等;环境因素包括暴露于不良的生活环境和生产环境因素等;生理参数包括有关实验室检查结果(如血脂紊乱)、体型测量(如超重)和其他资料(如心电图异常)等。

(二)人类健康的基石

人类健康的四大基石是:合理膳食、适量运动、戒烟限酒、心理平衡。

(三)保证人体健康的要素

保证人体健康要从身体、心理、社会三个方面着手,主要包括下面几个要素:

1.合理的食物选择

均衡饮食是健康的基础,不同的食物提供不同的营养,以供应营养给身体各部分,配合各个组织的不同需要。

要达到均衡饮食,我们每天需要进食肉类、五谷类、乳蛋类、蔬果类等食物。

为了使身体健康,应养成良好的饮食习惯:饮食需要定时并适量,要均衡,不可偏吃、挑食、暴饮暴食,避免进食刺激性的食物(如咖啡、浓茶、辛辣的食物),避免进食太咸、太甜和腌制食物,外出进食时应小心选择食物(避免高脂肪、高胆固醇、高盐分、高糖分的食物),尽量避免食品污染物(如防腐剂、亚硝酸钠、黄曲霉素),注意食物的卫生。

2.适当的运动

要有健康的身体,适当的运动是不可缺少的(欠缺运动或运动过量都无益处)。运动的好处是消耗热量,保持体形;增强心肺功能,提升抵抗力;松弛神经,消除精神压力;增添生活情趣,身心平衡。

健康人群的体力活动推荐水平和内容应以自愿、循序渐进、量力而行和避免意外伤害为原则。

健身运动的推荐强度、时间和频度见表4-1。

表4-1 健身运动的推荐强度、时间和频度

	有益健康	促进健康	增强身体素质	体育训练
强度	轻到中等强度	中等强度	中到大强度活动	极大强度
时间	10min 或更长	30min 或更长	20min 或更长	持续时间和频度
频度	每天	每天	一周三次	根据个人身体素质状况而定

健身运动的形式和内容应以有氧运动为主,如步行、跑步、自行车、游泳、舞蹈、太极拳等。同时提倡每周进行 2~3 次有助于保持肌肉力量和体积的锻炼,如哑铃、各种器械、上楼等。对于老年人还应强调各种关节灵活性和动作协调性的练习,如伸展练习、舞蹈、太极拳、各种家务劳动。

3.充足的休息与睡眠

休息可以消除精神及身体上的疲劳,调节各种生理机能。休息的形式有以下几种:

(1)身体的休息。停止一切活动,让身体各部分的肌肉得到放松和休息的机会。最好的休息方法是睡眠。

(2)感官的休息。闭目养神,停止说话,让感官得到休息。

(3)情感上的休息。放下心理上的压力和担忧,用轻松的心情去面对困扰,避免情绪常处于紧张状态。

4.戒除不良的习惯

(1)不要吸烟。吸烟有损健康,烟雾中含有焦油、尼古丁、一氧化碳等,吸烟可导致肺癌、冠心病、支气管炎等疾病的发生。

(2)不要酗酒。酒精能使人的判断力、运动协调以及语言功能出现障碍,情绪的控制力也下降。慢性饮酒和酗酒对健康的危害有:①直接和间接损害肝脏,引起脂肪肝、肝硬化;②是高血压独立危险因素,直接损伤动脉血管,加重心脏负担,造成心脏损害。对高血压患者极易导致脑卒中。③通过直接毒害中枢神经系统和破坏脑血管系统的组织结构,协同造成脑萎缩和早发性老年性痴呆。

(3)不要依赖药物。滥用药物,有碍健康。应戒除依赖药物,避免使用不必要的药物,例如咖啡因、可卡因等兴奋剂,安眠药、甲喹酮等镇抑剂。

(4)远离毒品。为了自身健康、全家幸福和社会安定,一定要拒绝毒品。千万不要吸食鸦片、海洛因、吗啡、冰毒、摇头丸等。吸毒不仅损害、摧残自己的身体,容易传播艾滋病,也严重危害社会。

5.定期检查身体

为了预防疾病,保障身体健康,提高生活质量,每个人都应定期到医院做身体检查,发现问题及时治疗解决。不管是在幼儿期、青年期、成年及老年期都应对身体、智能、体能、牙齿、心、肝、肺等组织做定期检查,不同年龄阶段、不同个体的检查项目要有所侧重。

6.宜人的环境

在美好的环境中生活,心情会更愉快,身体也会强健些。美好的环境包括清新的空气、绿色的植被、清洁的环境。

7.维持良好的心态及人际关系

人都需要别人的爱与关怀。要有健康的人生,我们需要四大支柱的支持:家庭的和睦,朋友的关心帮助,学业、工作上科学而合理的安排,个人广泛的兴趣与爱好。

只要我们更多关心自己的身心状况,加上良好的饮食习惯、妥善的时间分配(好好地工作、休息和娱乐)、适当的运动、充足的休息、愉快的心境、良好的人际关系,保持一个良好的环境并注重个人的安全,我们一定能做个健康快乐的人,总之,健康是掌握在我们自己手中的。

第二节　保健食品

一、基本概念

保健食品在我国也称功能食品,其定义是"指表明具有特定保健功能的食品,即适宜于特定人群食用,具有调节机体功能,不以治疗疾病为目的的食品"。我国由国家食品药品监督管理局(SFDA)进行保健食品评审、监督管理。SFDA 规定了保健食品的原料选择范围、检测项目与方法等一系列技术规范,但不限制保健食品的形态,也不限制必须来源于天然食品或以之为载体。

日本将相当于我国保健食品的产品称为特定保健用食品(FOSHU)。1991 年公布的定义是"凡附有特殊标志说明属于特殊用途的食品,在饮食生活中为达到某种特定保健目的而摄取本品的人,可望达到该保健目的的食品"。日本对此类食品审批程序与我国相似,由厂家申报,经地方主管部门审核上报,由厚生省听取专业机构及专家意见后批准。审批要求很严,包括一系列权威性检测证明,产品外形必须是一般食品的形态等。日本已批准的特定保健用食品,以低聚糖、益生菌改善胃肠功能的产品占绝大多数,此外还有降胆固醇、促进矿物质微量元素吸收、防龋、降血压、降血糖等食品。

美国将相当于我国保健食品的产品称为膳食补充剂,纳入 1994 年批准的"膳食补充剂健康与教育法(DSHEA)"管理。它含有补充膳食的某种成分物质,如维生素、矿物质、草药或其他植物、氨基酸以及这些物质的提取物、浓缩品、代谢物、组成成分等。美国人理解膳食补充剂的性质是来源于天然食品或草药,具有遏制疾病的特定生理功用,不必是传统食品的形态,食用对象有人群选择性,允许厂家在产品上标注 FDA 已批准的 10 类功效声明中的任一种,"声明"的真实性由厂家向消费者负责。这类膳食补充剂如麦苗精、鱼油、活力蒜精、蜂王浆、鲨鱼软骨、银杏液等。

欧盟则将我们认为的保健食品称为功能食品,定义是"一种食品如果有一个或多个与保持人体健康或减少疾病危险性相关的靶功能,能产生适当的和良性的影响,则它就是有功能的食品"。这种食品主要包括有一定功能的天然食品,添加某种成分的食品,去除了某种成分的食品,提高了一种或多种成分的生物利用率的食品,或以上四种情况结合的食品。功能食品应该是一般食品形态。主张功能食品要沿六个功能目标研究发展:有益于生长发育与分化功能,有益于基础代谢功能,与防御反应性氧化产物有关功能,与心血管系统有关功能,胃肠道生理功能,行为和心理功能。

我国台湾地区 1999 年 8 月开始实施"健康食品管理法",将我们理解的保健食品定名为健康食品。在该法中界定的健康食品定义为"指提供特殊营养素或具有特定的保健功效,特别加以标示或广告,而非以治疗、矫正人类疾病为目的的食品"。审批手续、要求与大陆现行办法相似。

保健品的发展历史大致可分成三个阶段:第一代保健食品包括各类强化食品,是最原始的功能食品,仅根据各类营养素或强化的营养素的功能推断该食品的营养功能,这些功能未经任何实验检验。第二代保健食品是必须经过动物和人体实验,证明具有某种生理功能的食品。第三代保健食品不仅需要用动物和人体实验来证明具有某项功能,还需要确知具有该功效的有效成分(或称功能因子)的结构及含量。

二、营养补充剂

1.营养补充剂的概念

所谓营养补充剂是以弥补人类正常膳食中可能摄入不足,同时又是人体所必需的营养素为目的而生产的某些含有特定营养素的食品。是以一种或数种化学合成或从天然动植物中提取的营养素为原料制成的产品。

营养补充剂属于保健食品的管理范畴,它的评审是按保健食品评审程序进行的,但是营养补充剂在申报时可不必做功能学试验,不过对营养素含量的要求十分严格。由于脂溶性维生素、微量元素等营养素摄入过量会引起明显的毒性作用,人们日常的饮食中也会存在一定水平的营养素,因此每种营养素的每日推荐量要求控制在我国该营养素参考摄入量值的 1/3~2/3 的水平。

常见的营养补充剂有补充维生素 A 胶丸、复合维生素片、维 C 片、维 E 片等;补充微量元素的钙剂、锌剂;补充不饱和脂肪酸的鱼油丸以及补充必需氨基酸的口服液和注射液等。

营养补充剂在国外已经相当普及,不少外国人非常注重用保健食品来维护健康,有调查显示,57%的美国公众经常使用营养素补充剂或研究这方面的信息。目前,国外的营养补充剂已经大规模进入我国市场。据不完全统计,我国批准的 400多个进口保健食品中,有 60% 以上是营养补充剂,天然提取的蛋白粉、维生素、矿物质、鱼油、卵磷脂、草本(洋草药)等众多知名营养补充剂产品和品牌,对我国保健食品产业造成了极大的冲击,因此发展我国本土的营养补充剂十分必要。

随着人们健康观念的改变,在一日三餐之外吃一些维生素 C、钙片、铁剂、复合维生素片之类的营养补充剂已经成了许多人的生活习惯。

2.营养补充剂的选择

(1)营养补充剂不能代替正常的三餐饮食。我们平时的饮食和生活习惯对我们的健康影响最大,像蔬菜、水果、肉类等天然食物中的营养素是最全面的,所以首先应当做到营养均衡地吃好三餐,从平衡的膳食中获取所需的营养素。正常情况下,如果一个人没有不良嗜好,饮食搭配协调而且吸收良好的话是不会缺乏什么营养素的,当然也不需要补充。

(2)一些人群由于某种原因对营养素吸收差,或者对营养素吸收量增大时应适当补充营养素。

儿童在生长发育时期对营养素的需求增多,需要适当补充营养素,尤其是钙、铁、锌等微量元素,以及必需氨基酸等各类营养素。对于食欲不振、厌食、生长发育迟缓、个子矮小、易发生感染的儿童,可食用含锌丰富的食品或适量服用膳食补充剂。

中小学生由于处在生长发育的关键时期,日常学习量较大,应当适当补充营养素。如钙、铁、锌、维生素 A、维生素 D、维生素 E、核黄素等。

母亲在怀孕及哺育婴儿时需要较多的营养素,需要适当补充营养素,尤其是叶酸、铁和钙等。

中老年人由于胃肠的吸收能力下降,营养素吸收率随之下降,应当适当补充营养素,尤其是膳食纤维、钙等。中老年人适量服用维生素 D、钙剂或含钙丰富的食品可预防骨质疏松。

喜欢饮酒、工作不规律如经常熬夜的人应该多补充一些维生素,特别是 B 族维生素。

在特殊环境中(如经常接触电脑、噪声、粉尘、烟雾等)工作的人,维生素和某些矿物质的消耗加剧,应当适当补充。

运动员等日常运动量较大的人群应当适当补充营养素。

患有肝病等慢性病或大出血后的患者应当在医生的指导下补充营养素。

有营养素缺乏症状如脱发、复发性口腔溃疡、抽筋等,或患有营养缺乏性疾病的患者应当遵医嘱补充营养素。

(3)不同食物中含有各种营养素的比例差别很大,一些人群需要适当补充维生素,通过对食物的选择可以达到选择性补充营养素的目的。例如,青少年需要补钙就应当每日饮用牛乳,天然牛乳(不特指高钙乳)中含有丰富且易吸收的钙,对人体是很好的补充;需补锌时应当多吃富含锌的食物,如肉类、动物内脏等。在此基础上再选择合适的营养补充剂。

(4)补充维生素或微量元素时要注意它们间的比例,如补钙的同时注意其他微量元素的补充,这样有助于它们的吸收和在体内的利用。

(5)对于平时缺乏运动的城市人群,补充营养素的同时应适当增加体育活动以促进营养素的吸收。

(6)补充营养素不是越多越好。任何东西都有一个适当的度,超过这个范围就会引起不必要的麻烦。

3.过量补充营养素有危害

缺乏必需营养素虽然会造成各种症状或疾病,但摄入过多同样是不好的。因此,如果不缺乏营养素就不要乱服用营养素补充剂,这样不但没有益处反而可能造成其他营养素的丢失,甚至中毒。

(1)有很多营养素之间会发生相互拮抗作用,还有一些营养素在摄入过多时可能会产生中毒症状,同时还会干扰其他营养素的吸收利用,所以在选择营养强化食品和营养补充剂时应该注意营养品之间的搭配和剂量的问题。例如铁、锌、钙由于其吸收利用的途径基本相同,所以使用其中的一种营养强化食品和营养补充剂时,还应该注意避免造成其他两种营养素的缺乏。

(2)当使用大剂量营养补充剂时将会存在过量的危险。维生素 A、维生素 D、碘等是人体必需的营养素,但是如果摄入过多,又会造成中毒,中毒对人体的危害通常比缺乏还严重。例如,成年人每日摄取 600~700mg 维生素 A 即可保持皮肤、头发及免疫系统的健康,而复合维生素片中维生素 A 的含量常常高达 1500mg,如果人们在日常饮食中选择了强化乳粉和麦片,每天再服用 1 片多维片,体内就会含有过多的维生素 A,不仅会妨碍人体对钙的吸收,还容易造成老年人骨折。

(3)还有一些人群不适宜补充营养素制剂。如尿路结石患者使用维生素 C 补充剂将会加速结石形成。老年人肝肾功能下降,使用维生素类补充剂将会增加肝肾的负担,带来对身体的不良影响。此外,在制造营养补充剂中会加入一些辅料,如果是盐类就有可能增加中老年人患高血压的危险。

营养补充剂与人们的日常营养密切相关,所以建议在决定是否添加营养补充剂时,应当注重对身体的调理,全面考虑自身情况,不要"人云亦云"。最好是能够得到专业人员的指导,这样才会真正促进机体的健康。

三、保健食品及其类型

保健食品属于食品,食品的基本属性决定了保健食品必须有营养(第一功能),同时人们食用保健食品是一种享受(第二功能),保健食品最重要的功用是具有调节人体生理活性功能(第三功能)。适合于特定人群食用,是它与其他食品和物品的重要区别点。保健食品不能直接用于治疗疾病,它只是人体机理调节剂、营养补充剂,不同于药品是直接用于治疗疾病目的。保健食品无论是哪种类型,它都出自保健目的,不能速效,但长时间服用可使人身心健康受益。

(一)保健食品的功能

以前我国卫生部允许生产保健食品产品的保健功能有 22 类。2003 年 4 月国家食品药品监督管理局(SFDA)挂牌,同年对保健食品保健功能进行修订,共确定 27 种保健食品申报功能。即增强免疫力、改善睡眠、缓解体力疲劳、提高缺氧耐受力、对辐射危害有辅助保护功能、对化学性肝损伤有辅助保护、缓解视疲劳、祛痤疮、祛黄褐斑、改善皮肤水分、改善皮肤油分、辅助降脂、辅助降糖、抗氧化、辅助改善记忆力、促进排铅、清咽功能、辅助降血压、促进泌乳、减肥、改善生长发育、增加骨密度、改善营养性贫血、通便功能、对胃黏膜损伤有辅助保护功能、调节肠道菌群、促进消化。

保健食品的产品类型多种多样,有胶囊类、散剂类、饮料类、口服液类、煎膏剂类、片剂类、丸剂类等。

(二)保健食品的功效成分

保健食品的保健功能来源于其中含有的功效物质、功效成分或活性因子,即是指通过激活酶的活性或其他途径,调节人体机能的物质。我国《保健食品通用标准》列出的功效成分主要有:多糖类,如香菇多糖、膳食纤维;功能性甜味剂类,如单糖、低聚糖、多元糖醇等;功能性油脂(脂肪酸类),如多不饱和脂肪酸、磷脂、胆碱等;自由基清除剂类,如超氧化物歧化酶(SOD)、谷胱甘肽过氧化酶类;维生素类,如维生素 A、维生素 E、维生素 C 等;肽与蛋白质类,如谷胱甘肽、免疫球蛋白等;活性菌类,如乳酸菌、双歧杆菌等;微量元素类,如硒、锌等。其他还有二十八烷醇、植物甾醇和皂苷等。

(三)功效成分简介

下面是几类从天然物质中分离提取出,在保健食品中已使用或准备使用的功效成分:

1.活性多糖

活性多糖主要包括真菌多糖及一些天然植物多糖。研究表明,存在于香菇、金针菇、黑木耳、灵芝、蘑菇、茯苓和猴头菇等食用药用真菌中的某些多糖组分,具有提高人体免疫能力的生理功能。某些多糖还具有很强的抗癌活性,某些植物中提取出的多糖组分可用来生产糖尿病人专用保健食品。

2.低聚糖

有功效的主要是由 2~10 个单糖以糖苷键连接起来的,具有低能量值、降低血清胆固醇的含量、预防龋齿和整肠功能。有实用价值的低聚糖有大豆低聚糖、低聚果糖、低聚木糖、低聚异麦芽糖等。

3.多不饱和脂肪酸

在营养学上有重要作用的多不饱和脂肪酸主要是 n-3 和 n-6 系列的不饱和脂肪酸,包括 EPA、DHA、α-亚麻酸、亚油酸、γ-亚麻酸、花生四烯酸。研究表明,多不饱和脂肪酸的摄入与心脏病、动脉硬化和癌症有着很深的关联。鱼油、月见草油、红花油、小麦胚芽油、玉米油、米糠油等由于富含多不饱和脂肪酸而备受欢迎。

4.活性肽类及免疫球蛋白

活性肽是一类重要的生理活性物质,主要包括谷胱甘肽、降压肽、促进钙吸收的肽和易消化吸收的肽四类。

谷胱甘肽富含于酵母和家畜脏器内,是由谷氨酸、半胱氨酸和甘氨酸组成的三肽,主要生理功能有:清除机体内氧化反应生成的自由基,与过氧化物酶共同作用能将体内的过氧化氢或过氧化脂质还原,对生物体膜起保护作用,从而延缓机体衰老和动脉硬化症等;参与体内有机化合物与重金属元素的结合、排出及解毒;对乙醇性脂肪肝有抑制作用;与免疫反应有关。降压肽通过抑制血管张紧素转换酶的活性而使血压降低,主要有来自乳酪蛋白的肽、鱼虾类的肽、玉米蛋白和大豆蛋白的肽等。

免疫球蛋白是一类能提高机体免疫功能的蛋白质,是具有抗体活性或化学结构与抗体相似的球蛋白。将从血液、牛乳或蛋黄中分离出的免疫球蛋白添加到乳粉中,可制成高级婴儿乳粉。

5.活菌类

主要是指乳酸杆菌、乳酸球菌和双歧杆菌。其中以双歧杆菌尤引人注意,它具有如下功效:维持肠道正常细菌群的平衡,尤其是对婴儿和老年人。双歧杆菌可抑制病原菌和腐败菌的生长,有防止便秘和清除胃肠障碍等整肠功能;具有抗肿瘤活性;在肠道内合成维生素、氨基酸,提高人体对钙的吸收;降低血液中胆固醇水平,防治高血压;改善乳制品的耐乳糖性,提高消化率。双歧杆菌能增强人体免疫功能,预防抗生素类的副作用,抗衰老,益寿延年。

6.膳食纤维

研究已经证明,缺少膳食纤维是引起便秘、胆结石、缺血性心脏病、大肠癌的原因。摄取膳食纤维可解消肥胖、降血压、降胆固醇、降血糖、预防糖尿病和肠道疾病。已经开发的纤维有小麦纤维、燕麦纤维、玉米纤维、大豆纤维、苹果纤维、香蕈纤维、米糠纤维、橘皮纤维等二十几种。

7.脂类

主要是磷脂,如大豆磷脂与卵黄卵磷脂。具有改善血清脂肪代谢,降低血清胆固醇和中性脂肪,预防动脉硬化,改善脂肪代谢和脂肪肝等功效。

8.维生素

如维生素 A、胡萝卜素、维生素 E、维生素 C,其中以 β-胡萝卜素和维生素 E 最为重要。β-胡萝卜素和维生素 E 均具有强抗氧化作用,它们除作为维生素表现其生理功能外,还有延缓衰老、防癌抗癌的功效,被广泛用于保健食品中。

9.矿物质

用于保健食品中的矿物质有钙、铁、锌、铜、硒、铬、有机锗等。如硒具有抗生物过氧化、减缓自由基对膜损害,从而延缓衰老及扼制退行性与代谢性多种疾病的功用;铬、锌作为葡萄糖耐量因子(GTF)的组成成分而显示降低糖尿病人血糖水平的功能。

10.其他物质

皂苷类化合物如大豆、杜仲、人参皂苷,具有降血脂、抗氧化、抗病毒、提高免疫能力、抑制肿瘤等保健功能。

黄酮类化合物如黄酮、芦丁、橙皮苷、银杏叶提取物、绿茶浸出物等,具有防止口臭、改善脑和末梢血流、防止变异反应、利尿、抗老化等功能。

茶多酚具有抗心血管系统疾病、抗癌防衰、抗糖尿病等多种保健功能。

(四)既是药品又是食品的品种

卫生部公布的既是药品又是食品的品种名单如下:

第一批:乌梢蛇、蝮蛇、酸枣仁、牡蛎、栀子、甘草、代代花、罗汉果、肉桂、决明子、莱菔子、陈皮、砂仁、乌梅、肉豆蔻、白芷、菊花、藿香、沙棘、郁李仁、青果、薤白、薄荷、丁香、高良姜、白果、香橼、红花、紫苏、火麻仁、橘红、茯苓、香薷、红花、紫苏、八角、茴香、刀豆、姜(干姜、生姜)、枣(大枣、酸枣和黑枣)、山药、山楂、小茴香、木瓜、龙眼(桂圆)、白扁豆、百合、花椒、芡实、赤小豆、佛手、杏仁(甜、苦)、昆布、桃仁、莲子、桑葚、菊苣、淡豆豉、黑芝麻、胡椒、蜂蜜、榧子、薏苡仁和枸杞子。

第二批:麦芽、黄芥子、鲜白茅根、荷叶、桑叶、鸡内金、马齿苋和鲜芦根。

第三批:蒲公英、益智、淡竹叶、胖大海、金银花、余甘子、葛根和鱼腥草。

四、保健食品的管理

我国政府自 1995 年 10 月至今陆续发布 20 多项规章、标准和规范性技术要求,主要有《保健食品管理办法》《保健(功能)食品通用标准》《保健食品评审技术规程》《保健食品良好生产规范》《保健食品功能学评价程序和检验方法》等,对保健食品的定义、范围、研制、审批、生产、经营、广告宣传、行政管理、市场监督等做出了一系列明确的规定,以促进我国保健食品走上法制化、规范化、现代化的健康发展道路。

2002年12月,国家药监局撤销全部药"健"字批准文号,停止生产所有"药健字"保健品。2003年4月国家食品药品监督管理局(SFDA)挂牌,保健食品评审、监督管理权由卫生部移交至国家食品药品监督管理局。

1.保健食品的基本要求

根据我国《保健食品管理办法》的规定,保健食品必须符合以下要求:

(1)动物、人体试验证明有明确、稳定的保健作用。

(2)各种原料及产品必须符合有关食品卫生要求,应保证对人体不产生任何急性、亚急性或慢性危害。

(3)配方组成及用量应有科学依据,原料有明确的功效成分。

(4)标签、说明书及广告等不得宣传其疗效作用。

2.保健食品评审功能范围及主要评审依据

目前,国家食品药品监督管理局可对27种功能进行审批,每种保健食品只限在SFDA规定的功能范围内选择1~2项功能。

只需做动物试验的保健品有5种:增强免疫力、改善睡眠、缓解体力疲劳、提高缺氧耐受力、对辐射危害有辅助保护功能;只需做人体试验的有6种:对化学性肝损伤有辅助保护、缓解视疲劳、祛痤疮、祛黄褐斑、改善皮肤水分、改善辅助皮肤油分;必须通过人体、动物试验的有16种:辅助降脂、辅助降糖、抗氧化、辅助改善记忆力、促进排铅、清咽功能、辅助降血压、促进泌乳、减肥、改善生长发育、增加骨密度、改善营养性贫血、通便功能、对胃黏膜损伤有辅助保护功能、调节肠道菌群、促进消化。

评审依据有《食品安全法》《保健食品管理办法》《新资源食品卫生管理办法》《食品添加剂卫生管理办法》《保健食品功能学评价程序和检验方法》《食品安全性毒理学评价程序和方法》以及《保健食品良好生产规范》《保健食品注册管理办法》(试行)等。

本章小结

人体健康的基本概念:包括健康、亚健康的定义,保证人体健康的要素。健康不仅仅是没有疾病或不虚弱,而是身体的、心理的健康以及社会的幸福和完美状态。人类健康的四大基石是:合理膳食、适量运动、戒烟戒酒、心理平衡。

保健食品:保健食品系指表明具有特定保健功能的食品,即适宜于特定人群食用,具有调节机体功能,不以治疗疾病为目的的食品。保健食品的功效成分有活性多糖、低聚糖、多不饱和脂肪酸、活性肽类及免疫球蛋白、活菌类、膳食纤维、维生素等物质。

思考与练习

1.名词解释:健康、亚健康、保健食品。

2.如何保持身体健康?

3.保健食品与普通食品有何不同?

4.保健食品的基本要求有哪些?

5.保健食品的功效成分主要有哪些?

第五章

食品卫生学基础

了解食品卫生与安全性评价,掌握食品污染的分类与危害,掌握食物中毒的特点。

掌握食品的细菌污染与真菌污染,了解食品其他生物性危害。

掌握食品中农药残留、兽药残留、有害重金属的污染,了解食品的其他化学污染物。

了解食品的放射性污染和物理性危害以及食品容器、包装材料对食品的污染。掌握食品添加剂的合理使用。

第一节　食品卫生与食品安全

一、基本概念

食品是维持人体生命活动的物质基础,它供给人体所需的各种营养素,满足人体的能量需求,保障人体的健康。但有时食物中可能含有或者被污染的一些有毒、有害的因素,引发食源性疾病,危害人体健康与生命。随着社会进步和人民生活水平的逐步提高,人们日益关注食品的安全与卫生问题,食品卫生与安全已成为重要的公共卫生问题。

(一)食品卫生

我国《食品工业基本术语》中,食品卫生的定义为:为防止食品在生产、收获、加工、运输、贮藏、销售等各个环节被有害物质(包括物理、化学、微生物等方面)污染,使食品有益于人体健康、质地良好而采取的各项措施。国际法典委员会(CAC)《食品卫生通则》中,食品卫生的定义是"为了确保食品安全性和适用性,在食物链的所有环节所必须采取的一切条件和措施"。食品的适用性是指根据食品的用途,食品可以被人们接受的保证。食品卫生就是要保证食品安全,即食物不含有毒、有害物质,要保证食品始终在清洁的环境中,由身体健康的食品从业人员生产、加工、贮存和销售,减少其在食物链各个阶段所受到的污染,无掺假、伪造,保证食品应有的营养价值和色、香、味、形,符合食品的安全卫生要求。为保证食品安全,采取适当的卫生安全措施是很重要的,不卫生的操作会导致食源性疾病的暴发。

(二)食品安全

《食品卫生通则》对食品安全的定义是"根据食品的用途进行烹调或食用时,食品不会使消费者健康受到损害的一种保证"。食品安全(或称食品质量安全)就是指食品质量状况对食用者健康、安全的保证程度。用于消费者食用或饮用的食品,不得出现因食品原料、包装等问题或生产加工、运输、贮存过程中存在的质量问题而对人体健康、人身安全造成或可能造成任何不利的影响。食品的质量安全必须符合国家法律、行政法规和强制性标准的要求,不得存在危及人体健康和人身财产的不合理危险。食品安全是对最终产品而言,而食品卫生是食品安全的一部分,是对生产过程而言。食品安全的另一个含义是指一个国家或社会的食物保障,即是否有足够的食物供应。

安全性是任何食品的第一要素,获得营养和安全的食品是每个公民的权利。食品的不安全因素主要有以下几种情况:原本就存在于食物中的有毒物质,如大豆中有害成分、蘑菇中的毒素;食物在种植、养殖和生产过程中带入的有毒物质,如农药残留物、兽药残留物等;食品加工时有意或无意添加到食品中的添加物,如滥用添加剂等;食品在贮运中产生的有毒物质,如大米中的黄曲霉素等。

食品的安全性是一个相对和动态的概念,随着时间的推移和科学技术水平的提高,对食品安全性的认识可能会发生改变,比如对一些有毒、有害物质我们目前还未能评价其危害性或未能检出有害成分。人类消费的任何一种食品要保证绝对安全(危险性为零)几乎是不可能的。必须认识到,食品中的化学成分,无论是天然的还是添加的,不仅无法证明它是绝对安全的,而且也不可能达到绝对安全的目标。实际上,食品天然的或添加的某种成分,只要摄入量充分大和食用时间足够长,都会在一些人身上引起有害的结果,也就是说,所谓"安全"是相对的。绝对安全性,甚至是人们可以接受的安全性,是不能简单地在所有的环境下对所有的人都能达到的。

对于食品生产或安全管理者来说,食品安全指在可接受危险度下不会对健康造成损害。虽然食品中的危害总是存在的,但危险性不仅有高有低,还可以采取一定的预防措施控制或减少危害。食品安全管理者的任务就是将发生食品对消费者健康损害事件的危险性减少到尽可能低的程度。

食品安全的危害是食物链中可能对健康产生有害影响的,食品中的生物、化学或物理因素或状态。这些危害是可影响食品安全和质量(腐败)的不能接受的污染物、细菌,或是食品中产生、存留的如毒素、酶或微生物的代谢产物等不可接受的物质。

《中华人民共和国食品安全法》(以下简称《食品安全法》)第一百二十条明文规定:"食品安全,指食品无毒、无害,符合应当有的营养要求,对人体健康不造成任何急性、亚急性或者慢性危害。"无毒无害是食品的首要条件和起码要求,否则,即使食品具备营养和色香味等感官性状,也无食用价值。

二、食品污染

(一)食品污染的概念

食品污染是指在食品生产、经营过程中可能对人体健康产生危害的物质介入食品的现象。任何有损于食品安全性和适宜性的生物或化学物质、异物或者非故意加入食品中的其他物质均被称为是污染物。

食品从原料的种植、饲养、捕捞、加工、运输、贮存、销售到食用的每一个环节,都有可能被某些毒害物质污染,造成食品的安全性、营养性和食品感官性状发生改变。食用这类食品,就有可能对人体产生不同程度的危害,导致食源性疾病、中毒甚至死亡等严重后果。随着科学技术的不断发展,各种化学物质不断产生和应用,食品危害也进一步繁杂。

为了保障人体的健康,政府、食物种养殖者、食品加工和制作者、经营者和消费者都应采取必要措施,防止食品污染,保证食品安全。

(二)食品污染的分类

目前已知有200种以上的食品污染物能导致食源性疾病。根据污染物的性质,食品污染可分为三个方面:

1.生物性污染

食品的生物性污染是指由有害微生物及其毒素、病毒、寄生虫及其虫卵、昆虫及其排泄物等对食品的污染造成的食品安全问题。这是最常见的一种食品污染,包括微生物污染(有害细菌、真菌、病毒)、寄生虫及其虫卵、昆虫等的污染。

2.化学性污染

食品的化学性污染是指由各种有害金属、非金属、有机物、无机物对食品的污染而造成的食品安全问题。目前,危害最严重的是化学农药、兽药、有害重金属、多环芳烃类〔苯并(a)芘、N-亚硝基化合物〕及一些目前尚不明确的各种有毒有害化学物。

3.物理性污染

食品的物理性污染是指食品生产加工过程中混入食品中的杂质超过规定的限

量,或食品吸附、吸收外来的放射性物质所引起的食品安全问题。虽然有的污染物可能并不直接影响消费者的健康,但是严重影响了食品应有的感官性状和营养价值,使食品质量得不到保障。如小麦粉生产中混入磁性金属物,就属于物理性污染。鱼贝类等水产品对某些放射性核素有很强的富集作用,使得食品中放射核素的含量可能显著地超过周围环境中存在的核素比,这种污染叫放射性污染,也属于一种物理性污染。

(三)食品污染的途径

1.原辅材料污染

由于农业投入品的大量使用,如化肥、农药、植物激素及化控技术所造成的农产品中的农药残留、亚硝酸盐积累等;在畜牧养殖业中由于抗生素、动物激素、饲料添加剂的不合理使用,造成畜禽肉的兽药或激素残留问题日益突出;由于近海水域严重污染、赤潮等原因,导致水产品污染程度也较为严重。

2.生产、加工过程污染

在食品生产加工过程中采用不适当的工艺或生产工艺不符合卫生要求造成食品污染;使用的容器、工具、管道清洗不净或使用不当,造成其中的有害物质析出,形成食品污染;个人卫生和环境卫生不良造成食品微生物污染。

3.包装、贮运、销售过程污染

食品的包装材料不符合食品卫生要求,如采用一次性泡沫塑料餐具,使有害成分进入食品中;由于车船等运输工具不洁造成食品污染,如用装过农药或其他有害物质的车船不经彻底清洗就装运食物,同车混装食品与化学物品,生熟食品混装等;食品的贮存不符合卫生要求等造成的食品污染等;露天销售散装食品及不使用专用工具售货等更易造成食品污染。

4.人为污染

一些非法食品生产经营者为牟取暴利,不顾人民健康,人为地在食品中掺入有毒、有害物质,如以含甲醇的工业酒精兑制散白酒,用甲醛溶液(福尔马林)来浸泡水发食品,用"吊白块"(甲醛次硫酸氢钠)来为食品(米粉、面粉、粉丝、糖、腐竹)漂白增色、防腐和增加米面制品的韧性及口感,在猪饲料中添加"瘦肉精"(盐酸克伦特罗),在食品中使用非食用胶等严重损害消费者健康的行为。这些人为故意造成的食品污染,是严重的违法行为。

5.意外污染

发生地震、火灾、水灾、核泄漏事故等意外情况时,也可能对食品造成污染。

(四)食品污染的特点

食品污染日趋严重及普遍,其中以化学性物质的污染占重要地位。污染物可从一种生物到达另一种生物而最后进入人体,在此过程中形成一条链状关系,称为食物链。环境污染物在沿食物链的转移过程中,不断地进行生物富集作用,即经过一种生物体,其浓度就有一次明显的提高。这样人的食物中尤其是某些动物性食物,因其位于食物链的较高层次,故受到的污染程度也较严重。这些有害物质进入人体后再进一步浓缩、蓄积,最终对人体健康构成危害。如汞、镉和有机氯化合物等许多有害物质,在通过食物链传递过程中的逐级浓缩作用后,在人类食物中的含量可比在环境中的浓度高成千倍到数万倍,甚至上百万倍。所以即使是轻微的污染,也可能造成对食品的严重污染。

(五)食品污染的危害

食品污染不仅对消费者的健康形成威胁,而且造成经济上的重大损失。食品污染对人体健康的影响,取决于污染物的毒性大小、污染程度及摄入量。

1.影响食品的感官性状

污染物对人体的毒副作用很小时,这类污染将主要对食品的感官性状造成危害,如恶性杂质(如头发、无毒异物等)主要影响食品的商品价值和食用价值。

2.造成急性食物中毒

污染物随食物进入人体,在短时间内造成机体损害,出现临床症状(如急性肠胃炎型),表现为急性食物中毒。

3.引起机体的慢性危害

食品被有害物质污染后,有时其含量虽少,但由于长期持续不断地摄入并在体内蓄积,若干年后才引起机体损害,表现出慢性中毒症状,如铅、汞、镉的慢性中毒。

4.致畸、致突变和致癌作用

某些食品污染物通过孕妇作用于胚胎,使之在发育期中细胞分化和器官形成不能正常进行,出现畸胎甚至死胎。引起致畸的物质有 DDT 五氯酚钠、西维因等农药,黄曲霉素 B_1 也可致畸。

突变是生物细胞的遗传物质出现了被察觉并可以遗传的变化,这种发生变化的遗传物质在细胞分裂繁殖过程中可被传递到后代细胞,使后代细胞以及生物具有新的特性。

目前怀疑具有致癌作用的物质有数百种,与食品污染有关的致癌物有多环芳烃、N-亚硝基化合物、黄曲霉毒素、二噁英及砷、镉、铅、铍等。

(六)防止食品污染的一般原则

(1)大力开展食品安全卫生的宣传教育。

(2)食品生产经营者要严格执行食品卫生法律、法规、食品卫生标准的规定,积极实施 HACCP 管理体系,对食品生产的全过程采取相应的防止污染措施。

(3)加强对食品生产经营企业、饮食业、集体食堂尤其是学校食堂的食品卫生监督管理。

（4）企业要积极治理工业"三废"，保护环境，防止污染食品。

三、食源性疾病

（一）食源性疾病

食源性疾病是指通过摄食而使感染性和有毒有害物质进入人体所引起的疾病。食源性疾病一般分为感染性和中毒性两类，包括常见的食物中毒、肠道传染病、人兽共患传染病、寄生虫病及化学性毒害物质所引起的疾病。食源性疾病可以由微生物、化学性和物理性危害所致。

食物感染通常是指因摄入感染性微生物（如细菌、立克次体、病毒或寄生虫）引起的疾病，而不是由细菌副产物（如毒素）引起的疾病。食物中毒性感染是指因食物中毒和食物感染共同引起的食源性疾病。在这类疾病中，寄主在摄入含大量致病菌的食物后，致病菌在内脏中不断繁殖，产生毒素，结果引起疾病症状。

据世界卫生组织（WHO）估计，5 岁以下儿童每年约发生 15 亿次腹泻性疾病，70%以上的腹泻是由食源性致病因素造成的。食源性疾患的发病率居各类疾病总发病率的前列，所有国家食源性疾病的发病率都呈上升趋势，是目前世界上最突出的卫生问题。

食源性疾病对人类的健康和生命构成了极大的威胁，严重地制约社会和经济的正常发展。食源性疾病所造成的卫生和经济负担也相当大，不仅包括直接的卫生负担，还包括因丧失工作日和劳动力导致的生产力方面的负担。在美国，每年因食源性疾病而造成的负担估计高达 750 亿美元。

（二）食物中毒

1.食物中毒的定义

食物中毒是指食用了被生物性、化学性有毒有害物质污染的食品，或者是食用了含有有毒有害物质的食品后出现的急性、亚急性食源性疾患。含有有毒有害物质并引起食物中毒的食品称为中毒食品。

目前，我国每年食物中毒报告的例数为 2 万~4 万人，但专家估计这个数字尚不到实际发生数的 1/10。一般来说，由微生物引起的疾病多于由化学毒素引起的疾病。细菌性食物中毒在夏、秋季发生较多，引起中毒的食物多为动物性食品，如肉、鱼、乳、蛋类及其制品。

2.食物中毒的特点

中毒病人在近期内均食用过某种共同的中毒食品，未食用者不中毒。停止食用中毒食物后，发病立即停止。多数表现为肠胃炎的症状，由细菌引起的食物中毒占绝大多数。食物中毒潜伏期短，发病急骤，病程亦较短。所有中毒病人的临床表现基本相似，常常出现恶心、呕吐、腹痛、腹泻等消化道症状。食物中毒病人对健康人不具有传染性。

3.中毒食品的分类及食物中毒类型

(1)细菌性中毒食品是指含有细菌或细菌毒素的食品。人们食入细菌性中毒食品所引起的食物中毒,称为细菌性食物中毒。

(2)真菌性中毒食品是指被真菌及其毒素污染的食品。人们食入真菌性中毒食品所引起的食物中毒,称为真菌性食物中毒。

(3)动物性食物中毒。动物性中毒食品主要有两种,将天然含有有毒成分的动物或动物的某一部分当作食品;在一定条件下,产生大量有毒成分的可食动物性食品(如鲐鱼等)。人们食入动物性中毒食品所引起的食物中毒,即为动物性食物中毒。

(4)植物性中毒食品。植物性中毒食品主要有三种,将天然含有有毒成分的植物或其加工制品当作食品(如桐油、大麻油等);在加工中未能破坏或除去有毒成分的植物当作食品(如木薯、苦杏仁等);在一定条件下,产生大量的有毒成分的可食植物性食品(如发芽马铃薯等)。人们食入植物性中毒食品引起的食物中毒,即为植物性食物中毒。

(5)化学性中毒食品。化学性中毒食品主要有四种,被有毒有害的化学物质污染的食品;被误为食品、食品添加剂、营养强化剂的有毒有害的化学物质;添加非食品级的或伪造的或禁止使用的食品添加剂、营养强化剂的食品,以及超量使用食品添加剂的食品;营养素发生变化的食品(如油脂酸败)。人们食入化学性中毒食品所引起的食物中毒,称为化学性食物中毒。

四、食品安全的主要问题

(一)微生物性危害

致病性微生物引起的食源性疾病是危害消费者健康的最主要因素。据统计,在所有食源性疾病中,66%是由细菌性致病菌引起的。食品中的微生物危害在很长一段时间内仍然是一个重要的公共卫生问题。

造成微生物危害引起食源性疾病发生率增加的原因众多。不同地区有不同的感染性疾病谱,如食物中微生物病原发生改变,未接触过这些病原的易感人群就会增加。食品流通范围扩大使得食品污染传播的更快、更远;新的食品生产方式给我们带来了新的食品,也可能给我们带来新的或罕见的病原。集约化的动物饲养方式,降低了生产成本,却出现新的人兽共患疾病并更容易传播和影响人类健康。饮食方式的改变,如嗜好生食、延长货架期、增加在外就餐机会等,均可增加微生物相关的食源性疾病。新的致病菌以及与以前食物关系不大的致病菌引起的食源性疾病已经开始出现。

（二）化学性危害

食品中除了本身存在的有毒物质（如土豆中的糖苷类生物碱），主要的化学污染物包括天然毒素（霉菌毒素和海产毒素），食品环境污染物（如铅、镉、汞、放射性核素和二噁英等）和食品加工中形成的有毒有害物质（如多环芳烃、杂环胺、N-亚硝基化合物和氯丙醇等），它们对人类健康构成潜在危害。食品添加剂与营养强化剂（如维生素与矿物质）、农药与兽药在使用时，首先应保证其安全性。

工业污染导致的环境恶化对食品安全构成了严重威胁，如水源污染导致食源性疾患的发生，海域的污染直接影响海产品的质量安全，二噁英污染也与环境有密切联系。农业种植、养殖业的源头污染对食品安全的威胁越来越严重，食物中农药、兽药残留问题十分突出，农药、兽药的滥用除可造成急性中毒外，其残留的慢性毒性还会对人体健康造成潜在的危害。

（三）新技术、新资源

食品新技术、新资源（如转基因食品、酶制剂和新的食品包装材料）应用给食品安全带来新的挑战。

食品工程新技术的应用对食品的安全有一个认识过程，如对辐照食品的安全性就经历过许多研究和讨论，被认为有广阔前景的"转基因食品"安全性正引起世界各国的关注。新技术可以增加农产品产量、延长货架期或使食品更加安全，然而想要公众理解、接受，必须按国际公认的原则开展严格的危险性评估，并提供潜在的危险性报告。

（四）食品污染物与食源性疾病的监测

获取食品污染物数据是控制食源性疾病危害的基础性工作，是制定国家食品安全政策、法规、标准的重要依据。建立和完善食品污染物监测网络，有效地收集有关食品污染信息，有利于开展适合我国国情的危险性评估，创建食品污染预警系统，并在保护国内消费者健康与利益的同时，提高我国在国际食品贸易中的地位。

建立食源性疾病的报告与检测系统是有效预防和控制食源性疾病的重要基础。应在全国建立起一个能够对食源性疾病爆发提前预警的系统，并采取针对性措施，提前消除由于食品中的有害因素所造成的危害，以更有效地预防和控制食源性疾病的暴发，提高我国食源性疾病的预警和控制能力。

（五）国家食品安全保障体系建设

目前，食品安全问题引起世界各国的高度关注，因为食品安全问题不仅涉及公众的健康，而且一些重大的食品安全事件甚至会涉及社会安定和国家安全。为此，各国政府均以立法形式来保障食品的安全性，我国的《食品安全法》是保障消费者健康和权益的根本法律。我国加入 WTO 后，更多地采纳了国际食品法典委员会制定的法规、标准，执行 SPS 和 TBT 中有关食品安全的内容，建立我国完善的食品安全保障体系。

我国目前在食品安全管理中仍存在不少缺陷,违法生产经营食品问题亟待解决。食品生产经营条件与不断提高的食品安全要求不相适应的问题日益突出,小企业的食品安全问题依然严重,食品生产经营企业法律意识亟待提高。有的企业卫生制度形同虚设,重产量、轻卫生;有的企业无视法律规定,滥用食品添加剂;有的企业明知故犯,出售过期、变质食品,更有甚者,利用有毒有害原料加工生产食品。对食品从业人员进行食品安全常识教育已成当务之急。

第二节　食品污染与食品安全

一、微生物污染

(一)细菌污染

天然食品内部一般没有或很少有细菌,食品中的细菌主要来自生产加工、贮运、销售、烹调等环节的外界污染。常见易污染食品的细菌有假单胞菌、微球菌和葡萄球菌、芽孢杆菌与芽孢梭菌、肠杆菌、弧菌与黄杆菌、嗜盐杆菌与嗜盐球菌、乳杆菌等。

污染食品的细菌有致病菌、条件致病菌和非致病菌三类。致病菌污染食品后能使人致病,如伤寒杆菌、痢疾杆菌等;条件致病菌在通常条件下并不致病,当条件改变时,特别是当人体抵抗力下降时,就有可能致病,这些细菌如变形杆菌、大肠杆菌等;非致病菌一般不引起疾病,但它们与食品的腐败变质有密切关系,而且又是评价食品卫生质量的重要的指标,这些细菌往往使食品出现特异的感官性状,如假单胞菌属、微球菌属等。另外有的细菌会产生毒素,如金黄色葡萄球菌可产生葡萄球菌毒素,这些毒素具有很强的毒性,能引起食源性疾病,严重者可致人死亡。

食品中的细菌污染是造成人类食源性疾病最常见的原因,在目前发生的食物中毒事件中,细菌性食物中毒人数最多,造成的危害也十分严重。

1.食品的细菌污染指标

(1)菌落总数(或称细菌总数、杂菌总数)。

菌落总数是指食品检样经过处理,在一定条件下培养后(如培养基成分、培养温度与时间、pH、需氧性质等),所得 1mL(或 1g)检样中所含菌落总数。在食品卫生标准中,许多食品规定了菌落总数的容许量。菌落总数主要作为判断食品被污染程度的标志,也可以预测食品的耐保藏性。食品中的细菌污染数量,虽然不一定代表食品对人体健康的危害程度,但它却反映食品的卫生质量。

（2）大肠菌群。

大肠菌群是评价食品卫生质量的重要指标。大肠菌群是指一群能发酵乳糖、产酸、产气、需氧和兼性厌氧的革兰氏阴性无芽孢杆菌。食品中的大肠菌群数是以100mL（或100g）检样内大肠菌群最可能数（MPN，又称近似数）表示的。

由于该菌来源于人畜的粪便，在食品中检出大肠菌群时，可推断食品中是否有污染肠道致病菌的可能，即大肠菌群也可以作为肠道致病菌污染食品的指示菌。

2.致病菌

致病菌和菌落总数、大肠菌群的卫生学意义有所不同，后两者是卫生指标菌，本身不致病，主要用于评价食品的卫生程度和安全性，在食品中允许存在，但不得超过国家标准规定的限量。致病菌是严重危害人体健康的一种指标菌，有时专指"肠道致病菌和致病性球菌"，国家卫生标准中明确规定各种食品中不得检出致病菌。

食源性细菌病原体是引起人类食源性疾病的重要原因，在食品公共卫生上有重要意义。常见的食源性细菌病原体主要有：

（1）空肠弯曲菌。该菌可通过污染禽肉、乳及未经氯处理的水而导致感染。

（2）耶尔森氏菌。该菌存在于生熟菜、乳、糕点、肉类、海产品等，可引起胃肠炎、腹痛、败血症等。

（3）沙门氏菌。该菌存在于多类食品，是最常见、熟知的一种食源性病原体，是食品中首先控制的最重要食源性病原体。

（4）志贺氏菌。包括4个不同种，在环境中的出现与粪便有关，属肠道感染病，其症状表现差异很大，有时为隐性感染或轻微腹泻，严重的可致腹部痉挛。

（5）大肠杆菌。该致病型有多种，常表现为腹泻、腹痛、肠出血等。大肠杆菌O157:H7是人们最为关注的血清型菌株。

（6）弧菌。常见的有副溶血性弧菌、霍乱弧菌、创伤弧菌等。人主要通过食用污染的水产品而感染发病。

（7）蜡样芽孢杆菌。该菌涉及肉、乳、鱼、蔬菜、汤、糕点等多种食品。

（8）李斯特氏菌。该菌涉及肉、禽、鱼、蔬菜、熟食品等。

（9）产气荚膜梭菌。该菌涉及肉、禽、肉汁等。

（10）肉毒梭菌。该菌涉及罐头、酸化食品、鱼等，是致死性最高的病原体之一。

（11）金黄色葡萄球菌。该菌通过产生高度热稳定性的葡萄球菌肠毒素而使人发病，该菌主要涉及禽、肉、乳制品等。

（12）布氏杆菌。该菌牛、羊、猪等动物最易感染，引起母畜传染性流产。人类接触带菌动物或食用病畜及其乳制品，均可被感染。

3.预防食品细菌污染的措施

（1）在食品生产、经营过程中实施卫生操作规程。在原料采购、生产、加工、贮存、运输、销售等各个环节要搞好卫生管理,采取针对性的卫生操作措施,食品原料要经过严格的选择,严禁使用腐败变质及病死禽畜肉等原料,严格执行各种食品卫生法规和标准,防止细菌对食品的污染,防止食品出现交叉污染与二次污染。

(2)控制细菌的生长繁殖。对影响细菌生长繁殖的主要环境因素如温度、时间、水分等采取相应的控制措施,要控制致病菌产生毒素的各种条件。如采用冷冻、冷藏法抑制食品中细菌的增殖,采用盐腌等提高食品渗透压的方法保藏,采用脱水保藏等方法以抑制细菌繁殖。

(3)采取有效杀灭病原菌的措施。对生产加工中的杀菌过程,其杀菌温度和时间必须严格按操作规程执行。食品在食用前要彻底加热以杀灭病原菌,这是防止细菌性食物中毒的重要措施,在烹调加工中必须做到烧熟煮透,熟食品存放时间较长时也应重新加热后再食用。

(4)保证食品从业人员的个人卫生。食品从业人员每年必须进行一次健康检查,取得健康合格证后方可上岗,对检查出的法定疾患及带菌者应及时调离接触直接入口食品的岗位。从业人员在进行食品加工操作时,应先进行洗手、消毒,并采取其他卫生防护措施。手、皮肤感染的从业人员不得接触直接入口食品,以防止污染食品。

(二)病毒危害

病毒是一种非细胞形态的微生物。与食源性疾病不同,病毒只是存在于被污染的食物中,不能繁殖,在数量上并不增长。对食源性病毒,人体细胞是其最易感染的宿主细胞,它能抵抗抗生素等抗菌药物,目前除免疫外可能尚没有对付病毒的更好办法。

常见污染食品和危害健康的病毒和亚病毒有:甲型肝炎病毒(HAV)、诺沃克病毒(SRSV)、脊髓灰质炎病毒、柯赛病毒、新变异型克雅氏病毒(vCJD),还有口蹄疫病毒、新城疫病毒等。"非典"(SARS)的病原就是 SARS 冠状病毒。至今没有证据表明人类免疫缺乏病毒(HIV)(获得性免疫缺乏症,AIDS)能通过食品传播。经常造成食源性疾病暴发事件发生的病毒有病毒性肝炎、病毒胃肠炎、脊髓灰质炎等。

1.肝炎病毒

肝炎病毒是导致食物传播性疾病的主要病毒,肝炎可分为甲、乙、丁、戊等类型。1992—1995 年全国病毒性肝炎血清流行病学调查显示,甲型肝炎病毒感染率为 80.9%,推算我国约有 9.7 亿人感染过甲型肝炎;乙型肝炎病毒感染率在57.6%,乙肝病毒携带率为 9.8%,全国约 1.2 亿人长期携带乙肝病毒。

2.朊病毒

可传播性海绵状脑病(TSE)是一类侵袭人类及多种动物中枢神经系统的退行

性脑病,潜伏期长,100%致死率。此类疾病患者的中枢神经组织具有对同种甚至异种个体明显的传染性。其感染因子目前认为是一种不含核酸、具有自我复制能力的感染性蛋白质粒子——朊病毒,所以它与病毒和类病毒不同。

目前已经在人类以及20余种动物中发现有自然发生或感染的可传播性海绵状脑病,动物可传播性海绵状脑病主要有羊瘙痒病、疯牛病,在骡和麋鹿、貂、猫等动物中也发现了可传播性海绵状脑病。大量的研究资料显示,疯牛病的爆发与人类可传播性海绵状脑病即新型克雅氏病(vCJD)的出现密切相关。

(三)真菌和真菌毒素的污染

真菌是微生物中的高级生物,其形态和构造也比细菌要复杂。单细胞真菌如酵母菌和部分霉菌,多细胞真菌如大多数霉菌和食用菌。霉菌广泛存在于自然界,大多数对人体无害,但有的霉菌却是有害的,某些霉菌及霉菌毒素的污染非常普遍。

1.霉菌的危害

霉菌是菌丝体比较发达的小型真菌的俗称。霉菌污染食品或在农作物上生长繁殖,使食物变质或农作物发生病虫害,从而造成巨大的经济损失,全世界每年至少有约2%的粮食因霉变而不能食用。有些霉菌产生的有毒代谢产物——真菌毒素,对人和动物具有毒性作用或其他有害生物学效应。

真菌毒素对食品的污染不具有传染性,但却有季节性和地理分布特点,霉菌及其产生的毒素对食品的污染以南方多雨地区多见。食品被真菌毒素污染后,即使产毒的霉菌死亡,真菌毒素仍保留在食品中。很多真菌毒素相当稳定,普通的烹饪方法不能将其破坏。由于真菌毒素种类、剂量的不同,对人体造成危害的表现亦不同,可以是急性中毒、慢性中毒、致畸、致癌、致突变,也可表现为肝脏毒、肾脏毒、神经毒、细胞毒及类雌性激素样作用等。

按真菌毒素的重要性及危害排列,最重要的是黄曲霉毒素,其他依次为棕曲霉毒素、单端孢霉烯族化合物、玉米赤霉烯酮、杂色曲霉素、展青霉毒素、圆弧偶氮酸等,伏马菌素是新近发现的真菌毒素。被真菌毒素污染最严重的农产品是玉米、花生、大米和小麦。

2.黄曲霉毒素

(1)对食品的污染。

黄曲霉毒素(AF)是由黄曲霉或寄生曲霉等少数几个菌株产生的次生代谢产物,该毒素是毒性和致癌性最强的天然污染物。AF是结构类似的一组化合物,均为二呋喃香豆素的衍生物,已经发现AF有20多种。主要有B1、B2、G1、G2、M1、M2和P1,其中AFB1是食品中最常见的,也是毒性和致癌性最强的,故食品卫生标准中多以它作为黄曲霉毒素污染指标。

黄曲霉毒素主要污染粮油及其制品,各种植物性与动物性食品也被广泛污染,如花生、花生油和玉米污染最严重,大米、小麦、豆类污染较轻。南方的谷物受黄曲霉毒素的污染比北方严重。任何食品只要能支持适当的霉菌生长,它们就能产生该毒素。因此,任何食品只要霉变,就必须考虑可能被黄曲霉毒素所污染。

（2）对人体健康的危害。

黄曲霉毒素 B1 是一种剧毒物质,其毒性比氰化钾高 10 倍以上,是目前已知最强的致癌物,它可损害动物的肝脏,引起原发性肝癌。人体摄入大量的黄曲霉毒素可引发急性中毒,当持续地微量摄入时,也可造成慢性中毒。大多数流行病学研究发现,食用被黄曲霉毒素 B1 污染的食品同肝癌发病的增加有相关性。乙型肝炎病毒的感染,使其致癌能力增加了 30 倍。

1974 年印度曾爆发因食用严重污染黄曲霉毒素的玉米而引起的中毒性肝炎,有 397 人中毒,106 人死亡。我国台湾也曾发生霉大米引起的急性中毒事件,25 人中毒,3 人死亡。

3.其他真菌毒素

（1）赭曲霉毒素 A。

赭曲霉毒素 A（OTA）是曲霉属和青霉属的一些菌种产生的二次代谢产物。赭曲霉毒素 A 是一种肾脏毒,并有致畸、致癌及免疫毒性的真菌毒素。赭曲霉毒素 A 在食品用和饲料用的谷物、猪组织及猪血中的残留水平对健康的影响受到普遍的关注。

（2）杂色曲霉素。

杂色曲霉素（ST）主要是杂色曲霉和构巢曲霉的最终代谢产物,同时又是黄曲霉和寄生曲霉合成黄曲霉过程后期的中间产物。我国谷物中 ST 的自然污染最重的是小麦,其次为玉米。大米较轻,花生、大豆等粮食作物、食品和饲料均有污染。人畜进食被 ST 污染的谷物可引起食欲减退、拒食、进行性消瘦、精神抑郁、虚弱、死亡等症状,并有致畸、致突变和致癌作用。

（3）展青霉素。

展青霉素由青霉属和曲霉属的若干菌种产生,它主要存在于霉烂苹果和苹果汁中,也存在于许多水果、植物和其他食物中。展青霉素是一种遗传毒性物质,具有胚胎毒性和致糖尿病性。

（4）伏马菌素。

伏马菌素（FB）是一组由串珠镰孢、轮状镰孢、多育镰孢和其他一些镰孢菌种产生的真菌毒素,目前至少已鉴定出 15 种不同的伏马菌素的类似物,FB1 和 FB2 是自然界中最普遍且毒性最强的。串珠镰孢是玉米的致病菌,是全世界玉米中最优势的真菌之一,伏马菌素主要污染玉米,偶尔在高粱、大米和豌豆中检出,我国食管癌和肝癌高发区的玉米伏马菌素污染均严重。伏马菌素是可能的人类致癌物。

(5)玉米赤霉烯酮。

玉米赤霉烯酮(ZEA)是由镰孢属的若干菌种产生的有毒代谢产物,是温带地区重要的真菌毒素。ZEA 主要污染玉米、大麦、小麦、高粱、小米和大米,在面粉、麦芽、啤酒以及大豆及其制品中可以检出,以玉米最普遍。玉米赤霉烯酮是非固醇类、具有雌性激素性质的真菌毒素,它与家畜(特别是猪)的真菌毒素中毒症有关。

(6)单端孢霉烯族化合物(TCTCSs)。这是镰孢属的菌种产生的一组生物活性和化学结构相似的有毒代谢产物。天然污染谷物的单端孢霉烯族化合物主要有脱氧雪腐镰刀菌烯醇(DON,也称呕吐毒素)、T-2 毒素、二乙酸蔗草镰刀菌烯醇(DAS)、血腐镰刀菌烯醇(NIV)等。单端孢霉烯族化合物引起的人畜中毒,均与摄食赤霉病麦、赤霉病玉米或霉变谷物有关,谷物赤霉病的流行除造成严重减产和品质降低外,谷物中存留的呕吐毒素等可引起人畜中毒。单端孢霉烯族化合物的主要毒性作用为细胞毒性、免疫抑制和致畸作用,可能具有弱致癌性。

4.降低谷物食品中真菌毒素污染的措施

消费者摄入的大部分真菌毒素来源于谷物,目前还没有十分可靠的方法完全去除收获前农产品中的真菌毒素。因此需要一个包括收获前、收获后和贮存期的综合措施来预防和控制真菌毒素。

收获前预防真菌毒素产生的主要措施包括实施良好的农业操作规范(GAP),培育抗真菌的作物品种。生物控制方面,为减少花生和玉米中黄曲霉素 B1 的产生,已成功地在田间引进黄曲霉的非产毒菌株。收获后的主要措施包括农作物的干燥,保持其水分活度(Aw)在 0.7 以下。此外,还必须将谷物清洗,去除杂草等污物。

贮存过程采用的各种控制措施,如通气、冷藏、密封贮存以及改变空气条件等物理方法,包括使用抗真菌剂等,均可有效地减少贮存的谷物中昆虫和真菌污染,从而控制真菌毒素的产生。γ 射线可有效地控制昆虫,但不能控制真菌,因控制真菌的剂量比允许使用于谷物的剂量大得多。用生物控制剂,如细菌和酵母已获一些成功。应用综合措施,结合低剂量多种控制剂的使用,可以控制真菌的生长,从而降低真菌毒素的污染。

食品被真菌及真菌毒素污染后,应设法去毒或不食用霉变食品。食物去毒可采用挑选霉粒、加水搓洗、吸附剂吸附、碾轧加工等物理方法。凡表面长有黄绿色霉菌或破损、皱缩、变色、变质的玉米和花生颗粒,都有可能被黄曲霉毒素污染,应仔细挑拣剔除;被污染的大米用清水反复搓洗几遍,也可除去大部分的毒素。花生油、玉米油中黄曲霉毒素可以通过加碱精炼或利用活性白陶土/活性炭等吸附剂去毒。

二、化学污染

（一）农药残留

农药是在食品、农产品或饲料的生产、贮存、运输、分配及加工过程中,用于防治、破坏、引诱、排拒、控制昆虫、病菌以及有毒的动植物,或控制动物外寄生虫的所有物质的统称。肥料、动植物营养液、食品添加剂及动物用药品不属于农药。农药残留是指任何由于使用农药后而残留于食品、农产品和动物饲料中的微量农药原体、农药转化物、代谢物、反应产物及其杂质的总称。由于农药性质、使用方法及使用时间不同,各种农药在食品中残留程度也有所差别。当食物中的农药超过最大残留限量(MRL)时,将会对人畜直接产生危害或通过食物链对生态系统中的生物造成毒害。

目前全世界实际生产和使用的农药品种达五六百种,大量使用的有 100 多种,其中主要是化学农药。化学农药根据防治对象不同有杀虫剂、杀菌剂、除草剂、除真菌剂、粮食防虫剂和灭鼠药等,根据化学组成不同可分为有机氯类如滴滴涕(DDT)、六六六、艾氏剂、毒杀芬、氯丹、七氯等,有机磷类如氧化乐果、美曲膦酯、敌敌畏、甲胺磷、乙酰甲胺磷、久效磷、对硫磷、马拉硫磷、甲基内吸磷、甲拌磷、甲基对硫磷等,有机汞类如西力生、赛力散等,氨基甲酸酯类如速灭威、甲萘威等,以及除虫菊酯类、沙蚕毒素类等。

1.食品农药残留的危害

DDT 和六六六在 20 世纪中叶曾被广泛用作灭虫剂,由于其具有高度的稳定性,很容易在人体内蓄积产生慢性毒性,动物试验表明还有致畸、致癌作用。在土壤中 DDT 的平均残留在 10 年以上,水体中有机汞农药的清除需 10~100 年。因此这类对人体危害极大的农药,尽管目前已停止使用,但它们还能在食品中被检出。DDT 作为有机污染物仍是全球监测的目标,CAC 和各国均颁布了食品中 DDT 再残留限量标准。

残留农药的危害与种类及残留量有关,并不是所有含农药残留的食品都引起中毒,当食品污染较轻、农药残留量低、食用量较小时,往往只有头痛、头昏、无力、恶心、精神差等一般性表现,而无明显的中毒症状;但当农药残留污染较重,进入人体的农药量较多时就可出现明显的不适,如乏力、呕吐、腹泻、肌颤、心慌等表现;严重者可出现全身抽搐、昏迷、心力衰竭等表现。高毒农药只要接触极少量就会引起中毒或死亡;中低毒农药毒性虽较低,但接触多时中毒后抢救不及时,也可导致患者死亡。

引起农药残留中毒的常见农药有甲胺磷、甲拌磷、对硫磷、氧化乐果、敌敌畏、乐果、乙酰甲胺磷、毒死蜱、水胺硫磷等品种。由于大量使用化学农药,我国农药中毒在食物中毒中所占的比例也较大。

2.降低食品中农药残留的措施

(1)加强监督管理。

为加强对农药生产、经营和使用的监督管理,保护农林业生产和生态环境,维护人畜安全,国务院颁布并实施了《农药管理条例》,国家对农药实行注册登记制度,要求严格按照《农药安全使用标准》(GB4285—1989)使用农药。

使用农药应当遵守国家有关农药安全、合理使用的规定,按照规定的用药量、用药次数、用药方法和安全间隔期施药,防止污染农副产品。应合理选用安全、高效、经济的农药,剧毒、高毒类农药不得用于防治虫害,不得用于蔬菜、瓜果、茶叶和中草药材。要采用综合措施防治病虫害,减少农药使用量。要加强对农户的教育培训和指导,防止由于工作过失而导致农药污染食品。

为保护人类健康,控制环境污染,国家明令禁止使用的农药有:六六六、滴滴涕、毒杀芬、二溴氯丙烷、杀虫脒、二溴乙烷、除草醚、艾氏剂和狄氏剂、汞制剂、砷、铅类、敌枯双、氟乙酰胺、甘氟、氟乙酸钠和毒鼠强。

在蔬菜、果树、茶叶、中草药材上不得使用和限制使用甲胺磷、甲基对硫磷、对硫磷、久效磷、磷胺、甲拌磷、甲基异硫磷、灭线磷、苯线磷、治螟磷、内吸磷、特丁硫磷、甲基硫环磷、硫环磷、蝇毒磷、地虫硫磷、氯唑磷、克百威、涕灭威等19种高毒农药;不得用于茶树上的有三氯杀螨醇和氰戊菊酯等农药。

(2)加强食品中农药残留量监控。

国际上日趋严格的农药残留限量标准,已成为我国食品和农产品出口贸易的"绿色壁垒",我们必须进一步加强对食品中农药最大残留量标准的制定工作,建立动植物食品农药多组分残留测定方法。

(3)改进加工、烹调方法。

若为食物表面残留的农药,经简单的洗涤操作就可除去,热洗和烫漂处理比冷洗更有效,加入洗涤剂后效果更佳。食物去壳剥皮后可除去部分农药残留物,梨和苹果削皮后,滴滴涕可全部除去,六六六有部分尚存在于果肉中。烹调过程的煎、炒、蒸、煮、炸、腌等方法,可能使残留农药有不同程度削减,但对稳定农药,一般烹调过程影响不大。有机磷农药在碱性环境下易于分解去除。

(二)兽药残留

为了防治动物疾病、促进动物生长、改善饲料转化率和提高畜禽繁殖率,人们大量使用或投入抗微生物制剂(包括抗生素和化学治疗药物)、驱寄生虫剂和激素类以及生长促进剂等,这些物质都有可能造成动物源性食品中的兽药残留。兽药残留就是指对食品动物(指各种人工养殖供人食用的动物)用药后,动物产品的任何可食部分中所含原型药物或其代谢物,包括与兽药有关的杂质的残留。兽(渔)

药残留现已成为影响食品安全的重要问题之一。

1.兽药残留的类型和污染原因

畜牧和养殖业中大量使用的兽药,一般通过口服、注射或局部用药等方法用来预防和治疗畜禽疾病;或在饲料中添加一些药物(如驱寄生虫剂),不仅可治疗动物的某些疾病,还可促进畜禽生长;在食品保鲜过程中有时也会加入某些抗生素来抑制微生物的生长、繁殖,这些情况均可造成食品的兽药残留污染。有时,食品加工等环节的操作人员为了自身预防和控制疾病而使用的某些外用药物也可能无意地造成食品污染。

残留的兽药主要有抗生素类、磺胺药类、呋喃药类、抗球虫药、激素药类和驱虫药类。造成兽药残留污染的主要原因有:

(1)用药不当或不遵守休药期有关规定,则药物就在动物体内发生超过标准的残留而污染动物源食品。休药期是指屠宰畜禽及其产品允许上市前或允许食用时的停药时间。国家有关部门对畜禽用药有明确规定,如牲畜屠宰前10天不得用药;牛患有乳房炎而用抗生素治疗时,5天内的乳汁不得提供食用。一般按规定休药期给药的动物性食品是安全的。

(2)滥用兽药。使用兽药时,在用药剂量、给药途径、用药部位和用药动物种类等方面不符合用药规定,因此造成药物残留体内,并使存留时间延长,从而需要增加休药天数。饲料中添加抗生素会造成肉和蛋中抗生素的残留,即使在动物宰杀前已经停止用药,但由于长时间的用药仍然可以通过饲料使药物残留在食用动物体内,从而使动物源性食品受到污染。

(3)使用未经批准的药物或禁用药物作为饲料添加剂来喂养可食性动物,造成食用动物的兽药污染。由于经济利益的驱使,有些养殖户和饲料生产企业使用违禁兽药的现象仍屡禁不止,我国严禁在食用动物的饲养过程中使用促生长激素和瘦肉精(盐酸克伦特罗)。

(4)按错误的用药方法用药或未做用药记录。

(5)屠宰前使用兽药,用来掩饰临床症状以逃避动物检验检疫,造成兽药残留。

2.兽药残留对人体的危害

(1)毒性作用。人们长期摄入含兽药残留的动物性食品后,药物在体内不断蓄积,当浓度达到一定量后,就会产生毒性作用,如磺胺类药物可引起肾损害,氯霉素能够导致再生障碍性贫血,链霉素可以引起药物性耳聋,己烯雌酚有致癌性等。

(2)过敏和变态反应。经常食用一些低剂量抗菌药物残留的食品,能使易感染的个体出现过敏反应,严重者可引起休克,短时间内出现血压下降、皮疹、喉头水肿、呼吸困难等严重症状。如青霉素类药物引起的变态反应,轻者表现为接触性皮炎和皮肤反应,严重者表现为致死性休克;四环素可引起过敏和荨麻疹;磺胺类药物的过敏反应表现在皮炎、白细胞减少、溶血性贫血和药热。

（3）细菌耐药性。细菌耐药性是指细菌菌株对通常能抑制其生长繁殖的某种浓度的抗菌药物产生了耐药性。经常食用低剂量药物残留的食品可使细菌产生耐药性，动物体内的耐药菌株可通过动物性食物传播给人体，当人体发生疾病时，就给临床上感染性疾病的治疗带来一定困难，耐药菌株的感染往往会延误正常治疗过程。

（4）菌群失调。人体肠道内的菌群不仅能与人体相适应，相互之间也存在着平衡关系，如某些菌群能抑制其他菌群的过度繁殖，某些菌群能合成人体需要的 B 族维生素和维生素 K。过多地使用兽药会使这种平衡发生紊乱，造成一些非致病菌死亡，使菌群平衡失调，从而导致长期的腹泻或引起维生素缺乏症，造成对人体的危害。

（5）致畸、致癌、致突变作用。苯丙咪唑药物是临床上常用的广谱抗蠕虫病用药，可持久地残留于肝内并对动物具有潜在的致畸和致突变作用。残留于食品中的克球酚、雌激素具有致癌作用。

（6）激素作用。一般摄入人体内的动物内源性激素，由于其口服活性低，因而不可能有效地干扰人体的激素机能，但也不可忽视滥用激素类药物可导致儿童性早熟或性发育异常的现象。

3.控制兽药残留的措施

（1）严格执行《兽药管理条例》，使用兽药时应当遵守有关部门制定的兽药安全使用规定，并建立用药记录。凡含有药物的饲料添加剂，均按兽药进行管理，饲料药物添加剂必须按照农业部发布的饲料药物添加剂允许使用标准的规定进行生产、经营和使用。禁止使用的药品和其他化合物目录由国务院兽医行政管理部门制定公布。禁止使用假、劣兽药。

（2）经批准可以在饲料中添加的兽药，应当由兽药生产企业制成药物饲料添加剂后方可添加。禁止将原料药直接添加到饲料及动物饮用水中或者直接饲喂动物。禁止在饲料和动物饮用水中添加激素类药品和国务院兽医行政管理部门规定的其他禁用药品。禁止将人用药品用于动物。

禁止在饲料和动物饮用水中使用的药物品种包括：①肾上腺素受体激动剂，如盐酸克伦特罗（瘦肉精）、沙丁胺醇、硫酸丁胺醇、莱克多巴胺、盐酸多巴胺、西马特罗、硫酸特布他林；②性激素和促性腺激素，如己烯雌酚、雌二醇、戊酸雌二醇、苯甲酸雌二醇、氯烯雌醚、炔诺醇、炔诺醚、醋酸氯地黄体酮、左炔诺孕酮、炔诺酮、绒毛膜促性腺激素、促卵泡生长激素；③同化激素，如碘化酪蛋白、苯丙酸诺龙；④精神药品，如氯丙嗪、盐酸异丙嗪、安定、苯巴比妥、苯巴比妥钠、巴比妥、异戊巴比妥、异戊巴比妥钠、利血平、艾司唑仑、甲丙胺酯、咪达唑仑、硝西泮、奥沙西泮、匹莫林、三唑仑、唑比旦和其他国家管制的精神药品;⑤抗生素滤渣(抗生素工业废料)。

(3)有休药期规定的兽药用于食用动物时,饲养者应当向购买者或者屠宰者提供准确、真实的用药记录;购买者或者屠宰者应当确保动物及其产品在用药期、休药期内不被用于食品消费。对于没有规定休药期的药物,需要有 28 天以上的间隔期。

(4)制定动物性食品兽药最高残留限量(MRL),加强兽药残留监控工作。

(5)采用合适的烹调食用方式。通过烹调加热、冷藏等加工方法可减少食品中的兽药残留。

(三)有害重金属

重金属及一些有毒元素对人体的危害是不容忽视的问题,其中以镉、铅、汞、砷等元素对食品安全的影响最为重要。这些有毒元素进入食品的途径除高本底值的自然环境因素外,主要是人为造成的环境污染,如工业"三废"排放、农业化学品的使用、人类生活污水排放等。食品加工过程也是造成食品有毒金属污染的另一途径。

有害金属在人体内不仅以原有形式存在,还可形成高毒性的化合物。多数金属在体内有蓄积性,半衰期较长,能产生急性和慢性毒性反应,还有可能产生致畸、致癌、致突变作用。

1.食品中的镉污染

镉污染主要来源于冶炼、电镀、蓄电池、油漆、颜料、陶瓷等工业的"三废"。人体的镉主要通过食物和香烟摄入,并蓄积在肾、肝、心等处。不同食物被镉污染的程度差异较大,海产品、动物内脏特别是肾、肝中镉含量高;植物性食品中镉污染相对较小,其中谷物和洋葱、豆类、萝卜等蔬菜污染较重,在烟叶中镉含量最高;含镉容器的迁移也是镉的来源之一。镉污染地区的食品中镉含量会明显增加。镉在一般环境中含量较低,但可以通过食物链的富集,使食品中的镉含量达到相当高。

长期摄入含镉量较高的食品,可引起慢性中毒,症状为肺气肿、肾功能损害、支气管炎、高血压、贫血、牙齿颈部黄斑。日本 1955 年发生的公害病"痛痛病"就是因为环境污染致使大米中的镉含量明显增加,对人体造成以骨骼系统病变为主的一种慢性疾病。其潜伏期为 2~8 年,患者多为中、老年妇女,症状以疼痛为主,初期腰背疼痛,以后逐渐扩及全身,患者骨质疏松,极易骨折。镉还可引起急性中毒症,动物试验表明镉有致癌、致畸作用。

2.食品中的铅污染

铅是日常生活和工业生产中使用量最广泛的有毒金属,铅在环境中分布很广,存在于土壤、水、空气和许多工业产品中。铅可以通过冶炼、印刷、塑料、涂料、橡胶等工业"三废"污染农作物,也可以通过含铅的陶瓷釉彩、生产设备、容器、管道等污染食品。其中废蓄电池和含铅汽油是造成环境铅污染的重要途径,农药、化妆品等也是铅污染的来源。通过全球膳食结构分析,人体每日摄入铅的量主要来自饮水和饮料中,而我国人民膳食中的铅主要来自谷物和蔬菜。

人体从各种途径吸收的铅,通过血液转运主要蓄积在骨骼中。铅在人体内的吸收率最高可达50%。

铅对人体的毒性主要表现为神经系统、骨髓造血系统、肾脏及生殖系统等发生病变。症状为食欲不振、口有金属味、失眠、头昏、头痛、肌肉关节酸痛、腹痛、腹泻或便秘、贫血、不育、不孕等。铅对人体的毒性是不可逆的。

事实上,铅对儿童的危害更大,主要损伤儿童脑组织。由于婴儿血脑屏障不完善,铅可进入大脑损害智力,造成儿童智力发育迟缓、癫痫、脑性瘫痪和视神经萎缩等永久性后遗症。血铅水平在$100\mu g/L$以上时,就可影响儿童的智力发育。膳食中补充蛋白质、钙、铁、锌、硒和维生素C可以降低铅的毒性。

3. 食品中的汞污染

汞在自然界中有金属单质汞(水银)、无机汞和有机汞等几种形式。汞可用于电气仪表、化工、制药、造纸、油漆颜料等工业,由于废电池液的排放,约有50%的汞进入环境,成为一个较大的污染源。

汞是一种蓄积性很强的毒物。微量的汞对人体一般不引起危害,基本上是摄入量与排泄量平衡。无机汞因其吸收率较低故毒性较小,而有机汞则毒性较大,其中甲基汞为甚。水体中的汞可被水生生物转化为甲基汞,并通过食物链的生物富集作用逐级提高生物体中的汞含量。因此,鱼类中的甲基汞含量比其他食物高得多,是食物汞的主要来源。对大多数人来讲,由食物引起汞中毒的危险性较小,如长期食用被汞污染的食品,可引起慢性汞中毒等一系列不可逆神经系统中毒症状,汞也能在肝、肾等脏器蓄积并通过血脑屏障在脑组织内蓄积。据调查,每天吃的粮食中含汞量为$0.2\sim0.3mg/kg$,约半年左右即可发生中毒。1954年末,日本熊本县水俣湾附近居民因食用被汞污染的水产品发生了"水俣病"事件。1964年、1973年日本已发生两次水俣病,这三次水俣病患者死亡近50人,20 000多人受到不同程度的危害。

甲基汞主要侵犯神经系统,特别是中枢神经,损害最严重的是小脑和大脑,甲基汞在体内易与巯基结合,干扰蛋白质和酶的生化功能。中毒可有急性、亚急性、慢性和潜在性中毒四个类型。甲基汞中毒的主要临床症状表现最初为肢体末端和口唇周围麻木并有刺痛感,出现手部动作、知觉、视力等障碍,伴有语言、步态失调,甚至发生全身瘫痪、精神紊乱。本病约经过6个月达到高峰而死亡,或者留下后遗症。

4. 食品中的砷污染

砷是一种非金属元素,砷化合物包括无机砷和有机砷。砷的化合物均有毒性,三氧化二砷(砒霜)为剧毒,无机砷的毒性大于有机砷。天然食品中砷的含量甚微,但水生生物特别对砷有很强的富集能力,可浓缩高达3300倍。食品中砷污染的主要来源是农业上使用的含砷化合物,特别是含砷农药的使用造成农产品含砷量大大增高;在食品加工时使用某些含砷量高的化学添加剂,也会造成严重的食物中毒。如日本的"森永乳粉砷中毒"事件是森永食品公司在乳粉制作过程中,误用了混有微量砷的磷酸盐,结果造成万余名婴儿中毒,其中130名儿童死亡。

体内的三价砷与蛋白质-SH基结合会形成稳定的配合物,从而使细胞呼吸代谢发生障碍,并对多种酶有抑制作用。砷在人体中主要蓄积在毛发、指甲,其次是皮肤中,肺、肾、脾等组织中也均有分布。砷在体内排泄缓慢,可造成蓄积性中毒。砷的急性中毒主要表现为恶心、呕吐、腹痛、腹泻等胃肠炎症状,慢性中毒表现为食欲下降、体重减轻、胃肠障碍、皮肤变黑、角膜硬化、多发性神经炎等症状。大量流行病学调查显示,砷及砷化合物对人有致癌作用,如皮肤癌和肺癌。砷中毒被称为世界第四大公害病。

5.减少食品中重金属污染的措施

(1)积极治理工业"三废",减少环境污染。禁止使用含有重金属的农药、化肥等,如含汞、砷的制剂;严格管理使用农用化学物质。

(2)食品生产经营过程中的机械设备、容器、工具及包装材料等必须符合卫生要求,不得滥用食品添加剂,严禁使用非食品用的化学物质作添加剂。

(3)加强食品安全卫生监督管理,修订完善食品卫生标准,使之与世界接轨,加强对有害金属的监测工作。

三、放射性污染

(一)放射性污染物的来源

天然放射性物质在自然界中分布很广,存在于岩石、土壤、水体、大气及动植物的组织中。在正常情况下,食品中存在的天然放射性物质的核素含量很低,一般不会造成食品安全性问题。引起人们关注的是食品可以吸附或吸收外来(人为)的放射性核素而造成的放射性污染。

放射性污染主要来源于人工放射性物质,如进行核试验的降沉物污染;核电站和核工业废物的排放,污染的主要是水体;意外核泄漏事故造成的污染;此外,放射性核素在工农业、医学和科研等领域的应用,也会向外界环境排放一定量的放射性物质,甚至发生放射性核素的丢失等。

(二)食品中重要的天然放射性核素

放射性物质污染主要是通过水及土壤污染农作物、水产品、饲料等,经过生物圈进入食品,并且可通过食物链转移。特别是水生生物对放射性核素有很强的富集作用,使得食品中放射核素含量可能显著地超过周围环境中存在的该核素水平。对人体卫生学意义较大的天然放射性核素主要为钾-40、镭-226。另外,钋-210、碘-131、锶-90、锶-89、铯-137 等也是污染食品的重要放射性核素。

钾-40 在自然界分布较多,是通过食品进入人体最多的天然放射性核素,主要贮存于软组织中,骨含量只有软组织 1/4。镭-226 在动植物组织中含量略有差别,谷物和蔬菜比动物性食品含量略偏高,有 80%~85%沉积于骨中。

(三)放射性污染的危害

当食品放射性物质高于自然界放射本底时,可以认为食品有放射性污染。食品放射性污染对人体的危害是小剂量、长期内照射作用。其主要危害是可诱发恶性肿瘤、白血病、致突变,缩短人的寿命等。放射性物质主要经消化道进入人体,其中食物占 94%~95%,饮用水占 4%~5%,而通过呼吸道和皮肤进入的较少。但当发生核工业泄漏事故和进行地面核试验时,放射性物质经消化道、呼吸道和皮肤这三种途径均可进入人体而造成危害。

(四)控制食品放射性污染的措施

预防食品放射性污染及其对人体危害的主要措施是加强对污染源的卫生防护和经常性地进行卫生监督。放射源的管理和放射性废弃物的处理与净化是预防环境和食品放射性污染的根本措施。要定期进行食品卫生监测,严格执行国家卫生标准,使食品中放射性物质的含量控制在允许浓度范围以内。

四、寄生虫与害虫的污染

(一)寄生虫对食品的污染

自然界中一种生物(称寄生物或寄生体)生活在另一种生物(称寄主或宿主)的体表或体内而使后者受到危害的关系称为寄生,寄生物从寄主中获得营养,生长繁殖并使寄主受到损害,甚至死亡。寄生物和寄主可以是动物、植物或微生物。寄生虫就是寄生在人体或动物体内的有害生物,可诱发人畜共患病和其他食源性疾病。所以,寄生虫是食品卫生检验的重要项目。

与食品安全关系密切的寄生虫以蠕虫类为常见,如吸虫、绦虫、线虫等。其中猪带绦虫(包括囊尾蚴)、旋毛虫、肝片形吸虫、弓形体原虫等常寄生于畜肉中,鱼贝类中常见的寄生虫有华支睾吸虫(肝吸虫病)、阔节裂头绦虫、猫后睾吸虫、横川后殖吸虫、异形吸虫、卫氏并殖吸虫、有棘颚口线虫、无饰线虫等,而姜片虫则常寄生于菱、茭白、荸荠等水生植物的表面,蔬菜瓜果则可引起蛔虫病的传播,生食鱼片(生鱼片)则易得肝吸虫病。

(二)防止寄生虫污染的措施

(1)在人畜共患寄生虫病的发病地区,要积极做好家畜饲养卫生工作。禁止用人粪喂猪。采用泔脚养猪的地区,要煮熟后喂食。提倡圈养,要加强防鼠、灭鼠措施。

(2)防止线虫对水产品危害的措施是:通过选择特定的渔场、特定的种类或特定的年龄组来避免捕获已污染线虫的鱼;挑选并去除已感染线虫的鱼或从鱼体中去除线虫,例如按照一个对光检查的项目表剔除;应用不同的加工技术杀死鲜鱼中的线虫。

(3)大力开展卫生宣传教育,改变不卫生的生活习惯,注重个人卫生,饭前便后要洗手。不吃生的或半生不熟的食品,不吃腌制不透的鱼、虾、醉蟹、咸蟹等水产品,不吃不洁的生菜和瓜果,提倡不吃生的菱角、荸荠等水生植物。

(4)饲养家畜及其他动物时,不喂饲食生鱼或生的动物内脏等,淡水鱼养殖要禁止用人粪作饲料。

(三)昆虫、螨类和有害动物的污染

食品生产企业及仓储、经营场所中的苍蝇、蟑螂及甲虫等昆虫和老鼠等动物是造成食品污染、传播疾病、引起食物中毒的主要媒介,对食品安全卫生是一种严重的危害,应采取严密的防范和杀灭措施。

苍蝇喜欢在粪便和其他污物上爬来爬去,由于它身上长满细毛,是各种病原体如病毒、细菌、霉菌、寄生虫的主要传播媒介,可传染多种食源性疾病。因此,要求在食品加工、贮藏和销售的场所应有健全的防蝇设备和保持良好的环境卫生。

蟑螂是食品工厂和食品服务设施内最为普遍的一类害虫,也是重要的家庭害虫,它以厨房为主要栖息场所,不仅污染食品留有臭味,更重要的是传播各种病原菌,危害人体健康。此外,蟑螂还带有某些过敏性的物质,使人接触后会发生哮喘和过敏性鼻炎。蟑螂是一种四季都有的害虫,必须实施持续不断的卫生操作,使用化学药剂防治和保持环境卫生都是必要的防治措施。

各种滋生的害虫如甲虫、蛾类、蛆会污染并损害食品,使食物感官性状恶化,营养价值降低,甚至完全失去食用价值,而且有些寄生昆虫的粪便中含有毒物质,对肝脏具有毒性。昆虫对小麦的侵害可使其在胚芽及糊粉层中的维生素 B_1 显著减少;当米象侵害高粱后,维生素 B_1 损失率高达 31.5%。虫害能加快营养素物理化学性质劣化的速度,可使食物贮藏温度上升,甚至超过 45℃。

贮粮螨类对粮食和食品的污染,不仅造成经济损失,而且也是影响食品品质和食品卫生的大问题。当人食用被螨类污染的白糖或其他食品后,螨虫侵入人体肠道,可损害肠黏膜而形成溃疡,引起腹痛、腹泻、肛门灼烧等症状,即为肠螨病。螨虫侵入肺部可引起肺螨病,侵入泌尿系统可引起尿路感染等。

老鼠能传播鼠疫、流行性出血热、钩端螺旋体病、地方性斑疹伤寒等疾病,严重危害人类的健康。据世界卫生组织的材料估计,有史以来因老鼠传播疾病而死亡

的人数,大大超过历来直接死于各次战争人数的总和。现代尽管未爆发流行大规模的鼠疫,但在世界范围内鼠疫仍未灭绝。对此,食品企业和餐饮业必须做好防鼠、灭鼠工作。

五、水产品中的生物毒素

现已知 1000 多种海洋生物是有毒或能分泌毒液的,全世界每年由有毒鱼、贝类引起的食物中毒事件超过 2 万起,死亡率为 1%。我国有毒鱼贝类约 170 多种,最典型的是河豚引起的食物中毒,其他毒素主要是因为鱼贝类食用了有毒的海藻后导致鱼贝类感染,有鱼肉毒、麻痹性贝毒、腹泻性贝毒、神经性贝毒、遗忘性贝毒。引起食物中毒的鱼类毒素、贝类毒素大多来自有毒浮游生物,与赤潮的发生有密切关系。

(一)河豚毒素

河豚毒素(TTX)主要存在于河豚中,也在部分鲀科鱼等生物中发现。河豚是味道鲜美但含有剧毒的鱼类,产于我国沿海各地和长江下游地区。河豚的有毒部位主要是卵巢和肝脏,其次为肾脏、血液、眼睛、鳃和皮肤。河豚毒素是一种神经毒,微溶于水,对人稳定,煮沸、盐腌、日晒等均不能使其破坏。河豚毒素的毒性比氰化钠强 1000 倍。

(二)雪卡毒素

雪卡毒素(CTX)是西加鱼毒的一种。目前发现的西加鱼毒由多种毒素组成,其中以雪卡毒素中毒最为常见。雪卡毒素主要来源于微小的海洋浮游海藻,深海涡鞭毛藻中的毒性岗比甲藻。据报道,有 400 多种海鱼含有雪卡毒素,所有这些鱼都发现于热带和温带水域。在以有毒海藻为食的食草动物或以这些食草动物为食的较大肉食性的鱼肉中,毒素蓄积下来。

据估计,世界范围内的感染率可能每年 5 万例左右。发病时间多在食入毒素后的几小时内,它侵袭人体的消化系统和神经系统,临床表现各不相同,主要症状有呕吐、腹泻、刺痛感、运动失调、虚弱,可能持续 2~3 小时,严重时也能持续几周,甚至数年,由于循环系统衰竭而导致死亡。患病死亡率约为 12%。

(三)贝类毒素

常见的有毒贝类主要有蛤类、螺类、鲍类等,其毒性多与海水中的有毒藻类有关,海洋污染导致赤潮的发生也是造成贝类含毒素的重要原因。赤潮的生物毒素在贝类和鱼体内积累,通过食物链的传递作用可导致人类的中毒,甚至死亡。

在海藻中最常见的是麻痹性贝毒(PSP)、腹泻性贝毒(DSP)、神经性贝毒(NSP)、遗忘性贝毒(ASP),这些毒素是由涡鞭毛藻、硅藻等产毒藻类产生的。这些海洋生物毒素均是非蛋白质类毒素,性质极其稳定,它们在贝类体内呈结合状态,一般对贝类本身没有危害,但人食用有毒贝类后,毒素便发生作用,呈现毒性,食用贝类中毒是一种综合病症。

(四)蓝藻毒素

蓝藻是自然界广泛存在的水生生物,蓝藻毒素可以分为海洋蓝藻毒素和淡水蓝藻毒素两大类。有毒的藻类主要为淡水湖泊中的蓝藻,并以毒性较高的微囊藻、颤藻、鱼腥藻为主,微囊藻毒素是蓝藻毒素的主要代表。

动物通过直接接触或饮用含有微囊藻毒素的水而中毒,其症状主要有昏迷、肌肉痉挛、呼吸急促、腹泻,中毒严重者在数小时以至数天内死亡。

微囊藻毒素同样也危害人类健康。人们直接接触含毒素的水花,如在湖泊、河流、水库中游泳,会引起皮肤、眼睛过敏,发烧,疲劳以及急性肠胃炎,如经常暴露于含有毒素的水体,会引发皮肤癌、肝炎及肝癌。

六、食品加工过程形成的有害物质

(一)食品中的硝酸盐和亚硝酸盐

1.硝酸盐和亚硝酸盐的污染

食品中的硝酸盐和亚硝酸盐的直接来源是用作食品添加剂的硝酸盐和亚硝酸盐,含氮肥料的大量使用引起的农作物硝酸盐积累也是污染的主要来源,化肥及其他化学品的使用最终造成了水体的严重污染。

人们饮食中的亚硝酸盐和硝酸盐主要来源为蔬菜,如莴苣(包括生菜)、菠菜、芹菜、甜菜、茴香、萝卜、雪里蕻、小白菜等都是含硝酸盐较高的品种。新鲜蔬菜很少含亚硝酸盐,但在贮运过程中或腌制蔬菜、咸菜、酸菜时,由于硝酸盐还原菌的作用,可使硝酸盐还原为亚硝酸盐。在肉制品腌制加工中,还采用硝酸盐或亚硝酸盐作为食品添加剂起发色和抑菌作用,致使肉制品中的亚硝酸盐蓄积。

2.亚硝酸盐对人体的危害

亚硝酸盐毒性是食品添加剂中急性毒性最强的一种,人的中毒剂量为$0.3 \sim 0.5g$,致死量为$3g$,ADI 为$0 \sim 0.2mg/(kg \cdot 体重)$。由于亚硝酸盐作为食品添加剂在肉制品中的使用,在适宜的条件下,亚硝酸盐可与肉中的胺和氨基酸发生反应,产生强致癌物亚硝基化合物。长期摄入含过量硝酸盐和亚硝酸盐的食物,会增加人们发生癌症的危险性。

(二)N-亚硝基化合物

N-亚硝基化合物是一类对动物具有强致癌作用的物质。按其化学结构可分为两大类,即 N-亚硝胺和 N-亚硝酰胺,亚硝胺比亚硝酰胺稳定,不易分解破坏。

1.食品中的 N-亚硝基化合物含量极微

一般在 $10\mu g/kg$ 以下,但却广泛存在形成亚硝基化合物的前体物质,如胺类、硝酸盐和亚硝酸盐等及可促进亚硝基化的物质。可以说,任何场合若有硝酸盐或亚硝酸盐和可硝化的含氮有机物共同存在时,就有可能生成亚硝胺类物质。需要指出的是,在食品中即使是多肽和氨基酸也可发生亚硝化反应。人体胃内的酸性环境也有利于亚硝胺的合成,因此,目前认为内源性合成亚硝胺是其重要的来源。据测定,海产品、肉制品、豆制品、腌菜类和啤酒等加工食品中均含有亚硝基化合物。食品中亚硝胺的含量以腌制海产如咸鱼、虾皮为最高,咸肉、腊肉、香肠、火腿次之,豆制品、酱油也很高。加工熟肉食品、腌制食品的亚硝胺含量明显高于发酵食品。

在油煎咸肉中,约90%的样品中可测出致癌物 N-亚硝基吡咯烷。在食道癌高发区的调查发现,酸菜也是一种具有代表性的亚硝胺高含量食物。在腌制食品时使用含有亚硝酸盐杂质的粗盐,可使食品中亚硝胺含量高至 $100\mu g/kg$。腌制的蔬菜由于硝酸盐还原菌的作用,可将硝酸盐转变为亚硝酸盐,腌制半个月左右亚硝酸盐含量达到高峰。啤酒中的亚硝胺成分也是令人关注的问题。虽然啤酒中检出二甲基亚硝胺的量不大,但啤酒的饮用量大,故其危险性也不可忽视。已经证明霉变玉米中亚硝酸盐和仲胺含量都增高了 25~100 倍,在适宜条件下,这些化合物可形成亚硝胺。

2.N-亚硝基化合物的毒性

目前,已对 300 多种 N-亚硝基化合物进行了研究,有90%以上可使动物致突变、致畸和致癌。在所试验的动物中,没有一种能耐受亚硝胺而不致癌的。它不但长期小剂量可使动物或人慢性致癌,而且只要有一次较高剂量的冲击也可引发癌症。亚硝胺的一个显著特点是它们实际上具有对任何器官诱发肿瘤的能力,大量的动物实验表明,亚硝胺能通过胎盘屏障和乳汁引起后代的癌肿。

亚硝胺与亚硝酰胺在致癌机制上是不同的。亚硝酰胺由于其活泼不需经任何代谢激活即可在接触部位诱发肿瘤,对胃癌的研究有重要意义。亚硝胺则需在体内经激活后在组织内代谢产生重氮烷,致使细胞和蛋白质甲基化引起遗传因子突变作用而致癌。

3.预防亚硝胺污染食品的措施

(1)严格控制食品中亚硝酸盐允许限量标准。改进食品加工工艺和配方,严格执行食品卫生标准,限制亚硝酸钠和硝酸盐在食品中的使用范围和最大作用量。生产熏制食品时利用烟液或烟发生器,可消除或减少亚硝胺的生成。啤酒所用的麦芽和豆类食品在干燥时,尽量采用间接加热方法,以减少亚硝胺的形成。

(2)减少 N-亚硝基化合物摄入的措施。尽量少吃盐腌和泡制的食品;避免过长时间腌制鱼和肉,在腌制过程中尽量少加硝酸盐或亚硝酸盐;做好食品保藏工作,防止鱼肉和蔬菜的变质,由于肉类和鱼类富含蛋白质,要注意防止腐败以减少前体胺的形成;尽量食用新鲜的食物,或使用冰箱来保存食品;许多蔬菜富含硝酸盐,如小白菜和菠菜等适宜低温保存,应该尽量缩短在常温中的保存时间以避免亚硝酸盐的升高。腌肉时使用的胡椒粉和花椒粉等香料,应该与食盐分开包装,不适宜预先将其混合在一起以避免形成 N-亚硝基化合物。腌制蔬菜应在一个月以上再食用,腌制时间过短,腌制得太生则亚硝酸盐含量较高。在食管癌及胃癌高发区,尽量不吃或少吃酸菜和腌菜。

(3)阻断食品中亚硝胺的生成。在食品加工过程中加入维生素 C、维生素 E、酚类没食子酸及谷胱甘肽等抗氧化剂,可以抑制和减少亚硝胺的合成。增加日常膳食中维生素 C、维生素 E 以及新鲜水果、茶叶、大蒜等的摄入量,也可阻断内源性亚硝胺的形成。注意口腔卫生,经常刷牙,也可以减少人体 N-亚硝基化合物的形成。

(三)多环芳烃(稠环芳烃或多核芳烃)

多环芳烃(PAH)为煤、石油、煤焦油、烟草和一些有机物的热解或不完全燃烧产生的一系列多环芳烃化合物,其中一些有致癌性。

1.食品中 PAH 的污染

多环芳烃是食品污染中危害较大的一类物质,对 PAH 致癌性动物试验研究发现,其中 26 个 PAH 具有致癌性或可疑致癌性,3,4-苯并[a]芘是常见的多环芳烃类典型代表物,其污染普遍、致癌性最强。苯并[a]芘的化学性质很稳定,在烹调过程中也不易被破坏。它具有强致癌性,可导致胃癌、胰体癌、血癌等,它可通过皮肤、呼吸道和消化道及被污染的食品等途径进入人体,或沉积于肺泡,或进入血液,并可蓄积于乳腺和脂肪组织中,严重地危害人体健康。

食品中 PAH 的来源主要是在加工过程中的污染,食品在烧烤、烟熏、烘焦时与燃料燃烧所产生的 PAH 直接接触而受到污染。烟熏时产生的 PAH 吸附在食品表面,随着保藏时间的延长而逐渐渗入到食品内部。食物中的脂类在高温下可以热聚合成 PAH,烘烤肉类时滴在火焰上的油滴也聚合成 PAH 吸附于烤肉表面。有人把粮食铺在沥青马路上晒干,使沥青中的 PAH 污染了粮食。食品加工机械传动部件密封不良,产生润滑油渗漏,其中的 PAH 也就污染了食品。某些食品包装材料制作蜡纸用的石蜡、废报纸中油墨里的炭黑等均含有 PAH,可造成食品的污染。

环境中的多环芳烃主要由人类活动中大量使用的煤炭、石油、汽油、木材及香烟等在不完全燃烧时产生。因此,大气、水体和土壤含有的 PAH 也可直接对食品造成污染。植物类食物可吸收土壤及水中污染的 PAH,还可受到大气烟尘的直接污染,污染的水域也可使水产品受污染。一般烟熏制品和烘烤制品中 PAH 含量较高。

2.减少 PAH 污染食品的措施

(1)防止环境污染,综合治理工业"三废",加强环境保护、监测工作。

（2）改进食品烹调加工方法,防止食品直接污染及减少食品成分的热解及热聚。避免食品与火焰直接接触、低温长时间烹调肉以及用低脂肉烹调,可减少PAH形成。在食品加工过程中要注意避免润滑油污染食品。包装材料所用的石蜡应先除去其中的多环芳烃类化合物。

（3）去除食品中的PAH。如刮去烤焦食品的烤焦部分后再食用;去除烟熏食品表面的烟油后,可减少大部分的PAH;油脂中的PAH可加活性炭吸附;粮谷类用碾磨加工去皮,紫外线照射或臭氧等氧化剂处理食品也能使PAH的含量降低。

（4）不吃焦煳的肉、鱼、蛋、锅巴等食物。烤羊肉串、烤甘薯等烘烤食品多吃无益。

（四）杂环胺类化合物

杂环胺是在食品加工、烹调过程中由于蛋白质、氨基酸热解产生的一类化合物,目前已发现有20多种杂环胺。杂环胺具有强烈的致突变性,有些还被证明可以引起动物多种组织的肿瘤。杂环胺对食品的污染以及所造成的健康危害已经成为食品安全领域关注的热点问题之一。

杂环胺从化学结构上可分为氨基咪唑氮杂芳烃（AIA）和氨基咔啉等。检测发现烹调的鱼和肉类食品是膳食杂环胺的主要来源,烹调中煎炸、烘、烤等方法所用温度高,产生的杂环胺多,而水煮产生得少。

尽量避免杂环胺的摄入是减少其危害最可靠的方法,但动物源食品在简单加热过程中就可以形成杂环胺,所以人们只能采取一些措施来减少其膳食暴露,如不要用过高温度烹调禽、畜肉和鱼等食品,尽量少用油炸和明火烧烤方式;对于烧焦的食品,尽量去除烧焦的部分;微波炉产生的杂环胺较其他方法制备的食品含量低,推荐多使用微波炉加热食品。

（五）氯丙醇

氯丙醇主要包括3-氯-1,2-丙二醇（简称3-MCPD或3-氯丙醇）、2-氯-1,3-丙二醇（2-MCPD）、1,3-二氯-2-丙醇（1,3-DCP）、2,3-二氯-1-丙醇（2,3-DCP）,它们是食品在加工、储藏过程中形成的污染物。氯丙醇具有潜在致癌性、肾脏毒性,可抑制男性精子形成。

氯丙醇是酸水解植物蛋白（HVP）中出现的污染物。大多数酸水解植物蛋白的生产工艺是将植物蛋白用浓盐酸在109℃下回流酸解,在这个过程中,为了提高氨基酸的获得率,需要加入过量的盐酸。此时若原料中还留存脂肪和油脂,则其中的三酰甘油就同时水解成丙三醇,并进一步与盐酸反应生成3-MCPD和少量1,3-DCP、2,3-DCP、2-MCPD。酸解HVP常被用作调味食品（如汤料、加工食品、风味食品、鸡精、方便面调料、保健食品等）的重要成分而造成这些食品污染。我国原来以添加酸解HVP生产的"配制酱油"现改名为"水解植物蛋白调味液",并规定了氯丙醇限量标准。各国均采取措施来改进生产工艺以降低氯丙醇的含量。

此外,某些因为采用 ECH 交联树脂进行强化纸张(如茶叶袋、咖啡滤纸和肉吸附填料)和纤维素肠衣也含有 3-MCPD;作为水净化剂的含氯凝聚剂也可造成饮水 3-MCPD 污染,以 3-氯-1,2-环丙烷来加工的变性淀粉等也可形成氯丙醇污染。

(六)丙烯酰胺

丙烯酰胺系制造塑料的化工原料,为已知的致癌物,并能引起神经损伤。在目前获得的有限数据中,丙烯酰胺在热加工(如煎、炙烤、焙烤)的土豆、谷物产品中含量最高,在其他热加工食品中也有较低的含量。除食品本身形成之外,丙烯酰胺也可能有其他污染来源,如聚丙烯酰胺塑料为食品包装材料时单体迁出、食品加工用水中单体的迁移等。此外,吸烟也使人体暴露,是丙烯酰胺的来源之一。

我们可以通过以下措施降低丙烯酰胺可能存在的危险性:①不要过度烹饪食物,包括避免连续长时间或高温烹饪食物(不过所有食品,尤其是肉、肉制品,都应充分煮熟以破坏食源性致病因子);②目前掌握的丙烯酰胺信息进一步支持了有关健康饮食的一般建议,如膳食均衡、多样化,多吃蔬菜、水果,适量吃煎炸食品和油脂类食品;③研究减少食品中丙烯酰胺的可能途径,如改变食品配方、加工工艺以及采取其他措施。

(七)甲醛与"吊白块"

甲醛是一种无色、有刺激性气味的气体,易溶于水,对人体有毒性。甲醛进入人体后可引起肺水肿,肝、肾充血及血管周围水肿。同时,甲醛在体内可转变为甲醇,有弱麻醉作用,并对视神经有一定影响。甲醛急性中毒表现为打喷嚏、咳嗽、头晕、头痛、乏力、口腔黏膜糜烂、上腹部痛、呕吐等。皮肤直接接触甲醛可引起接触性皮炎。食品中甲醛来源主要是违法在水发食品、米面制品中添加甲醛水溶液。

"吊白块"是甲醛次硫酸氢钠的俗称,为印染工业的拔染剂,常被不法分子用来为米粉、面粉、粉丝、糖、腐竹等食品漂白增色、防腐和增加米面制品的韧性及口感。在食品中添加的"吊白块",其分解产物是甲醛。

第三节　食品添加剂与食品安全

一、食品添加剂基本概念

食品添加剂是指为了改善食品品质和色、香、味,以及为防腐和加工工艺的需要而加入食品的化学合成或者天然物质。

CAC(国际食品法典委员会,Codex Alimentarius Commission)对食品添加剂的定义为:"食品添加剂是指其本身通常不作为食品消费,也不是食品的典型成分,而不管其有无营养价值。它们在食品的制造、加工、调制、处理、装填、包装、运输或保藏过程中由于技术(包括感官)的目的,有意加入食品中或者预期这些物质或其副产品会成为(直接或间接)食品的一部分,或者改善食品的性质,或者为保持、提高食品营养价值而加入食品中的物质。它不包括污染物(农残、包装材料溶出物等)。"

食品添加剂在现代食品工业发展中是不可缺少的物质,可以说,我们日常生活中消费的食品都与食品添加剂息息相关。当前,食品添加剂总的发展趋势是向天然物或人工合成类似物及天然、营养和具有生理活性物质的多功能的方向发展,对一些毒性较大的食品添加剂将逐步予以淘汰。

我国将食品添加剂分为22类,包括:酸度调节剂、抗结剂、消泡剂、抗氧化剂、漂白剂、膨松剂、胶姆糖基础剂、着色剂、护色剂、乳化剂、酶制剂、增味剂、面粉处理剂、被膜剂、水分保持剂、营养强化剂、防腐剂、稳定和凝固剂、甜味剂、增稠剂及其他类。因食品用香料品种繁多另成为一大类,胶姆糖中胶基物质及其配料、食品工业用加工助剂等也属于食品添加剂管理的范畴。

二、食品添加剂安全性

食品添加剂必须经过规定的食品安全毒理学评价程序的评价,证明其在使用限量内长期使用对人体安全无害。

多数食品添加剂都有一般的毒性,只是程度不同而已,还有的食品添加剂具有特殊的毒性。此外,两种以上化学物质组合之后使食品添加剂具有的叠加毒性更是引起人们的关注。食品添加剂对人体的危害除存在急性和慢性毒性外,还有致癌性、致畸、致突变性,这些毒性的共同特点是要经历较长时间才能暴露出来,即对人体产生潜在的危害,故人们对食品添加剂的安全性应予以高度重视。

溴酸钾作为面粉处理剂在焙烤业中已有90多年的应用历史,但由于其安全性问题,世界卫生组织认为使用溴酸钾是不恰当的,有关试验结果表明溴酸钾是一种致癌物质,禁用溴酸钾已成为大势所趋。动物试验表明大量摄入苯甲酸会导致大白鼠肝脏和肾脏严重病变,甚至死亡。大量摄入对羟基苯甲酸酯类会影响小白鼠的发育。过量摄入亚硝酸盐可在人体内产生致癌物质亚硝胺。糖精经大鼠试验可致癌。

三、食品添加剂管理与使用

(一)食品添加剂的管理

(1)我国对食品添加剂的生产和使用陆续制定或修订了一系列的法规和标准。主要有国家标准 GB/T 2760—2007《食品添加剂使用卫生标准》、GB 14880—1994《食品营养强化剂使用卫生标准》(2012年4月1日开始修订,2013年1月1

日施行)和《食品添加剂卫生管理办法》。

(2)食品添加剂的生产要执行严格的审批程序。未列入《食品添加剂使用卫生标准》的新品种如需生产和使用时,要对其安全性进行评价,按规定的审批程序经批准后才能生产、使用。食品添加剂的生产实行许可管理制度,并严格按照食品添加剂的产品质量标准进行生产。

(3)我国有关部门根据《食品安全法》及相关法规对食品添加剂的生产和使用进行安全卫生监督管理。规定食品中添加剂限量是确保食品中的食品添加剂含量不危及人体健康的重要手段,食品添加剂中绝大多数为化学合成物质,大量长期摄取会呈现毒性作用,只有在允许限量之内合理使用才能保证消费者的健康。

(二)食品添加剂使用原则

(1)使用食品添加剂必须严格执行 GB 2760—2007《食品添加剂使用卫生标准》和 GB 14880—1994《食品营养强化剂使用卫生标准》限定的使用范围和最大使用量。

(2)食品添加剂必须符合相应的国家标准,其有害杂质不得超过允许限量。严禁将非食用的化学品(如瘦肉精、吊白块)作为食品添加剂使用。

(3)使用食品添加剂不得影响食品的感官性质,不得破坏和降低食品的营养价值。

(4)不得因使用食品添加剂而降低食品良好的操作工艺和安全卫生标准。

(5)禁止以掩盖食品的腐败变质或以掺杂、掺假、伪造为目的使用食品添加剂。使用食品添加剂的产品不得有夸大或虚假的宣传内容。

(6)婴儿及儿童食品除按规定加入食品营养强化剂外,不得加入甜味剂、色素、香精及其他不适宜的食品添加剂。

四、常见食品添加剂使用安全问题

(一)滥用食品添加剂

1.使用食品添加剂超过标准规定用量

食品添加剂在食品加工过程中必须严格按照国家标准规定的使用量添加,才能确保对人体安全无害。食品添加剂超标准量使用一直是主要的食品质量与安全问题,随意过量使用食品添加剂如亚硝酸钠等就可能危及人体健康。

2.添加剂使用超出规定范围

国家标准严格规定食品添加剂的使用范围,如不按规定范围添加,即作为违法食品处理。如硫黄作为漂白剂只限于蜜饯、干果、干菜、粉丝、食糖等使用,但有的食品加工者在蒸馒头时用硫黄熏蒸,造成二氧化硫严重残留。我国规定儿童食品中不准添加人工合成色素、糖精和香精,但有些生产企业在一些婴幼儿食品中添加糖精、香精等。

3.使用不符合国家标准的添加剂

国家规定食品加工用食品添加剂必须是符合食品级规格的产品,禁止使用工业级产品。但目前仍有个别不法分子将工业级产品假冒为食品添加剂销售、使用。如将含甲醇的工业用酒精作为食用酒精出售,造成重大的食物中毒事件;将铅含量超标的工业用亚硫酸或工业用碳酸氢钠作为食品添加剂销售、使用;在食品加工过程中采用工业级商品代替食品级加工助剂,造成的食物中毒事故亦多次发生。

(二)食品营养强化剂的使用问题

食品营养强化剂缺乏科学性和加工工艺不合理是食品营养强化剂使用需要解决的主要问题。在食品中添加营养素要考虑营养强化目的、营养素品种选择、人体摄入量等,还必须考虑人体过量摄入营养强化剂时的毒性。若在食品中过量地添加营养强化剂如碘、维生素 A 等,就可能对人体健康产生危害。

(三)食品加工中使用非食品原料

我国允许经营和使用的食品添加剂必须是 GB 2760—2007《食品添加剂使用卫生标准》和 GB 14880—1994《食品营养强化剂使用卫生标准》所列的品种。

然而,一些不法食品生产经营者为谋取私利,在食品生产加工中违法使用我国未经批准的食品添加剂或禁止使用的化学添加物,严重威胁消费者的健康和生命。如将滑石粉掺入面粉用于增白,直接用酱色、水、工业盐等勾兑酱油,用毛发水解胱氨酸废液加工酱油等,直接对人体健康造成危害;将印染工业作拔染剂的"吊白块"(甲醛次硫酸氢钠)用于白糖和淀粉制品、豆制品漂白;消毒剂甲醛(福尔马林溶液)被用做鱼类等水产品防腐、烫发;用工业用石蜡熬制火锅底料,用矿物油(白油)炒制瓜子、抛光大米等;以皮革废料等为原料,使用石灰、盐酸、双氧水等工业原料生产食用明胶。

第四节　食品包装材料与食品安全

食品在生产加工、贮运和销售过程中,要使用各种工具、设备、容器、包装材料及内壁涂料,食品容器和包装材料在与食品的接触中就可能会有有害成分转移到食品中,造成食品污染。注重食品容器、包装材料的卫生质量,严格食品用工具设备的卫生管理,对食品的安全卫生有着重要的意义。

对食品包装材料的安全性要求就是不能向食品中释放有害物质,不与食品中的化学成分发生反应。国内外都曾有有关食品容器、包装材料和食品用工具设备污染食品而造成食物中毒和食源性疾患的报道。所以国际上把食品容器、包装材料称为间接食品添加剂,列入食品卫生监督的范围之内。

一、常用塑料及其制品的安全

塑料是一种高分子材料,可制作食具、食品容器、生产管道、输送带、包装材料及生产设备的零部件等。塑料制品的安全卫生问题主要是其树脂单体对人体健康的危害和助剂(增塑剂、填充剂、稳定剂等)的安全问题。塑料制品中的有些单体物质如氯乙烯单体、丙烯氰单体等具有毒性,甚至有致癌作用,如果发生迁移,则对人体健康构成危害。

根据塑料受热后的性能变化,可分为热塑性和热固性两种。我国允许使用的食品容器材料中,属于热塑性的有聚乙烯、聚丙烯、聚苯乙烯、聚氯乙烯、聚对苯二甲酸乙二醇酯、聚碳酸酯等,属于热固性塑料的有三聚氰胺甲醛树脂、酚醛塑料、脲醛塑料等。

1.聚乙烯(PE)

聚乙烯是乙烯的聚合物,属于低毒物质,为半透明或不透明固体。聚乙烯无臭,无毒,具有优良的耐低温性能(最低使用温度可达−100℃~−70℃),化学稳定性好,能耐大多数酸碱的侵蚀(不耐具有氧化性质的酸),常温下不溶于一般溶剂,吸水性小,耐热老化性差。

聚乙烯可分为高密度聚乙烯和低密度聚乙烯。高密度聚乙烯质地坚硬,可耐110℃高温,可以煮沸消毒,主要用于塑料容器和塑料袋的制作,如奶瓶、水桶等,小心清洁后可重复使用。低密度聚乙烯质地柔软,通常用于制作保鲜膜、塑料膜等,耐油性、耐热性差。PE保鲜膜在温度超过110℃时会出现热熔现象,食物中的油脂也很容易使保鲜膜中的有害物质溶出,所以保鲜膜不可包裹食物加热,不可在微波加热时使用。

另外,凡是再生聚乙烯制品,不得用来作食品包装材料。

2.聚丙烯(PP)

聚丙烯是丙烯的聚合物,无毒、无味,强度、硬度、耐热性、耐油性均优于聚乙烯,可耐130℃高温。具有良好的防潮性,不受湿度影响,但低温时变脆、不耐磨、易老化。常见的酸、碱有机溶剂对它几乎不起作用。

聚丙烯是目前广泛使用的最理想包装材料,主要用于包装面包、糖果、海产品,也可制作微波炉餐盒、食品周转箱,小心清洁后可重复使用。聚丙烯餐盒是唯一可在微波炉加热的餐盒,但要注意的是有些盒体是聚丙烯制作的,而盒盖却是聚苯乙烯制作的,不耐高温,不可与盒体一起放进微波炉。

3.聚苯乙烯(PS)

聚苯乙烯是聚乙烯单体的聚合物,比重较大,质地较脆,常温下对油脂不稳定、不耐热,75℃~80℃时变形。聚苯乙烯除含有聚乙烯单体外,还含有挥发性成分,如甲苯、乙苯、异丙苯等,都有一定毒性,影响人体肝肾功能及造成生育障碍。用聚苯乙烯容器盛装牛奶、果汁、酱油等,在常温下放置24小时就会产生异味。所以聚苯乙烯塑料不适合做食具,不可用于盛装酸性(醋、柳橙汁等)、碱性物质,可做一次性快餐盒如发泡快餐盒(现已禁用)。

4.聚氯乙烯(PVC)

聚氯乙烯是氯乙烯单体的聚合物,耐酸碱,不易变形,加工性很好。本身无毒,但易分解老化,分解产物有毒。加工时需添加增塑剂和稳定剂,有些也具有一定的毒性。当接触含油食物或高温时,单体和辅料中的有毒物质就会析出,具有致癌致畸作用。目前这种材料已很少用于食品包装。

5.聚对苯二甲酸乙二醇酯(PETE)

聚对苯二甲酸乙二醇酯耐热低于70℃,只适合装暖饮和冷饮,遇高温时易变形,并产生对人体有害的物质。矿泉水瓶、碳酸饮料瓶都是用这种材料制成,使用10个月后,可能会释放出致癌物,不可反复使用。

6.聚碳酸酯(PC)

聚碳酸酯被大量使用,多用于奶瓶、水壶、太空杯的制造。使用时不要加热,也不要在阳光下直射。另外不可用洗碗机、烘碗机清洗。

7.三聚氰胺甲醛树脂(MF)和酚醛树脂

三聚氰胺甲醛树脂又名密胺塑料,无臭、无味、无毒、硬度高、耐热、耐刻画、有光泽、着光性好。可制成各种食具、容器,但含有一定量的游离甲醛,可破坏肝细胞和淋巴细胞。酚醛树脂因存在甲醛和苯酚的残留物,也不得用于加工直接接触食品的制品。

食品用的塑料制品不得使用回收塑料来加工。

二、橡胶制品的安全

食品用橡胶制品主要有橡胶奶嘴、瓶盖垫片或垫圈、高压锅垫圈、食品输送管带等。橡胶奶嘴的安全卫生直接影响婴儿的健康,而食品用橡胶制品可能接触酒精饮料、含油的食品或高压水蒸气而溶出有害物质。

橡胶分为天然橡胶和合成橡胶两类。天然橡胶一般无毒害,而合成橡胶中的有害成分来源可能是其单体物质如丁腈橡胶中的丙烯氰,更多的则是各种助剂和添加剂。食品用橡胶制品生产中使用的各种助剂,必须符合我国食品容器、包装材料用助剂的有关质量与卫生标准,严禁使用再生胶。

三、金属制品的安全

金属用作包装材料的主要有镀锡薄钢板(马口铁)、铝板或铝箔,用作食品容器的主要有不锈钢、铝、铜等,用作工具、设备的多为不锈钢,用作食具的除不锈钢和铝外,还有铜、锡、银等制品。金属制品的主要安全卫生问题是控制有害金属如铅、砷、镉、铬等的迁移。回收铝中的杂质和金属难以控制,故不允许制作食具。

四、玻璃食具的安全

玻璃制品以二氧化硅为原料配以辅料经高温熔融制成,毒性较小。但应注意辅料如红丹粉、三氧化二砷等毒性很大。铅和砷污染是玻璃制品的主要安全问题,尤其是中高档玻璃器皿中加入铅化合物,如高脚杯的加铅量可达30%以上。

五、陶瓷和搪瓷制品的安全

陶瓷和搪瓷制品多作为食品容器,其安全卫生问题主要是釉料中重金属铅、镉、锑等的溶出。当使用搪瓷或陶瓷容器长期盛装酸性食品(如醋、果汁等)和酒时,铅、镉等有害物质易溶出而迁移入食品中,甚至引起中毒。

六、食品包装用纸的安全

食品包装用纸的主要安全卫生问题是真菌等生物污染和纸中的化学残留物。为防止包装用纸对食品的污染,应采取如下措施:生产加工包装用纸的各种原料必须是无毒、无害的,不得使用回收的废纸做原料,不得添加荧光增白剂;食品包装纸涂蜡必须是食品级石蜡,以防多环芳烃的污染。用于印刷食品包装材料的油墨和颜料必须符合食品卫生要求,涂彩层不得与食品直接接触。

本章小结

食品卫生与安全性:包括食品卫生与安全的定义、食品污染概述、食源性疾病、食品安全的主要问题。食品安全指食品质量状况对食用者健康、安全的保证程度。食品污染以化学性物质的污染占重要地位。食物中毒是常见的食源性疾病。

食品的生物性危害:包括细菌污染、病毒类危害、真菌和真菌毒素的污染、水产品中的生物毒素、寄生虫与害虫的污染。细菌总数主要作为判断食品被污染程度的标志,大肠菌群是评价食品卫生质量的重要指标,致病菌是引起食源性疾病的重要原因。黄曲霉毒素主要污染粮油及其制品,是目前已知最强的致癌物。

食品的化学污染物:包括农药残留、兽药残留、有害重金属及食品加工中形成的有害物质。应采取措施降低食品中农药、兽药的残留,减少食品中重金属的污染。食品加工中形成硝酸盐、亚硝酸盐、N-亚硝基化合物,应采取措施预防这些有害物质污染食品。

食品的放射性污染和物理性危害也不容忽视。

食品添加剂的合理使用：食品添加剂具有改善食品品质和色、香、味、防腐等作用。多数食品添加剂都有一定的毒性，应注意使用中的安全问题。

食品容器、包装材料对食品的污染也不容忽视。

 思考与练习

1.名词解释：食品卫生、食品安全、食品污染、食物中毒、食品添加剂。

2.食品污染可分为哪几类？其危害有哪些？

3.食品的细菌污染指标有哪些？如何预防食品细菌污染？

4.防止黄曲霉毒素污染的措施有哪些？

5.降低食品中农药、兽药残留的措施有哪些？

6.如何减少和防止食品中的重金属污染？

7.举例说明如何预防食品加工中形成有害物质。

8.食品添加剂有何作用？使用时应该注意哪些问题？

第六章 食源性疾病与食物过敏

学习目标

食源性疾病和食物过敏是公众饮食卫生管理中最严重的食品安全事故。本章学习中应重点掌握：

食物中毒的概念和特征。

细菌性食物中毒的病源即引起中毒的食品。

有毒动植物食物中毒的毒性成分，食物中毒的调查和处理等。

常见食源性传染病及其预防措施。

食物过敏及其预防。

第一节　食源性疾病

凡是通过摄食而使病原体进入人体，以致人体患感染性或中毒性疾病，统称食源性疾病，包括食物中毒、肠道传染病、人兽共患传染病、肠源性病毒感染以及经肠道感染的寄生虫病等。

食源性疾病暴发是指"两人或两人以上在进食同种食品后患相同的疾病，通常是胃肠道疾病，经过调查确定是由食品引发的"。

能引起人类腹泻或其他食源性疾病的致病因子是多种多样的。传染性病原体包括细菌及其毒素、病毒、寄生虫等，它们通常寄生于动物胃肠道、土壤或水生态系统中。它们对人类的致病性就在于其不断进化的选择性生存优势。朊病毒（蛋白性感染颗粒）也是一种新的可传播性病原体。非传染性病原体有非细菌性毒素（如麻痹性贝毒、西加鱼毒）、化学物质（如组胺），有毒蘑菇，重金属等。

食源性疾病的最主要临床症状是腹泻。食源性疾病可以是以呕吐、腹泻、败血症、黄疸或麻痹为主的急性疾病，也可以是以持续性腹泻、神经症状或慢性贫血为表现的慢性疾病。

一、细菌性食源性疾病

(一)常见细菌性食源性疾病

1.沙门氏菌病(沙门氏菌食物中毒)

沙门氏菌是肠杆菌科的一个大属,它们是一大群寄生在人和动物肠道中,生化反应和抗原结构相似的革兰氏阴性无芽孢杆菌。对人类致病的沙门氏菌为少数,能引起人类的伤寒、副伤寒和食物中毒等疾病,并引起动物的沙门氏菌病。沙门氏菌病是所有沙门氏菌引起的疾病的统称,是重要的食源性疾病。沙门氏菌食物中毒主要是由于摄入沙门氏菌活菌所致,感染型食物中毒表现为急性肠胃炎症状。主要通过消化道传播,也有病原菌形成气溶胶通过呼吸道感染的报道。

沙门氏菌分布广泛,在家畜、家禽肠道中可检出,因此污染食品的机会也较多。常见的引起沙门氏菌食物中毒的食品主要是动物性食品,如肉、禽、蛋、乳和水产品等。中毒患者均食用过某些可疑原因食品,出现的临床症状基本相同,潜伏期多为4~48小时。

沙门氏菌食物中毒全年均可发生,夏秋两季呈明显的高峰。以水源性和食源性暴发多见;青壮年多发,职业以农民、工人为主。

人类沙门氏菌感染的临床表现有五种类型:肠热症、肠炎型(食物中毒)、败血症、慢性肠炎、无症状带菌者。

沙门氏菌食物中毒的主要症状有:恶心、头晕、头痛、打寒战、冷汗、全身无力、食欲不振、呕吐、腹泻、腹痛、发烧,重者可引起痉挛、脱水、休克等。急性腹泻以黄色或黄绿色水样便为主,有恶臭。以上症状可因病情轻重而反应不同。

微生物引起的食源性疾病的暴发流行常有不可预见性,污染食品和传染期病人具有的高流动性,极易造成疾病更大范围的传播和流行,因此须及早明确病原菌及传染源,并实施相应措施。

(1)加强卫生教育,改变生食等不良卫生习惯;针对季节高发的特点,夏秋季重点监测和防范。

(2)切断传播途径。病原体随同人和动物的粪便排泄,污染水源、食物,成为许多人、兽共患病的重要传播途径,所以要加强学校等人群聚居场所的卫生监督管理,加强水源消毒,加强食堂、校外饮食摊点和食品餐饮点的食品卫生监督。

(3)加强对家畜、家禽等的卫生检疫,加强对屠宰场、食品加工厂的卫生监督。对生产、加工、贮存和制备等过程进行卫生管理,降低因进食预包装的方便食品、即食食品、肉类、蛋类和禽类产品引起的食物中毒。低温贮存食品是控制沙门氏菌的重要措施。

(4)加强流动人口的卫生管理;科学使用抗生素,减少耐药菌株的出现。

（5）发展快速可靠的病原菌溯源技术。

2. 葡萄球菌食物中毒

金黄色葡萄球菌为革兰氏阳性菌，呈葡萄状。葡萄球菌中，腐生葡萄球菌数量最多，一般不致病；表皮葡萄球菌致病性较弱；金黄色葡萄球菌致病力最强，可产生肠毒素、杀白细胞素、溶血素等毒素。这些毒素不受蛋白酶影响，抗热力很强。一般家庭中大部分食物的蒸煮温度和时间都不能破坏肠毒素。

葡萄球菌食物中毒是因摄食某些有金黄色葡萄球菌生长并产生肠毒素的食品而引起的。最常见的中毒食品有乳及乳制品、蛋及蛋制品、各类熟肉制品。其次为含有乳制品的冷冻食品，个别也有含淀粉类食品。如果食物污染葡萄球菌后在较高温度下保存时间过长（如25℃～30℃环境放置5～10小时），就能产生足以引起食物中毒的葡萄球菌肠毒素。

其流行病学特征为起病急，潜伏期一般在2～4小时。中毒多发生在夏秋季，其他季节也有发生。葡萄球菌食物中毒的主要症状为恶心，剧烈地反复呕吐，腹痛、腹泻等胃肠道症状。

预防葡萄球菌食物中毒的措施有：采取卫生措施，控制葡萄球菌污染食物，对患有疮疖、化脓性感染以及上呼吸道感染、口腔疾病者应禁止从事直接的食品加工和食品供应工作。患有乳房炎乳牛的乳不能饮用或制造乳制品。保持食品新鲜、清洁，各种易腐食品要低温保存，食用前必须充分加热，以防止肠毒素的形成。

3. 变形杆菌食物中毒

变形杆菌又称变形菌属，革兰氏阴性杆菌，需氧或兼性厌氧。食品中致病的变形杆菌主要是普通变形杆菌、奇异变形杆菌和莫根氏变形杆菌三种。

变形杆菌食物中毒是较常见的一种细菌性食物中毒，多发生在夏秋季节。引起中毒的食品主要以动物性食品为主，其次为豆制品和凉拌菜，多由于制作时造成污染而引起食物中毒。中毒潜伏期多数为5～18小时。

变形杆菌食物中毒的发生主要是大量活菌的摄入引起的感染，也有一些变形杆菌可形成肠毒素。变形杆菌食物中毒临床表现以上腹部刀绞样痛和急性腹泻为主，有的伴有恶心、呕吐、头疼、发热等症状，体温一般在38℃～39℃，病程较短，一般1～3天可恢复，很少有死亡。

预防措施：应严格按食品卫生要求，食品的加工做到生熟分开，防止食品污染。熟食最好不要放置过夜，残剩的食物在食用前必须充分加热。

4. 肠出血性大肠杆菌 O157:H7 感染性腹泻

肠出血性大肠杆菌（EHEC）O157:H7感染性腹泻是近年来新发现的危害严重的肠道传染病。自1982年美国首次发现该病以来，世界上许多国家相继爆发和流行，其流行已成为全球性的公共卫生问题之一。2000年我国江苏、安徽等地也爆发大肠杆菌 O157：H7 食物中毒事件，导致 177 人死亡，2 万多人中毒。近几年，我国已陆续有十多个省份在食品、家禽、家畜、昆虫、腹泻病患者中检出该致病菌，所以存在着疫情爆发、流行的潜在威胁。

病源性大肠艾希氏菌是一种致病性大肠杆菌，为革兰氏阴性短杆菌，而普通大肠杆菌和类大肠杆菌在一般情况下是肠道中的正常菌群，不致病。致病性大肠艾希氏菌有四类：肠道致病性大肠艾希氏菌、产肠毒素性肠艾希氏菌、肠道侵袭性大肠艾希氏菌、肠道出血性大肠艾希氏菌。肠出血性大肠杆菌 O157：H7 是艾希氏菌属的一种血清型，其毒性最强，产生强毒素，造成肠出血。

该病可引起腹泻、出血性肠炎，继发溶血性尿毒综合征（HUS）、血栓性血小板减少性紫癜（TTP）等。HUS 和 TTP 的病情凶险，病死率高。

一般腹泻病原携带者有潜伏期、恢复期、慢性和健康携带者几种，健康携带者引起的传播已被证实。因此对饮食服务业、托幼机构等重点人群定期进行病原检查，病后治疗随访，具有重要的流行病学意义。

O157：H7 大肠艾希氏菌感染是一种人畜共患病。牛、猪等动物是该菌的主要传染源，带菌家畜、家禽和其他动物往往是动物源食品的污染根源，另外，带菌动物在自然界活动可通过排泄物污染当地的食物、草地、水源和其他水体及场所，往往造成交叉污染和感染，危害更大。

肠出血性大肠杆菌 O157：H7 感染性腹泻的传播途径主要是粪-口途径，以食源性传播为主，水源性传播和接触性传播也是重要的传播途径。国外报道的散发和爆发疫情多为食源性传播，国内近年发生的爆发和流行地区主要在农村，病人无共同饮食史。外环境各类标本病原菌检测结果表明，污染广泛存在，当地家畜、家禽和密度甚高的苍蝇带菌率较高。因此，媒介节肢动物传播（虫媒传播）也是另外可能的传播途径。流行病学调查的主要感染危险因素与不良个人卫生习惯、家庭生活习惯有关。

整个人群对 O157：H7 大肠艾希氏菌普遍易感染，但感染后可获得一定程度的特异性免疫力。儿童和老年人最易发病，且症状较为严重，容易发生溶血性尿毒症和血栓性血小板减少性紫癜。幼儿园、学校、敬老院、疗养院等集体单位是最容易爆发的场所。肠出血性大肠杆菌 O157：H7 感染性腹泻全年都可发病，夏秋多发。我国疫情流行的高峰季节在春夏两季，6 月是最高峰。

为了有效控制肠出血性大肠杆菌 O157：H7 感染性腹泻的突发疫情，保障广大人民群众的生命健康，必须开展健康教育，提高群众的防病意识。要让群众知道，充分加热可有效杀灭致病菌，良好的个人卫生习惯和家庭卫生习惯是预防肠出血性大肠杆菌 O157：H7 的最简单、有效、经济的手段。要开展"三管一灭"（管水、管粪、管饮食，消灭苍蝇），切断传播途径。对病人和疑似病人进行隔离治疗。

5.副溶血性弧菌食物中毒

副溶血性弧菌为革兰氏阴性无芽孢、兼性厌氧菌,是分布极广的海洋细菌。它是沿海地区造成食物中毒的常见病原菌之一。该菌属于嗜盐菌,不耐热,对酸敏感,1%醋酸处理1分钟即可将其杀死。

引起副溶血性弧菌食物中毒的主要中毒食品为海产品(鱼、虾、蟹、贝类等及其制品)和直接或间接被本菌污染的其他食品。食物中毒多发生在夏秋季节(6—9月),发病急,潜伏期短。

副溶血性弧菌食物中毒的主要症状为腹痛、腹泻(大部分为水样便、重者为黏液便和黏血便)、恶心、呕吐、发烧,其次尚有头痛、发汗、口渴等症状。

预防措施主要有:加工海产品一定要烧透、煮熟。用海产品拌制凉菜时,应在洗净切好后放入食醋,10分钟后再食用。食品加工要防止交叉污染,食物在低温下储存。

6.蜡样芽孢杆菌食物中毒

蜡样芽孢杆菌又称蜡状芽孢杆菌,为革兰氏阳性杆菌,属于条件致病菌。只有食入量较大时才会中毒。蜡样芽孢杆菌可产生引起食物中毒的肠毒素,包括腹泻毒素和呕吐毒素。

引起蜡样芽孢杆菌食物中毒的食品多为剩米饭、米粉、甜酒酿、剩菜、甜点心及乳、肉类食品。一般食品在食前保存温度较高(20℃以上)或放置时间较长,使食品蜡样芽孢杆菌得到繁殖。

蜡样芽孢杆菌食物中毒临床表现分呕吐和腹泻两种类型,前者以恶心、呕吐为主,并有头晕、四肢无力症状,潜伏期较短(一般为0.5~5小时)。后者以腹痛、腹泻为主,潜伏期较长(8~16小时)。

预防中毒的措施主要有注意加工卫生,食品应在10℃以下贮存,食品在食用前要充分加热。

7.产气荚膜梭菌食物中毒

产气荚膜梭菌又名韦氏梭菌,是一种厌氧、革兰氏阳性、杆状芽孢菌,在生长过程中产生一系列毒素和气体。

中毒食品多为同批大量加热烹煮后在较高温度下长时间(数小时)地缓慢冷却,且不经过再加热而直接供餐的肉、鸡、鸭、鱼或其他菜肴、汤汁。中毒多发生于集体用餐者,或广泛散发于进食同一中毒食品的人群中。

潜伏期一般为8~24小时,同起中毒常在较短的同一时间内集中发病。除老幼体弱者外,一般预后良好。

产气荚膜梭菌食物中毒的临床表现症状主要为腹痛与腹泻。

预防中毒的措施:对暂时不食用的熟肉、家禽和鱼进行冷藏,维持适当的冷藏和卫生措施,食用动物性食品时要充分加热,烧熟煮透,以彻底杀灭产气荚膜梭菌。

8.肉毒梭菌食物中毒

肉毒梭菌即肉毒梭状芽孢杆菌,是革兰氏阳性产芽孢菌。它是引起食物中毒病原菌中对热抵抗力最强的菌种之一,所以作为罐头杀菌效果的指示菌。肉毒梭菌产生的毒素叫肉毒毒素,是目前已知毒素中毒性最强的一种,其毒力比氰化钾10 000倍。

引起肉毒梭菌食物中毒的中毒食品在我国多为家庭自制的发酵豆谷类制品,其次为肉类食品。中毒多发生在冬春季,潜伏期一般为1~7天,病死率较高。

肉毒梭菌食物中毒临床主要症状有:头晕、无力、视力模糊、眼睑下垂、复视、咀嚼无力、张口困难、伸舌困难、咽喉阻塞感、饮水发呛、吞咽困难、呼吸困难、头颈无力、垂头等,患者症状轻重程度和出现范围可有所不同。

预防肉毒梭菌食物中毒的措施主要是适当地罐装、杀菌、亚硝酸盐等加工,以及适当的冷藏和卫生措施。家庭自制发酵食品时,除对原料食品进行严格清洗外,应彻底蒸煮,一般加热温度为100℃,10~20分钟,以使肉毒毒素破坏。

9.空肠弯曲菌病

空肠弯曲菌病是一种严重的肠道传染病,在世界范围内是引起细菌性腹泻的首要原因。在许多西方国家,其发病率超过了沙门氏菌病。

空肠弯曲菌在自然界广泛分布,可存在于各种动物的肠道内,通过粪便污染而成为人、兽空肠弯曲菌病的传染源。带菌最高的动物是鸡,其次为猪、鸭、鹅、羊、猫、狗、鼠、牛等。空肠弯曲菌在我国腹泻病人中的检出率为2%~10%,在儿童腹泻中的病原菌检出率可达20%~30%。

空肠弯曲菌病潜伏期3~5天,临床表现为急性肠胃炎症状,体温38~40℃。

空肠弯曲菌的传播和感染与食物烹调不充分、食物交叉污染、人与人之间传播等原因有关。因此,注意洗手、注意食品的安全保藏(5℃以下可以避免空肠弯曲菌的繁殖)和食用前加热(应加热到60℃以上杀灭病原菌),并注意家庭卫生,对防止空肠弯曲菌感染是至关重要的。

10.李斯特菌病

单核细胞增多性李斯特杆菌(简称李斯特菌)是新的重要的食源性疾病病原菌。

李斯特菌分类归革兰氏阳性无芽孢杆菌,该菌属有8个菌种,仅单核细胞增多性李斯特菌对人有致病性。李斯特菌广泛存在于土壤中,禽畜及健康人群均可携带。

李斯特菌可引起人类脑膜炎、败血症、脓毒血症或无败血症单核细胞增多症,统称李斯特病。该病多呈散发性,各年龄组均可发病,但身体状况不佳、免疫机能低下者及新生儿、孕妇和老年人的患病率特别高。目前,国际上将其与沙门氏菌、大肠杆菌和金黄色葡萄球菌列为主要食源性致病菌。李斯特菌病在欧美曾多次暴发流行,但在我国还没有大规模流行的报道。

李斯特菌病患者的临床表现以神经症状最为明显,其中以李斯特菌性脑膜炎、神经系统李斯特菌病、败血症、脓毒血症最为凶狠,表现为起病急剧,发热39℃以上,意识障碍、昏迷、肢体麻痹以及小脑功能障碍。病人常常留下共济失调、失语、眼球麻痹、肢体瘫痪等后遗症。这类型李斯特菌病死亡率高达20%~30%。孕妇感染李斯特菌可导致胎儿和新生儿死亡。李斯特菌还可侵犯上呼吸道,可引起人的心内膜炎,并可感染皮肤、眼睛、泌尿道。李斯特菌性脑膜炎同其他脑膜炎几乎无差别。

预防李斯特菌病的措施有:重点保护免疫力低下的高危人群,劝告他们避免食入容易受李斯特菌污染的动物性高危食品。采取切断李斯特菌污染途径的确实措施,特别是注意在食用冰箱存放的食品前,必须进行适当加工和制备,彻底加热和消毒,以预防李斯特菌病的发生。一般的巴氏消毒不易将李斯特菌杀灭,故牛乳最好煮沸后饮用。

11.耶毒假单胞菌酵米面亚种食物中毒

耶毒假单胞菌酵米面亚种简称"耶酵假单胞菌",为革兰氏阴性短杆菌。

耶毒假单胞菌酵米面亚种食物中毒多发生在夏秋季节,食品因潮湿、阴雨天气或贮存不当而变质。中毒与进食量多少有关,未食用者不发病。主要中毒食品为发酵玉米面制品、变质鲜银耳及其他变质淀粉类(糯米、小米、高粱米和马铃薯等)制品。该类食物中毒发病急,潜伏期多数为2~4小时。

耶酵假单胞菌食物中毒的主要症状为上腹部不适、恶心、呕吐(呕吐物为胃内容物,重者呈咖啡色样物),轻微腹泻、头晕、全身无力,重者出现黄疸、肝肿大、皮下出血、呕血、血尿、少尿、意识不清、烦躁不安、惊厥、抽搐、休克,一般无发热。

为预防食物中毒,应对有习惯食用酵米面的人群进行宣传教育,不要食用储存过久或带湿存放的酵米面。不食用霉烂变质的银耳。

(二)细菌性食源性疾病的预防

在全球所有的食源性疾病爆发案例中,有66%以上为细菌性致病菌所致。在我国细菌性食源性疾病包括已列入卫生行业标准的各类细菌性食物中毒和食源性肠道传染病等。2012年卫生部办公厅通报全国食物中毒事件174起,中毒6685人,死亡146人,其中细菌性食物中毒事件中毒人数最多,占总人数的56.1%。所以,预防和控制因食品微生物污染而导致的食源性疾病是我国公共卫生事业中的一项重要工作。

预防细菌性食源性疾病的措施主要有：

（1）选择新鲜和安全的食品。要选择新鲜和安全的食品，尽量不生食动物源食品，不吃病死的畜禽和腐败变质的食品。预包装食品应该在其保质期内，不要购买和食用来源不明的食品。

（2）食品要彻底加热。许多食品（尤其是动物源食品）可能会被致病菌和其他病原体污染，充分加热、煮透是杀灭食品中病原体的有效方法。加热时，食品所有部位的温度必须达到70℃以上。加工大块肉类食品时，为使肉块的中心部位熟透，必须保证足够的加热时间。在卤菜出锅后，必须尽快冷却，以免其中残留的细菌得到大量繁殖的机会。

（3）尽快吃掉做熟的食品，剩余的食物应妥善存放。从安全的角度考虑，食品出锅后应立即吃掉，夏秋季节在室温下存放不要超过4小时。当食品必须提前做好或需要保留剩余时，必须把这些食品贮存在60℃以上或10℃以下的条件下，尤其是食品贮存4小时以上时必须采用冷藏。婴幼儿食品要现吃现做，不要存放。必须说明，食品在冰箱中也不能无限期保存，因为在低温下有些微生物也能缓慢繁殖（如李斯特菌）。存放的熟食在食用前必须重新加热处理，且加热温度至少要达到70℃以上。

（4）保持厨房或食品加工场所卫生，做到生、熟食品分开。厨房或食品加工场所应当有相应的通风、冷藏、洗涤、消毒和污水排放设备，而且布局要合理。要做到生、熟食品分开，防止食品加工过程中的交叉污染。食品加工设备、容器、工具及烹饪用具应进行经常性清洗和消毒，食品加工场所也应保持卫生清洁，厨房用的抹布在下次使用前（不超过1天）要彻底清洗或/和煮沸消毒。另外，绝不可在厨房中存放任何有毒物质及其容器，不添加不明来源的盐等，以免误食、误用。及时清除食品加工产生的垃圾和废弃物，防止蟑螂、苍蝇等昆虫、鼠、兔和其他动物接触食品。

（5）养成良好的卫生习惯。从事食品加工的人员必须保持良好的个人卫生，在加工食品时应经常和反复洗手。如开始加工食品前和每次操作的间隙必须洗手，尤其是在上厕所之后。处理生鱼、肉、禽之后，需再次洗手方能处理其他食品。患有肠道传染病、皮肤化脓性感染的人，应禁止从事食品加工和销售工作。消费者应养成良好的卫生习惯，做到饭前、便后洗手。夏秋季尤其是外出旅游食用海产品时最好同时食用醋、蒜、马齿苋等，这对预防细菌性食物中毒有很好的效果。

二、化学性食物中毒

（一）急性食源性有机磷农药中毒

我国目前使用的杀虫剂约有70%是有机磷农药，高毒杀虫剂甲胺磷产量位居前列。有机磷污染蔬菜、水果，经7~10天大致能消失一半，低毒性残留品种在植物性食物中经数天至 2~3 周可全部降解。作物含水分高,外界温度高时则分解更快。有机磷农药在食品中的残留,一般根茎类作物比叶菜类或豆类的豆荚部分残留时间长。

如果人们进食了超过农药最大残留量的菜、果、粮、油等食物,或食用了运输、贮存过程中污染了有机磷农药的食物,或误把有机磷农药当作食用油、酱油等调料烹调食物常常会导致食物中毒。

急性食源性有机磷农药中毒是指进食了含有有机磷农药污染的食物后,在短期内引起的以全血胆碱酯酶活性下降,出现毒蕈碱样、烟碱样和中枢神经系统症状为主的全身性疾病。轻度食物中毒一般可出现头晕、头痛、恶心、呕吐、多汗、胸闷、视力模糊、无力等症状;中度中毒者除前述症状外,还有肌束震颤、瞳孔缩小、轻度呼吸困难、流涎、腹痛、腹泻、步态蹒跚、意识清楚或模糊;而出现肺水肿、昏迷、脑水肿、呼吸麻痹等症状之一时则为重度中毒患者。有的病例在急性中毒症状消失 2~3 周后,可出现感觉运动型周围神经病。

食物中毒发生后要及时采取适当处理措施,积极治疗病人,如迅速给予中毒者催吐、洗胃,以排出毒物,根据中毒程度不同给予特效解毒药,采取对症治疗措施。

预防措施:在果蔬、茶叶上不得使用甲胺磷等高毒农药,要严格按《农药合理使用准则》对农作物施药,严禁刚喷洒过农药的果蔬上市。加强农药管理,严禁农药与食物一起存放或装运。不得用盛过农药的容器装食品,禁止食用因农药致死的畜禽。

(二)毒鼠强中毒

毒鼠强化学名为四次甲基二砜亚胺。毒鼠强因其毒性大,是我国禁止生产、使用的鼠药。由于投毒、误食等原因,毒鼠强所造成的食物中毒对人民的生命安全构成极大威胁。因此,为防止毒鼠强中毒,要严禁生产、销售和使用毒鼠强,彻底清缴农民手中存留的毒鼠强。

(三)食源性急性亚硝酸盐中毒

食源性急性亚硝酸盐中毒是因食用含亚硝酸盐超量的食物或混有亚硝酸盐食物而引起的急性中毒。当人们进食了腐烂变质的蔬菜、腌制不久的咸菜或存放过久的熟菜、食用过量的亚硝酸盐腌肉,或那些误将亚硝酸盐当作食盐烹调的食物均可导致急性中毒,在短期内引起以高铁血红蛋白症为主的全身性疾病,即肠原性发绀。

急性亚硝酸盐中毒的病人轻者有头晕、头痛、乏力、胸闷、恶心、呕吐和口唇、耳廓、指(趾)甲轻度发绀等,高铁血红蛋白在 10%~30%。重者可有心悸、呼吸困难,甚至心律失常、惊厥、休克、昏迷、黏膜明显发绀,高铁血红蛋白往往超过 50%。

预防亚硝酸盐食物中毒的措施有:避免误食亚硝酸盐,亚硝酸盐食品添加剂的使用与管理要严格执行国家标准,禁止在食品中添加工业用盐。保持蔬菜的新鲜,不吃存放过久甚至腐烂的蔬菜。剩菜不可在高温下存放长时间再食用。咸菜要腌透，至少在 20 天以上再吃。在一个时期内吃大量蔬菜时，可先在开水中焯 5 分钟，弃汤后烹调食用。不饮用过夜的温锅水。

（四）甲醇中毒

甲醇又称木醇、木酒精，为无色、透明、略有乙醇味的液体，为工业酒精的主要成分之一。甲醇是一种强烈的神经和血管毒物，对人体的毒害作用是由甲醇本身及其代谢产物甲醛和甲酸引起的，可直接毒害中枢神经系统、损害视神经，造成视神经萎缩、视力减退，甚至双目失明。

甲醇中毒一般于口服后 8~36 小时发病，症状表现为头痛、头晕、乏力、步态不稳、嗜睡等，重者有意识朦胧、谵妄、癫痫样抽搐、昏迷、死亡等。一般误食甲醇 5~10mL 可引起严重中毒，10mL 以上就有失明的危险，人的口服致死量一般为60~250mL。

造成中毒的原因多是饮用了用含甲醇的工业酒精勾兑的"散装白酒"。近年来，我国曾发生多起重大的甲醇中毒事件，如 2004 年 5 月广州发生因饮用含甲醇的散装"毒酒"造成 11 人死亡、56 人中毒住院的重大食物中毒事件。

防止甲醇中毒的措施主要有：加强食品卫生监督管理，把甲醇作为一种特殊有毒有害化学品实施严格管理，严禁其以任何方式流入食用品市场。各酒类生产经营单位必须严把进货渠道，严禁用工业酒精勾兑白酒，严禁未取得卫生许可证非法生产、销售白酒；消费者不要饮用私自勾兑和来源不明的散装白酒，以防甲醇中毒。

（五）瘦肉精（盐酸克伦特罗）中毒

瘦肉精是盐酸克伦特罗的俗称，它属于 β-肾上腺素兴奋剂，是一种用于治疗哮喘的药物。瘦肉精具有相当的毒性，用量过大或无病用药均可出现肌肉震颤、心慌、心悸、战栗、头痛、恶心、呕吐等症状，特别是对高血压、心脏病、甲亢、青光眼、前列腺肥大等疾病患者危害性更大，可能会加重病情，甚至发生意外。

我国近年曾多次发生因食用含有瘦肉精的猪肉导致的瘦肉精中毒事件。禁止在饲料中添加瘦肉精是控制该类食物中毒的根本措施。

三、有毒动植物食物中毒

（一）动物性食物中毒

1.河豚中毒

河豚中毒是指食用了含有河豚毒素的鱼类引起的食物中毒。河豚的有毒部位主要是卵巢和肝脏，其次为肾脏、血液、眼睛、鳃和皮肤。

河豚中毒的特点是发病急速而剧烈，主要症状最初为口渴、唇、舌、手指发麻，然后出现胃肠道症状，以后发展到四肢麻痹、共济失调、瘫痪，血压、体温下降，最后死于呼吸衰竭。该病死亡率较高。

预防措施:加强市场管理,严禁鲜河豚流入市场,严禁餐饮店经营河豚菜肴。加强宣传教育,不擅自食用河豚和不认识的鱼类。河豚如集中加工时,应严格按规程操作,剖腹去内脏、皮、头等含毒部位,洗净血污,经盐腌晒干后安全无毒,方可出售。

2.青皮红肉鱼引起的组胺中毒

青皮红肉鱼类是指海产鱼中的鲭鱼、鲣鱼、参鱼、鲐鱼、金枪鱼、沙丁鱼、竹荚鱼等。这些鱼中含有较多的组氨酸,当鱼体不新鲜或腐败时,经脱羧基作用强的细菌作用后,产生组胺。组胺中毒是指由于摄入含有一定数量组胺的某些鱼类而引起的过敏性食物中毒。

预防青皮红肉鱼类组胺中毒的有效措施就是在冷冻条件下贮运鱼类,防止鱼类的腐败变质。对于易产生组胺的青皮红肉鱼如鲐鱼,烹调时加入一些醋或山楂;对体型较厚的鱼在加工腌制时,应劈成两半,食盐用量不低于25%。

3.麻痹性贝类中毒

麻痹性贝毒是比较普遍且对人类健康威胁较大的一种贝毒。它是由一组毒素(石房蛤毒素及其衍生物)组成的,中毒症状是食后30分钟内嘴唇周围有刺痛感,并逐渐扩展到面部和颈部,指尖、足尖有刺痛感。头痛、晕眩、恶心、呕吐、腹泻,严重时肌肉麻痹、呼吸困难,有窒息感。严重病例在食入2~12小时会因呼吸麻痹而死亡。

贝类中的毒素用一般的食品加工方法,如蒸煮、烟熏、干燥、盐渍均不能破坏它们,从鱼肉和贝肉的表面特征也无法判断是否存在毒素。人们只能采取预防措施来防止贝类毒素中毒,要对捕捞的贝类毒性进行监测,食用贝类时应除去肝脏和胰腺。对海水养殖区、虾塘附近的水质进行监测、预报。如发生赤潮时,应对养殖的鱼贝类采取适当的保护措施。

(二)植物性食物中毒

由植物性食物引起的疾病主要为急性植物性食物中毒。有毒植物一般是指引起人和畜禽等生物毒害作用的植物。在植物性食物中毒中,有的是误食毒草、有毒果实、有毒种子而引起中毒,如毒芹、蓖麻子中毒;有些为植物本身含有某种有毒成分,必须经过烹调加工将有毒物质除去才能食用,如烹调加工不当则会引起中毒,例如食用木薯、发芽马铃薯等发生的中毒。

能引起中毒的植物主要有:曼陀罗、附子、马铃薯、山牛蒡、银杏、芥草、水晶花树、青梅、五色豆、毒水芹、铁树、马醉木、博落回、水仙、圆葱、毛地黄、刚上市的佛掌薯、各种毒蕈等。植物中的有毒成分多种多样,毒性强弱不一,植物的毒害作用主要决定于植物的物种,在植株的不同部位其有毒成分的含量也不同,有些植物只在某个特定的发育期有毒。许多植物的有毒成分经加工和烹调可去除或破坏,有的则不能。

1.植物性食物中毒分类与特点

(1)植物性食物中毒分类。

①含食物碱类植物中毒,如四季豆中毒、曼陀罗中毒等。

②含毒苷类植物中毒,如苦杏仁中毒、夹竹桃中毒等。

③含毒性蛋白类植物中毒,如蓖麻子、苍耳子中毒等。

④含亚硝酸盐类植物中毒,如某些蔬菜(如小白菜、菠菜、韭菜等叶菜类蔬菜)中含有较多的硝酸盐,而硝酸盐在一定条件下可转变成亚硝酸盐,食量过多时可引起中毒。

⑤有毒植物中毒,如酚类植物中毒(如棉酚、大麻酚)。另外,还有含内酯、萜类植物中毒及含毒成分不清的有毒植物中毒。

(2)植物性食物中毒的特点。

①植物性食物中毒主要因为误食有毒植物或有毒植物种子或因烹调加工方法不当,没有把有毒物质去掉而引起。

②不同有毒植物中引起中毒的物质很多,毒性大小差别较大,临床表现各异,救治方法不同,预后也不一样。除急性胃肠道症状外,神经系统症状较为常见和严重,如抢救不及时可引起死亡。

③植物性食物中毒以散发为主,有时集体食堂、公共饮食业也有爆发的可能。植物性食物中毒有一定的地区性和季节性。

④最常见的植物性食物中毒为四季豆中毒、毒蕈中毒;可引起死亡的有毒蘑菇、马铃薯、曼陀罗、银杏、苦杏仁、桐油等。

⑤植物性食物中毒多没有特效疗法,对一些能引起死亡的严重中毒,尽早排除毒物对中毒者的预后非常重要。

2.四季豆与豆浆中毒

在豆科植物中,多含有一些有毒有害因子,包括蛋白酶抑制剂、脂肪氧化酶、植物红细胞凝集素、致甲状腺肿素、抗维生素因子、抗微量元素因子、苷类和酮类等。

(1)四季豆中毒。

四季豆又名菜豆、豆角、芸豆、扁豆、刀豆等。在烹调时如炒煮不够熟透,其中的有害成分苷素和植物红细胞凝集素未被破坏,可能会引起食物中毒。

中毒后2~4小时出现肠胃炎症状,表现为恶心、呕吐、腹痛、头晕,少数病人有胸闷、心慌、出冷汗、手脚发冷、四肢麻木、畏寒等。四季豆中毒病程短、恢复快,预后良好。

预防豆角中毒应注意必须要炒熟、煮透,使豆角失去原有的生绿色和豆腥味后再食用。凉拌菜时,应煮10分钟以上,不可贪图其脆嫩。

（2）生豆浆中毒。

饮用未煮熟的豆浆,也可引起食物中毒。通常在食用后0.5~1小时发病,主要为肠胃炎症状。豆浆中的有害物质可能是胰蛋白酶抑制剂、皂苷等。

防止中毒的措施是把豆浆彻底煮透后再饮用。煮豆浆加热到一定程度时豆浆出现泡沫,此时豆浆还没有煮开,应继续加热至泡沫消失,豆浆沸腾,再用文火煮数分钟,以彻底破坏豆浆中的有害成分。

3.木薯、苦杏仁等含氰苷类食物中毒

苦杏仁、桃仁、李子仁、枇杷仁、樱桃仁中含有苦杏仁苷,木薯、亚麻仁中含有亚麻苦苷。苦杏仁苷和亚麻苦苷可在人体内水解后释放出氢氰酸,而引起中毒。

含氰苷类食物中毒就是因食用苦杏仁、桃仁、李子仁、枇杷仁、樱桃仁、木薯等氰苷类食物引起的中毒。

苦杏仁中毒的潜伏期短者0.5小时,长者12小时,一般1~2小时。苦杏仁中毒时,口中苦涩、流涎、头晕、头痛、恶心、呕吐、心悸、四肢无力;较重者胸闷、呼吸困难,呼吸时有时可嗅到苦杏仁味;严重者意识不清、呼吸微弱、昏迷、四肢冰冷、常发出尖叫、继之意识丧失、瞳孔散大、对光反射消失、牙关紧闭、全身阵发性痉挛,最后因呼吸麻痹或心跳停止而死亡。此外,亦有引起多发性神经炎的。

木薯中毒的潜伏期短者2小时,长者12小时,一般多为6~9小时。木薯中毒的临床表现与苦杏仁中毒的临床表现相仿。

预防此类食物中毒的措施是:如用苦杏仁加工食品时,要反复用水浸泡、清洗,经加热煮熟或炒熟后可除去毒素。木薯在食用前必须去皮洗净,煮熟后再浸泡;禁止生食木薯,不喝煮木薯的汤,不空腹吃木薯,一次也不宜吃得太多。

4.发芽马铃薯食物中毒

马铃薯又名土豆、山药蛋、洋山芋等。马铃薯的有害成分是一种茄碱,又称马铃薯毒素或龙葵素,在马铃薯的芽、花、叶及块茎的外层皮中含量较高。食用发芽或表皮变绿的马铃薯后,可发生食物中毒。

发芽马铃薯食物中毒潜伏期为数十分钟至10小时内发病。中毒症状为舌和咽部麻痒、胃部灼痛及肠胃炎症状,瞳孔散大,耳鸣,重者抽搐、意识散失,甚至死亡。

为防止马铃薯发芽,应将其存于贮干燥阴凉处,也不宜长时间日晒风吹。如发芽多或皮肉变黑绿色则不能食用;发芽不多者,可剔除至芽眼部,去皮后浸水,烹调时加点醋,以破坏残余毒素。

5.毒蘑菇中毒

毒蘑菇学名毒蕈,属大型真菌。蘑菇大多数可食,叫食用菌;少数有毒,称为毒蘑菇或毒蕈。我国现有食用菌 360 多种,毒蕈 105 种,其中能威胁生命的有 20 余种,而极毒者仅有 9 种。人们在采食野生蘑菇时,由于可食蘑菇和毒蘑菇常混杂生长,外观相似,很难区别,因而易误食发生食物中毒。1997 年 6 月底至 7 月上旬,云南思茅地区发生群众自行采食蘑菇中毒事件,共有 255 人中毒,死亡 73 人。

毒蕈的有毒成分较为复杂,主要有胃肠毒素、神经和精神毒素、血液毒素、毒蕈溶血素、原浆毒素等。

毒蕈中毒后的临床症状也较为复杂,以中毒性肝肾损害型死亡率为高。预防毒蘑菇中毒方法主要是避免误食,切勿采集不认识或未吃过的蘑菇,最好是在有识别毒蘑菇经验的人员指导下进行采摘。野生鲜蘑菇在食用前要在沸水中煮 5~7 分钟后,弃去汤汁,用清水漂洗后再食用。

四、真菌毒素食物中毒

(一)霉变谷物中呕吐毒素食物中毒(赤霉病麦食物中毒)

呕吐毒素又称脱氧雪腐镰刀菌烯醇,是造成霉变食物中毒的主要霉菌毒素,主要存在于赤霉病麦、霉变小麦、霉变玉米中。赤霉病麦引起的食物中毒多发生在麦收季节(5~7 月),霉变小麦和霉变玉米食物中毒则可发生在任何季节。

霉变谷物中呕吐毒素食物中毒潜伏期一般为 0.5~2 小时,短者 10~15 分钟,长者 4~7 小时。主要症状有胃部不适、恶心、呕吐、头痛、头晕、腹痛、腹泻等症状,还可有无力、口干、流涎,少数患者有发烧、颜面潮红等。

预防措施主要有:加强田间管理和储存期的粮食防霉管理;对已经发生赤霉病麦的粮食则应设法去除或减少粮食中病粒或毒素,如分离病麦、碾磨去皮等。

(二)变质甘蔗食物中毒

霉变的甘蔗外观色泽不好,尖端和断面有白色或绿色絮状、绒毛状菌落,切开后,甘蔗断面呈浅黄色或棕褐色甚至灰黑色,原有的致密结构变得疏松,有轻度的霉变味或酒糟味,有时略有辣味。

发霉变质的甘蔗引起的食物中毒多发生在 2~4 月,是由节菱孢霉菌产生 3-硝基丙酸毒素导致食物中毒。变质甘蔗食物中毒重症病人多为儿童,严重者 1~3 天内死亡,幸存者常常留有终身残废的后遗症。

变质甘蔗食物中毒潜伏期短者 10 分钟,长者十几小时。主要症状有:呕吐、头昏、视力障碍、眼球偏侧凝视、阵发性抽搐,抽搐时四肢强直、弯曲、内旋、手呈鸡爪状、昏迷。

预防霉变甘蔗中毒,要禁止销售和食用霉变甘蔗。甘蔗必须在成熟后收获,并注意防冻。在贮存过程中,应注意防霉,贮存时间也不能过久。

第二节　食物过敏

机体对一般外来物质具有天然的抵抗能力,其中包括免疫反应和机体消化道的正常消化、吸收和排泄过程。人体天生的免疫反应机制会将食物中未被消化的蛋白质和多肽等作为抗原,由于抗原可以刺激淋巴细胞活化产生抗体(又称免疫球蛋白、如 IgG、IgE、IgM 和 IgA 等)或免疫细胞因子,而相应的细胞和抗体就会和特异性抗原发生结合反应,称为免疫反应。然而,如果人体对某些外来食物成分的反应过火或对某些蛋白质以及某些食物成分缺乏消化能力,就会产生食物不良反应。

一、食物过敏与食物不耐受

(一)食物过敏

食物过敏(又称食物超敏反应或食物变态反应)是食物引起机体对免疫系统的异常反应。当食物进入人体后,即使是很少量,机体也会产生这种异常的免疫反应,涉及各种免疫病理过程,伴随各种临床症状。假定一个人在吃了鱼虾、花生或者饮用一杯牛奶后出现呕吐、呼吸急促、接触性荨麻疹等,就是发生了食物过敏。当人吃进对其致敏的食物几分钟到两小时内会出现典型症状,包括口腔发痒、喉舌肿胀、呼吸困难、荨麻疹、呕吐、腹部绞痛、腹泻、血压下降、失去知觉,甚至死亡。

常见的食物过敏疾病有:

(1)严重过敏反应。皮肤症状有荨麻疹、血管性水肿或麻疹样皮疹;消化道症状如唇、舌和上腭发痒和肿胀,拒食,嗜食,呕吐,腹泻或便秘,拒食是因为口腔黏膜在接触食物致敏原后产生了接触性荨麻疹样改变,口腔黏膜、舌及咽部产生了极度不适感所致;呼吸道症状有鼻过敏症状、喉水肿和哮鸣等。

(2)变应性嗜酸粒细胞胃肠病。临床症状与肠壁嗜酸粒细胞浸润程度有关,患者常表现为饭后恶心和呕吐、腹疼、间歇性腹泻,成人有体重减轻,幼婴儿出现生长发育停滞。本病常见于 6~18 个月的婴儿。

(3)婴儿肠绞痛。表现为婴儿阵发性烦躁不安、极度痛苦地喊叫、腿蜷缩、腹胀、排气多,婴儿一般于 2~4 周发病,到 3~4 周痊愈。

(4)依赖食物的运动诱发严重过敏反应。在进食如虾、甲壳类、蔬菜、水果或软体动物后进行运动,会引起严重过敏反应,如不运动就不会诱发过敏症状。

(5)口腔变态反应综合征。花粉过敏的患者在进食某种或几种水果或蔬菜几分钟后,口咽部如唇、舌、上腭和喉发痒和肿胀,很少累及其他靶器官,症状消失也快。

全球范围内约有 2% 的成年人和 4%~6% 的儿童患有食物过敏症。据 1991—

2001 年在亚洲进行的若干项调查显示,儿童食物过敏症的发生率达 5%~10%,如儿童对牛奶的过敏症,国外报道发病率在 0.3%~7.5%。

(二)食物不耐受

食物不耐受(又称食物耐受不良)是不涉及免疫系统过敏反应的食物不良反应,如有人对所吃食物产生胀气、打嗝或不愉快的反应。食物的非免疫反应分为毒性反应和不耐受,与食物摄入量的多少有关。

常见的食物不耐受有:蔗糖酶-异麦芽糖酶缺乏症,即不耐受蔗糖症,表现为急性腹泻。乳糖酶缺乏症,即不能吸收乳糖,引起部分人乳糖不耐受,表现为肠鸣、腹痛、排气和渗透性腹泻等症状。粥样泻(乳糜泻),致敏原是小麦或麦中的麦胶蛋白(俗称面筋),多见于欧洲,症状为慢性腹泻、呕吐。葡萄糖-半乳糖吸收不良,症状为腹泻,甚至发生脱水及酸中毒。脂肪泻,因脂肪的消化吸收不良而发生的腹泻。

食物不耐受虽不是食物过敏,但在不知道有食物不耐受的情况下是不易与食物过敏相区别的。如机体因为缺乏乳糖代谢酶,在喝牛奶后会出现腹痛、腹泻的症状,即为乳糖不耐受症,可是有时也会出现类似牛乳过敏的症状。

二、食物致敏原

食物致敏原是指能引起免疫反应的食物抗原因子。几乎所有的食物致敏原都是蛋白质,大多数为水溶性糖蛋白。每种食物蛋白质可能含有几种不同的致敏原。一般来说,某种食物的致敏原强弱与其对特异 IgE 结合能力及其致敏原在食物蛋白中的浓度有关。食物致敏原有以下特点:

1.任何食物(包括萝卜在内)都可诱发变态反应

小儿常见的食物致敏原有牛乳、鸡蛋、大豆等,其中牛乳和鸡蛋是幼儿最常见的致敏原,它们具有强致敏性。1 岁以下的婴儿,鸡蛋是常见引起荨麻疹的原因,其次是牛乳;对于学龄前儿童,花生和坚果较常见,而鱼和贝类过敏一般到年长一些才发生。鸡蛋、牛乳、花生和海味食品具有强致敏原性。虽然任何食物均可以致敏,但 90% 的过敏反应是由少数食物引起。成人为花生、坚果、鱼和贝类,幼儿为牛乳、鸡蛋、花生和小麦。

2.食物中仅部分成分具致敏原性

牛乳含有 20 多种能诱发产生抗体的蛋白质成分,其中只有 5 种具有致敏原性。鸡蛋蛋清中含有 23 种糖蛋白,但只有卵白蛋白、类黏蛋白和卵转铁蛋白为主要致敏原。

3.食物致敏原的可变性

加热可使大多数食物的致敏原性降低,但有些食物烹调后致敏原性不变甚至增加。一般胃的酸度增加和消化酶的存在,可减少食物的致敏原性。

4.食物间存在交叉反应性

有一半牛乳过敏者也对山羊奶过敏,对鸡蛋过敏者也可能对鸟蛋过敏,但在牛乳和牛肉、鸡蛋和鸡肉之间不存在交叉反应。患者对花粉过敏也可能对水果蔬菜过敏,对大豆过敏也可能对豆科植物如扁豆、花生、苜蓿过敏。

5.对食物的中间代谢产物过敏

对蛋白胨或多肽等中间代谢产物过敏的患者出现症状较晚,一般在进食后2~3小时,但这种过敏情况较少见。

三、食物过敏的预防

1.避免食物致敏原

避免再进食已确定的致敏原是最有效的防治手段。年长儿和成人在确诊后,从食物中排除该食物致敏原,其敏感性也会消失,约有1/3的儿童和成人避食致敏原1~2年后,其临床症状消失。

有麸质致敏肠病(GSE)的患者要终身禁食未完全去除谷胶(即面筋)的食物。避食食物要有的放矢,就是要针对性强,如鸡蛋最容易致敏的部分是蛋清,这样就可食用蛋黄而避食蛋清部分。如不加选择地提出让患者长期不吃牛乳及一切鸡、鸭、鱼、蛋、肉的建议,会使患者造成蛋白质和营养素的缺乏,这给正在生长发育中的婴幼儿带来更大的危害(尤其在诊断未明确之前)。一般6~12个月后小儿对大部分食物致敏原的敏感性消失,此时可试进食,以观察决定是否继续排除该食物,若为阳性,以后每12个月可少量试食观察一次,但重症者除外。

生的食物一般都较熟的食物更易致敏,烹调或加热可使大多数食物抗原失去致敏原性,但食物的强致敏原却耐热。

有患特应性疾病高度危险的小儿(指父母一方或双方患特应性疾病),特别是生后最初3~6个月,鼓励母乳喂养。因为牛乳变态反应与父母的特应性有关,母乳喂养可以大大地减少牛乳变态反应的发生。由于食物致敏原可能通过母乳传递,乳母和婴儿都应避食主要过敏原性食物(如牛乳、鸡蛋等),辅助食品添加也要延迟,这样可减少或延迟食物变态反应的发生。对牛乳过敏者可寻找其代用品,如牛乳的酪蛋白和乳清的水解产物,若选大豆作为牛乳代用品则应谨慎,因为多达30%~40%的患儿将会对大豆过敏。

2.致敏食物的标志

食品致敏性标志是避免食物致敏原引起的食物过敏反应的唯一办法。从2000年起,美国FDA要求食品加工企业对易引起过敏的食物成分加以标识。这为食物过敏者提供了有效的帮助。FDA重点检查8类最常见的食物致敏原:牛乳、鸡蛋、鱼、小麦、树果、花生、大豆和贝壳类（如虾、蟹）。据估计,这些食品中蛋白引起的过敏占美国人过敏反应的80%。

食物致敏原的标志已经成为许多国家法规的强制性要求,欧盟也开始要求致敏原标志。我国现在还没有实现这一制度,但在转基因食品卫生管理办法中已经要求转基因食品如果是来自致敏原的,需要进行致敏性标识。

第三节 常见传染病与寄生虫病

一、传染病基本概念

传染病是由各种致病性病原体所引起的一类疾病,具有传染性和流行性,可在人与人之间、动物与动物之间相互传播。传染病可在短时间内在局部人群中引起爆发或流行,严重的会造成大范围内流行甚至是世界性大流行。传染病是危害人类健康、威胁人类生命安全的一个重要的社会卫生问题。

(一)传染病流行的基本环节

1.传染源

传染源是指在机体内有病原体生存和繁殖,并能向外界排出的人和各种动物。病人和病原携带者(健康携带者)是主要传染源;此外,受感染的动物也可以将动物传染病传给人类。

2.传播途径

(1)空气飞沫传播。当病人呼吸、咳嗽或打喷嚏时,含有病原体的飞沫可被易感者吸入而感染。如传染性非典型性肺炎(SARS)、流行性感冒等的传染。

(2)经水传播。饮用受到病原体污染且又未经消毒的水后,可造成传染病的流行,如霍乱、伤寒、痢疾、甲型肝炎都可经水传染。有些传染病如血吸虫、钩端螺旋体则是通过受病原体传染的水而传播的。

(3)经食物传播。所有肠道传染病和食源性寄生虫病都可通过污染的食物传播。如被沙门氏菌、肝炎病毒、肠道寄生虫等病原体污染的食品所引起的传染病。

(4)接触传播。接触传播有直接接触和间接接触两种类型。直接接触是通过传染源与易感染者直接接触造成的传染,不通过中间媒介,如狂犬病。间接接触是指通过食具、手、生产工具、日常生活用品引起传播,这也是肠道传染病的一个重要传播途径。输血、吸毒所使用的针头、血液制品均是艾滋病传播的重要途径。

(5)生物媒介传播。蚊、蝇、蚤、螨等生物体表或体内可寄生或附着某些病原体,通过食物、饮水或借其吸血活动传播伤寒、痢疾、霍乱等传染病和旋毛虫病等寄生虫病。节肢动物、嗜齿动物可机械性地携带病原体,通过这些动物的排泄物或叮咬、吸血等方式而传播某些传染病和寄生虫病。

(6)经土壤传播。有些肠道寄生虫卵(如蛔虫、钩虫卵)须在土壤中才能发育成感染期蚴,经口或皮肤引起感染。土壤还可成为炭疽菌芽孢长期保存的场所。

3. 易感人群

易感人群是指对某些传染病缺乏免疫力而容易感染的人群。机体感染病原体后会产生一定的抗体,免疫力的强弱因病原体不同而异,如患有伤寒和副伤寒的患者可获得很强的免疫力,成为终身免疫。而痢疾的免疫力弱。有些易感人群可通过人工接种疫苗而获取免疫力,如接种乙肝病毒疫苗。

(二)传染病的分类

根据我国国情,考虑各种传染病的传染性、传播速度、流行强度及所造成危害的严重程度,我国将 39 种急性和慢性传染病列为法定管理传染病,并划分为甲类(2 种)、乙类(26 种)和丙类(11 种)。

甲类传染病为强制性管理传染病,包括鼠疫、霍乱。

乙类传染病为严格管理传染病,包括:传染性非典型肺炎(严重急性呼吸综合征)、艾滋病、病毒性肝炎、脊髓灰质炎、人感染高致病性禽流感、甲型 H1N1 流感、麻疹、流行性出血热、狂犬病、流行性乙型脑炎、登革热、炭疽、细菌性和阿米巴性痢疾、肺结核、伤寒和副伤寒、流行性脑脊髓膜炎、百日咳、白喉、新生儿破伤风、猩红热、布鲁氏菌病、淋病、梅毒、钩端螺旋体病、血吸虫病、疟疾。

丙类传染病为监测管理传染病,包括:流行性感冒、流行性腮腺炎、风疹、急性出血性结膜炎、麻风病、流行性和地方性斑疹伤寒、黑热病、包虫病、丝虫病,除霍乱、细菌性和阿米巴性痢疾、伤寒和副伤寒以外的感染性腹泻病、手足口病。

(三)传染病的预防原则

国家对传染病实行预防为主的方针,防治结合,分类管理。从我国目前的传染病流行情况来看,以肝炎和肠道传染病为多发,因此,对水、食品和粪便进行重点管理与监督,对传染病的预防和控制发挥重要的作用。

传染病预防是控制传染病发生和流行的重要措施。根据《传染病防治法》和《传染病防治法实施办法》,对传染病的预防可采取如下措施:

(1)开展传染病预防知识和防治措施的卫生健康教育。

(2)积极开展爱国卫生活动,消除各种传染病传播媒介。如消除鼠害、蚊蝇等病媒昆虫、钉螺的危害,以及其他传染病的或者患有人畜共患传染病的动物的危害。

(3)加强管理和改善公共卫生状况。生活饮用水必须符合国家《生活饮用水卫生标准》。有计划地建设和改造公共卫生设施。城市应当按照城市环境卫生设施标准修建公共厕所、垃圾粪便的无害化处理场和污水、雨水排放系统等公共卫生设施。农村应当逐步改造厕所,对粪便进行无害化处理,加强对公共生活用水的卫生管理,建立必要的卫生管理制度。饮用水水源附近禁止有污水。

（4）做好计划免疫工作。国家实行有计划的预防接种制度。适龄儿童应当按照国家有关规定,接受预防接种。

（5）严格各项卫生制度。如被甲乙类传染病病原体污染的污水、污物、粪便,有关单位和个人必须在卫生防疫人员的指导监督下按要求进行处理。从事饮水、饮食、整容、保育等易使传染病扩散工作的从业人员,必须按照国家有关规定取得健康合格证后方可上岗。

（6）强化疾病监测体系,严格执行疫情报告制度,并按规定及时通报和公布疫情。

（7）制定传染病防治应急处理预案,确保一旦发生疫情,能及时采取有效措施,迅速控制和扑灭疫情。

（8）在传染病爆发、流行区域,政府应当根据传染病疫情控制的需要,组织相关部门采取下列预防、控制措施:①对病人进行抢救、隔离治疗;②加强粪便管理,清除垃圾、污物;③加强自来水和其他饮用水的管理,保护饮用水源;④消除病媒昆虫、钉螺、鼠类及其他染疫动物;⑤加强对易使传染病传播扩散活动的卫生管理;⑥开展防病知识的宣传;⑦组织对传染病病人、病原携带者、染疫动物密切接触人群的检疫、预防服药、应急接种等;⑧供应用于预防和控制疫情所必需的药品、生物制品、消毒药品、器械等;⑨保证居民生活必需品的供应。

二、常见的食物传播型传染病

（一）病毒性肝炎

病毒性肝炎又称传染性肝炎,它不仅是我国严重的公共卫生问题之一,而且也是值得关注的社会问题。在我国法定报告的传染病中,多年来也一直以病毒性肝炎的发病率高居首位。引起病毒性肝炎的病毒目前认为有甲、乙、丙、丁、戊、己、庚等7种类型病毒,其中以乙型肝炎流行最为严重。

1.甲型肝炎

甲型肝炎病毒(HAV)通常由粪便排出体外,通过污染的手、水、食物、食具等经口传染,以日常接触为主要传播途径,多呈散发流行,亦可通过污染的水和食物引起暴发流行。1987年12月至1988年2月,在我国上海地区甲肝大规模暴发流行,感染者达31万人,死亡47人,患病原因就是人们食用了从污染水域捕获的未熟透毛蚶。

1992—1995年全国病毒性肝炎血清流行病学调查显示,甲型肝炎病毒感染率为80.9%,推算我国约有9.7亿人感染过甲型肝炎。

甲型肝炎的流行以秋冬为主,春季也有发生。人群对病毒性肝炎普遍易感,感染后不一定都有明显的临床症状。甲型肝炎发病初期病情发展迅速,常有发热、上消化道和上呼吸道症状。甲型和戊型肝炎预后良好。

2.乙型肝炎

乙型肝炎流行对人民健康危害严重,部分乙型肝炎病毒携带者将发展为肝病、肝硬化患者,少部分慢性肝病患者还会转变为肝细胞癌。乙型肝炎流行也给家庭和社会造成沉重的社会经济负担,我国每年用于肝炎和肝病医疗、保健的费用开支巨大,乙型肝炎也是贫困地区因病返贫、因病致贫的一个重要因素。另外,乙肝病毒携带者在入托、入学、就业、婚姻等方面受到很大影响,引起一系列社会问题,已逐渐引起人们的关注。

全球感染乙型肝炎病毒人数为 20 亿,我国为 6.9 亿;全球乙型肝炎病毒表面抗原携带者为 3.5 亿,我国为 1.2 亿,由此可见我国乙型肝炎流行的严重性。我国乙型肝炎病毒感染率在 57.6%,乙肝病毒携带率为 9.8%。我国每年报告乙型肝炎新发病例约 50 万,约占全国甲、乙类传染病报告发病总人数的 1/4。据调查,全国现有患慢性病毒性肝炎患者约 2000 万人,每年死于与乙型肝炎相关的肝病约 28 万人,其中 50% 为原发性肝细胞癌。乙型肝炎没有明显的周期性和季节性。

乙型肝炎的主要传染源是病人和乙型肝炎抗原携带者。乙型肝炎病毒(HBV)颗粒的外层含有乙型肝炎表面抗原(HBsAg),又称澳抗。HBsAg 在临床上检验只能说明有感染,并不一定说明有病。乙型肝炎是经血传播的危害严重的病毒性传染病。乙型肝炎的传播途径主要包括,母婴传播、医源性传播、性传播。唾液、乳汁等体液不会通过完整的皮肤和黏膜传播乙型肝炎病毒。没有证据表明乙型肝炎病毒可经过共餐、蚊子叮咬及日常生活的接触进行传播。

乙型肝炎起病可急可缓,并伴有周身乏力、食欲不振、恶心、呕吐、便秘或腹泻等症状。黄疸型病人的皮肤、角膜发黄,肝肿大、肝区疼痛,尿黄等。无黄疸型病人常有疲倦、右上腹不适,消化不良,体重减轻,不想吃油腻食物等。乙型肝炎易演变为慢性,并可进展为肝硬化,与原发性肝癌有关。

3.预防措施

(1)加强卫生健康教育,搞好个人卫生。

(2)加强传染源管理,切断传播途径。对各型病人和病毒携带者加强管理,做到早发现、早诊断和早隔离。加强饮用水及食品卫生监督管理,确保饮水、食品安全。搞好环境卫生,并处理好粪便、垃圾、污水,消灭苍蝇。

(3)食品要加热并煮熟、煮透,不吃半生不熟的食物,不生吃海鲜;用器具处理食品,减少手与食品直接接触的机会。

(4)预防乙型肝炎病毒感染的主要措施是新生儿普遍接种乙型肝炎疫苗,学龄前儿童及高危人群也接种乙型肝炎疫苗。使用一次性或自毁式注射器,献血人员筛查也可有效防止乙肝传播。

(二)霍乱

霍乱是由 O1 群和 O139 群霍乱弧菌引起的急性肠道传染病,霍乱的流行严重影响人民的健康和危及生命,是我国法定管理的甲类传染病之一。

霍乱弧菌是弧菌属的一个种,依据菌体(O)抗原的不同,该菌至少有 155 个不同的 O 血清群。作为国际检疫传染病,霍乱的病原诊断以检出 O1 群或 O139 群霍乱弧菌为准。

霍乱是人类传染病,病人和带菌者是传染源。霍乱的流行一般以沿海地区为主,在内地、高原和山区也有发生、流行和暴发。该病全年均有病例发生,流行季节一般在 5—11 月,流行高峰在 7—9 月。流行形式有迁延型散发和暴发。霍乱可经水、食物、生活接触、苍蝇等途径传播,其中水体是主要传播途径。

潜伏期绝大多数为 1~2 天,可短至数小时或长达 5 天。大多数病例起病急,无明显前驱期,仅少数患者起病较缓,发病前可有头昏、疲倦、腹胀和轻度腹泻等前驱症状。霍乱临床上起病突然,多以剧烈腹泻开始,继以呕吐,少数先吐后泻,大多无腹痛,亦无里急后重,少数有腹部隐痛或腹部饱胀感,个别可有阵发性绞痛。严重的泻吐可导致病人脱水及电解质平衡失调,如治疗不及时或治疗不当,病人很快死亡。根据病情程度,霍乱可分为轻型、中型、重型及中毒型(干型病毒)。

预防霍乱的措施有:

(1)积极开展卫生宣传教育。养成良好的卫生习惯,不喝生水,不吃生冷、变质的食物,生、熟食品要防止交叉污染,生、熟炊具要分开,严把病从口入关。

(2)改善饮用水条件,实行饮水消毒。做好粪便贮存、污水排放和垃圾处理,做到粪便、垃圾无害化。

(3)加强食品卫生监督、管理。加强对饮食行业、农贸集市、集体食堂的卫生管理,对市售食品进行经常性卫生检查和监督。

(4)加强疫情监测,做好疫情报告。每年夏秋季要做好水体、环境、食品的监测,以便及时发现污染源。要健全腹泻门诊,以便及时发现、隔离、治疗病人,防止疫情扩散。

(三)细菌性痢疾

细菌性痢疾又称菌痢、赤痢,是由志贺氏菌属的痢疾杆菌引起的一种常见的以腹泻为主要症状的肠道传染病,是我国的多发病之一。

细菌性痢疾的主要临床表现为发热、腹痛、腹泻、里急后重、脓血样大便,有的伴有发热症状。中毒型急性发作时,可出现高热并出现感染性休克症状,有时出现脑水肿和呼吸衰竭。

痢疾杆菌的传染源为病人及带菌者,其传播途径复杂,可通过水、食物和生活接触等途径传播。该病呈常年散发,水和食物型暴发流行多见于夏秋季以及灾后水源受粪便严重污染的地区。苍蝇污染食物的机会很多,在本病的传播中亦起重要作用。生活接触是非流行季节散发的主要途径,但在卫生条件恶劣的情况下也可形成暴发。

细菌性痢疾的预防措施主要是管好传染源及切断各种传播途径。对各型病人和带菌者加强管理,做到早发现、早报告、早隔离、早治疗。对一些重点行业(如饮食、饮水、托幼、公共服务行业等)从业人员带菌者应及时发现并调离工作,经彻底治疗后,方可恢复原工作。加强饮水及食品卫生监督管理,确保饮水、食品安全。搞好环境卫生,处理好粪便、垃圾、污水,消灭苍蝇。加强卫生宣传教育,搞好个人卫生,改变不卫生的生活习惯。

三、常见的人兽共患传染病

人兽共患的传染病是指在人类和脊椎动物之间自然传播的疾病和感染。据不完全统计,自然疫源性疾病有 178 种。人畜共患传染病包括:鼠疫、流行性出血热、狂犬病、钩端螺旋体病、布鲁氏菌病、炭疽、流行性乙型脑炎、黑热病、包虫病、血吸虫病等。近年引起人们高度关注的动物疫病还有疯牛病、高致病性禽流感、口蹄疫等。

1.疯牛病

疯牛病(BSE)是牛的脑部出现致命的海绵状脑病,被认为是牛的一种新神经系统疾病,并具有传染性。疯牛病是人类破坏自然生态食物链的恶果,科学家认为导致疯牛病的根源是因为在牛等家畜饲料中添加动物肉骨粉。

从 1986 年 11 月英国发生首例疯牛病后不到 20 年工夫,疯牛病就扩散到了欧洲、美洲和亚洲的几十个国家。英国是发生疯牛病最多的国家,1999 年统计占总发病数的 99%。到 2000 年 7 月,英国超过 34 000 个牧场的 17.6 万多头牛感染了此病。截止到 2002 年,英国共屠宰病牛 1100 多万头,经济损失达数百亿英镑。疯牛病不仅使牛养殖业和牛肉制品加工业遭受巨大损失,也使以牛源物质为原料的化妆品和医药产业受到严重影响。

如果人食用了混杂有疯牛病脑部和脊髓的肉制品,或与疯牛接触就会患上人类形态的疯牛病,称新型克雅氏症(vCJD),其潜伏期在 15 年左右,患者死亡率100%。人患者脑部会出现海绵状空洞,先是表现为焦躁不安,后导致记忆丧失,身体功能失调,最终精神错乱甚至死亡。

人类可传播性海绵状脑病有克雅病(CJD)、散发性 CJD、家族遗传性 CJD、医源性 CJD、库鲁病、GSS 综合征、致死性家族性失眠症、vCJD。克雅氏病患者以年轻人为主,发病时间平均为 14 个月。截至 2003 年底累计已有至少 137 人死于新型克雅氏病,其中多数病例在英国。目前还没有科学论据能够证明食用感染了疯牛病的牛肉同患克雅氏病有直接联系,但为防万一,各国政府禁止出售、食用感染疯牛病的牛肉。

2.人感染高致病性禽流感

禽流感(AI)是指由禽流感病毒引起的一种人、禽(家禽和野禽)共患的急性传染病。根据禽流感致病性的不同,可以将禽流感分为高致病性禽流感、低致病性禽流感和无致病性禽流感。禽流感多是由 A 型病毒引起,一般由高致病性 H5 和 H7 两种亚型引起。由 H5N1 血清型引起的禽流感称高致病性禽流感,发病率和死亡率都很高,危害巨大。被世界动物卫生组织列为 A 类动物疫病,我国将其列为一类动物疫病。

1997 年香港曾出现禽流感 H5N1 和 H9N2 感染的人群,造成 6 人死亡。2003年 11 月至 2004 年 3 月,亚洲部分国家暴发了大规模的高致病性禽流感。在几个月中,亚洲共有 1 亿多禽类或者是死于此种疾病,或者是被扑杀。因感染禽流感 H5N1 病毒,越南死亡 16 人,泰国死亡 5 人。

禽流感的传染源主要是感染了病毒的鸡、鸭。人类直接接触感染病毒的家禽及其粪便可能会受到感染。此外,通过飞沫及接触呼吸道分泌物也可传播。到目前尚没有证据表明禽流感病毒可以在人类之间传播。禽流感病毒不耐热,100℃加热 1 分钟或 60℃~70℃加热 2~10 分钟就可将其灭活,病毒对紫外线照射及汞、氯等常用消毒液也很敏感。

禽流感病毒感染后可以表现为轻度的呼吸道症状、消化道症状,死亡率较低;或表现为较严重的全身性、出血性、败血性症状,死亡率较高。这种症状上的不同,主要是由禽流感的毒型决定的。

人类患禽流感后,早期症状与其他流感非常相似,主要表现为高热(大多持续在 39℃以上)、咳嗽、咽痛、头痛、全身不适,部分患者可有消化道症状,一些患者胸部 X 线检查可有单侧或双侧肺炎表现,严重时可出现多种器官衰竭,以致死亡。

流行病学调查证明禽流感为水平传播,切断它的传播途径就可控制该病的流行蔓延。预防高致病性禽流感应保持良好的个人卫生习惯,勤洗手,保持室内空气流通;注意饮食卫生,进食禽肉、蛋类要彻底煮熟,加工、保存食物时要注意生熟分开;公众特别是儿童应尽量避免密切接触家禽和野禽(鸡、鹅、鸭,鸟等);接触禽类及其蛋类、粪便后,用皂液和流水洗手。

禽流感疫情发生后,要采取有力的防控措施,必须对疫区周围 5 公里范围内的所有易感禽类实施疫苗紧急免疫接种;将疫点及其周围 3 公里的家禽全部捕杀、深埋,其污染物做好无害化处理。同时在疫区周围应建立隔离带,控制疫情蔓延。这样可尽快扑灭疫情,消灭传染源,减少经济损失。

3.炭疽病

炭疽病是由炭疽杆菌引起的急性、烈性传染病。炭疽杆菌对人畜危害极大,马、牛、羊等家畜易为感染。人可通过皮肤接触感染,或吸入炭疽杆菌芽孢,也可由被污染的食品感染。

炭疽杆菌侵入人体后潜伏期一般为 3~5 天,根据感染炭疽杆菌的途径,其临床症状可分为肺炭疽、皮肤炭疽和肠炭疽三种类型。猪感染炭疽后,表现为慢性局部炭疽,病变在颈部颌下,喉与肠系淋巴结,剖面呈砖红色、肿胀、质硬。宰前一般无症状。

炭疽病是一种难以根除的自然疫源性疾病,一旦发生畜疫,其污染场所就变成了长期的芽孢滋生地,形成疫源地。而对疫源地的消毒,至今仍是世界性的难题。到目前为止,人们还没有对付炭疽感染的有效办法。

牲畜发现炭疽疫情后,必须在 6 小时内对病畜进行隔离,并进行消毒处理。病畜一律不准屠宰解体,应密封化制处理。否则,解剖后在空气中数小时即可形成芽孢。

2001 年美国"9·11"恐怖袭击事件后,连续出现了用夹有炭疽杆菌白色粉末的信件传播炭疽热感染的"生物恐怖"事件,造成了 12 人死亡。

4.布氏杆菌病

布氏杆菌病是由布氏杆菌引起的急性或慢性传染病。羊、牛、猪、骆驼、马、犬都是人类生病的传染源,可经皮肤黏膜、消化道和呼吸道传染。

人患布氏杆菌病的主要症状有:发热、多汗、关节痛、肝脾肿大等,其神经系统症状主要有头痛、失眠、坐骨神经痛和多发性神经炎等,发病初期还出现皮疹,主要分布于躯干和四肢,此外,还有淋巴结肿大、食欲不振、恶心、呕吐等多样性症状。

感染布氏杆菌病畜的肉品及内脏均应经高温处理或盐腌等无害化处理后再食用。防治布氏杆菌病的基本措施是控制和清除污染源,切断传播途径和保护易感人群及畜群。

5.口蹄疫

口蹄疫是由口蹄疫病毒引起的一种接触性急性传染病,牛、羊、猪等偶蹄动物易于感染。病畜发病时,动物的唇和蹄上长满水疱,同时伴有发烧、食欲不振等症状,患病动物体重大幅下降。口蹄疫本身并不会导致死亡,但为防止其传播,通常采取屠宰患病动物等方法。

口蹄疫很少会传染给人类,但是接触患病动物的人也有可能被传染。人主要通过食用生乳或未消毒的畜产品以及接触病畜而感染。

凡患口蹄疫的同群牲畜应立即屠宰。应加强屠宰前的兽医检疫,体温增高的病畜其肉部、内脏及副产品应高温处理;体温正常的病畜体,去骨经排酸后可食用。

四、食源性寄生虫病

1.绦虫病和囊尾蚴病

绦虫病的病原体为猪带绦虫,又称猪肉绦虫或有钩绦虫,是我国主要的食传性寄生绦虫。猪带绦虫的幼虫囊尾蚴呈包囊状,俗称"囊虫"。猪带绦虫和囊尾蚴都可以寄生在人体内,寿命长达25年以上。

米猪肉就是猪带绦虫的幼虫猪囊尾蚴寄生于猪肌肉中(猪囊尾蚴病)所形成的特有米粒样椭圆形包囊的猪肉。人如果食用了未经煮熟的患有囊尾蚴病的猪肉,囊尾蚴可在人体肠壁发育为成虫(绦虫),使人患绦虫病。人患绦虫病后可长期排出孕卵节片,猪食后可得囊尾蚴病,造成人畜间相互感染。

囊尾蚴可使人得绦虫病,病人出现贫血、消瘦、腹痛、消化不良、腹泻等症状。也可使人感染囊尾蚴病,囊尾蚴寄生在人体肌肉中可出现酸痛、僵硬;寄生于脑内可出现神经症状,抽搐、癫痫、瘫痪甚至死亡;寄生于眼中会压迫眼球,出现视力下降,甚至失明。

控制和预防绦虫病和囊尾蚴病的措施有:建圈养猪,加强粪便无害化处理,控制人畜互相感染。注意个人卫生,生熟要分开,不吃生的或半生的猪肉及其制品。加强肉类检验,防止米猪肉上市。

2.旋毛虫病

旋毛虫是一种很细的线虫,多寄生于猪、狗、猫和鼠及野生动物体内的膈肌、舌肌和心肌。动物患病后无明显症状,宰杀后能发现钙化的包囊或针尖大小的灰色小结节。旋毛虫病是人食用了未煮熟透、带有旋毛虫的病肉后而感染。幼虫在人体内可发育为成虫,成虫在肠黏膜内寄生并产生大量的新幼虫。

患者常见症状有恶心、呕吐、腹痛、腹泻、高烧,眼睑、面部,甚至全身水肿,局部或全身肌肉疼痛,皮肤出现皮疹等。其他常见的有结膜炎、急性动脉内膜炎、心肌炎、咳嗽、咯痰等症状。幼虫进入脑脊髓,还可引起头痛、头晕等脑膜炎样症状。

旋毛虫病有时能形成地方性流行病,在临床诊断和治疗上均较困难。因此,应加强肉品卫生检验检疫,做好预防工作;加强卫生宣传教育,不吃未熟透的肉,特别是猪肉、狗肉及其他野生动物肉。

3.中华枝睾吸虫病

中华枝睾吸虫病简称华枝睾吸虫。其中间宿主为蜗牛和淡水鱼类,而狗、猫等野生动物和人为其终宿主,成虫寄生在肝的胆管内。

中华枝睾吸虫病患者以疲乏、上腹不适、消化不良、腹痛、腹泻、肝肿大、黄疸和水肿等症状较为常见,重者可引起腹水。胆道内成虫死亡后的碎片和虫卵也可形成胆结石的核心而引起胆石症。

中华枝睾吸虫病的预防主要以切断传播途径为主。不吃生的或不熟的鱼虾，改进烹调方法和改变饮食习惯，注意分开使用切生熟食物的菜刀、砧板及器皿。不用生鱼喂猫、犬。合理处理粪便，改变养鱼习惯。

4.肺吸虫病

肺吸虫病是肺吸虫（又称卫氏并殖吸虫）寄生于人肺脏内的一种寄生虫病。肺吸虫的发育过程经过两个中间宿主，第一中间宿主为淡水螺类如川卷螺，第二中间宿主为淡水蟹（溪蟹）或喇蛄（螯虾），终末宿主是人及其他肉食哺乳动物。人体感染肺吸虫的主要方式是生食或半生食含囊蚴的溪蟹或喇蛄。此外，可因活囊蚴污染食具、手和饮水而造成感染，或者食用感染肺吸虫病的动物肉而感染。

肺吸虫病常见症状有食欲不振、乏力、消瘦、低热、荨麻疹等。因虫体所侵害的部位不同，其对局部组织的破坏而造成的特征性病灶，即肺吸虫囊肿的表现也不同。如成虫寄生在肺脏，则以咳嗽、胸痛、咯血痰或铁锈色痰（痰中带虫卵）为主要症状。

预防措施主要有：加强卫生宣传教育，做好饮食、饮水卫生，不生食或半生食溪蟹、喇蛄等，不喝生水。加强粪便管理，以免虫卵污染水源。

5.姜片虫(肠吸虫)病

姜片吸虫简称姜片虫，其成虫寄生于人的小肠壁可引起疾病。人类因生吃了带有姜片虫囊蚴的菱角、荸荠、茭白等水生植物而被感染。

姜片虫病患者的主要临床表现为：轻者食欲不振；长期反复感染的儿童可出现发育障碍和智力减退，有可能成为侏儒；有人感染后可出现消瘦、贫血、水肿、腹痛等症状，严重的可出现腹水。当虫体寄生过多时可引起肠道的损害，甚至造成机械性堵塞。

预防措施有：开展健康教育，尽量不生吃菱角、荸荠等水生植物，如需生吃必须彻底清洗干净或用沸水漂烫，不喝河塘内生水。加强粪便无害化管理。

6.隐孢子虫病

隐孢子虫病是一种全球性的人兽共患病，其病原体为一种寄生原虫，即隐孢子虫。寄生于人体的隐孢子虫主要是微小隐孢子虫，隐孢子病是造成腹泻的主要原因之一。隐孢子虫病人的粪便和呕吐物中含大量的卵囊是主要的传染源，人与人的相互接触是重要的传播途径。隐孢子虫卵囊主要经口感染，也可通过呼吸道感染。

隐孢子虫病的临床症状和严重程度与病人的免疫功能及营养水平状况有关。免疫功能正常的人感染后，主要表现为急性水样腹泻，一般无脓血，量大，常伴有腹痛、腹胀、恶心、呕吐、食欲减退或厌食、口渴和发热等症状。免疫缺陷者感染后症状严重，常见为霍乱样水泻等症状，该病为艾滋病患者的主要致死病因之一。

预防本病应防止病人或病畜的粪便污染食物和水源。注意个人卫生，增强人体免疫力,保护免疫功能缺陷或低下者,避免与病人或病畜接触。

7.蛔虫病

蛔虫是一种大型线虫,虫体为黄白色,雌雄异体,呈圆柱状。蛔虫病是儿童尤其是农村儿童最常见的寄生虫病。人常因生食被蛔虫卵污染的根茎类、瓜果类食物造成感染。

肠蛔虫患者可有腹部不适或腹痛、恶心、呕吐,严重的会造成肠梗阻。蛔虫进入肝、胆可引起肝脓肿和黄疸及剧烈腹痛。当幼虫移行经肺部时可出现阵发性咳嗽、气喘。

预防蛔虫病,要养成良好的个人卫生习惯,不饮生水,不吃不洁净食物,不随地大小便,饭前便后要洗手。小孩不要玩泥土等。要改善环境卫生,加强粪便管理,以达到彻底杀死虫卵的目的。

本章小结

食物中毒有细菌性食物中毒、有毒动植物食物中毒、有毒化学物质食物中毒、真菌毒素和霉变食物中毒等。

细菌性食物中毒在我国常见的有沙门氏菌属、变形杆菌属和葡萄球菌肠毒素食物中毒;其次为副溶血性弧菌、蜡样芽孢杆菌、致病性大肠杆菌、肉毒梭菌毒素食物中毒等。

有毒动植物食物中毒在我国常见的有河豚、发芽马铃薯、鱼类组胺中毒等。很多类型的中毒都有偶然性大、潜伏期短、发病迅速等特点。

化学性食物中毒常见的有砷化物中毒、亚硝酸盐中毒等。

真菌(霉菌)产生的毒素或毒性物质,称为真菌毒素。由真菌毒素引起的食物中毒总称为真菌毒素中毒。常见的有赤霉病麦食物中毒和霉变甘蔗食物中毒。

 思考与练习

1.什么是食源性疾病? 什么是食物中毒?

2.细菌性食源性疾病的预防措施有哪些?

3.常见的动植物性食物中毒有哪些? 举例说明。

4.试述农药和化学毒物中毒的危害性。

5.传染病的传染途径有哪些?

6.试编制预防和控制细菌性痢疾的预案。

7.如何预防人畜共患病?

8.什么是食物过敏? 如何预防?

第七章

食品安全监督与管理

了解我国食品安全法律体系,熟悉食品安全法有关条文。

了解我国食品卫生行政监管体系和机构设置情况,熟悉"市场准入制度"和"食品生产许可制度"。

了解食品危险性评估的概念和方法。

了解 GMP 的概念,熟悉其在实践中的应用。

了解 HACCP 的概念、原理,熟悉其在实践中的应用。

食品安全不仅影响人民的健康与生命安全,还标志着国家的文明程度与社会发展进步水平,影响生产经营企业乃至全行业的经济效益。食品安全问题会直接影响社会稳定和经济发展,世界各国纷纷采取包括立法、行政、司法等在内的各种措施,确保食品安全监管体制的有效性,维护消费者的健康和利益。食品安全已经成为各国国家安全的重要组成部分。2000 年世界卫生大会通过了《食品安全决议》,制定了全球食品安全战略,将食品安全列为公共卫生的优先领域,并要求成员国制定相应的行动计划,以最大程度地减少食源性疾病对公众健康的威胁。

为保障食品安全,必须健全法制管理体系,完善相关的法律法规体系,加强政府有关职能部门对食品安全卫生的监督管理工作;强化企业的自身管理,实施先进的食品质量安全管理体系;不断提高消费者的自我保护意识,发挥媒体的社会舆论监督机制,注重社会道德约束作用。

我国食品安全监督管理实行国家、地方、部门和特定范围、企业和经营者四级垂直管理体制。食品质量安全涉及种植、养殖、加工制作、贮运销售、食堂餐饮、营养卫生等众多环节,他们均有各自明显不同的专业特点。保证产品质量安全是一项系统工程,需要各个部门密切配合,进行全过程监督管理工作。

第一节　食品安全法律体系

食品安全法是国家食品安全法律规范的总称,关系到消费者权益和全民身体健康。我国历来重视食品安全卫生立法工作,如 1964 年颁布实施了《食品卫生管理办法试行条例》,1979 年颁布了《中华人民共和国食品管理条例》。1982 年 11 月 9 日第五届全国人民代表大会常务委员会第二十五次会议通过并颁布了《中华人民共和国食品卫生法(试行)》,标志着我国食品卫生管理全面步入法制化、规范化轨道。1995 年 10 月 30 日第八届全国人大常委会第十六次会议审议通过了新的《中华人民共和国食品卫生法》。2009 年 2 月 28 日第十一届全国人大常委会第七次会议通过了《中华人民共和国食品安全法》,这标志着我国食品安全和卫生的立法与监督管理走上了全新的道路。2015 年 4 月 24 日,新修订的《中华人民共和国食品安全法》(以下简称《食品安全法》)经第十二届全国人大常委会第十四次会议审议通过。

目前,卫生部已经根据《食品安全法》的规定和授权,制定颁布了食品卫生安全管理办法、规范、程序、规程、规定等单项法规和规范性文件 90 余部,食品卫生标准 500 多项,各级人民政府和卫生行政部门也制定颁布了与《食品安全法》配套的地方法规和规范性文件。

我国在食品安全与卫生法制管理方面做出了很大的努力,现已建立了较为完善的食品安全卫生法律体系。依据食品安全卫生法律规范的具体表现形式及其法律效力层级,食品安全卫生法律体系由法律、法规、规章、标准等具有不同法律效力层级的规范性文件构成。

食品安全卫生法律、法规与标准是企业和个人从事食品生产经营活动必须遵守的行为准则,是消费者保护自身合法权益的法律武器,是政府实施食品安全监督的重要法律依据。

一、法律

《食品安全法》以《中华人民共和国宪法》为依据,是我国食品安全卫生法律体系中法律效力层级最高的法律,是制定从属性食品安全卫生法规、规章及其他规范性文件的根本依据。《食品安全法》规定,国家实行由法律所确立、具有强制力的食品安全监督制度,全国各地区、各部门、各行业等都要实行和遵守这个制度,具有严肃性、普遍性、强制性。

《食品安全》法共 10 章 154 条,对食品安全监管体制、食品安全标准、食品安全风险监测和评估、食品生产经营、食品安全事故处置等各项制度进行了明确界定。

确立了国家、地方政府全面负责食品安全监督管理,行业协会、社会团体、新闻媒体、组织和个人参与的食品安全监督制度。

食品安全法规定,国家建立食品安全风险监测和食品安全风险评估制度,对食源性疾病、食品污染以及食品中的有害因素进行监测;对食品、食品添加剂中生物性、化学性和物理性危害进行风险评估。其结果是制定、修订食品安全标准和对食品安全实施监督管理的科学依据。

现已颁布实施的与食品安全卫生有关的法律还有:《产品质量法》《农产品质量安全法》《突发事件应对法》《农业法》《标准化法》《商标法》《计量法》《消费者权益保护法》《进出口商品检验法》《进出境动植物检疫法》《境内卫生检疫法》《国境卫生检疫法》《动物检疫法》《传染病防治法》《反不正当竞争法》《专利法》《技术合同法》等。

二、行政法规

行政法规有国务院制定的行政法规和地方性行政法规两类。行政法规的法律效力层级低于法律,但高于部门规章。

行政法规是由国务院制定的规范性法律文件,可以国务院名义直接发布或由国务院批准,由卫生部等行政部门发布,如《乳品质量安全监督管理条例》《生猪屠宰管理条例》《农业转基因生物安全管理条例》《突发公共卫生事件应急条例》《食盐专营办法》《国务院办公厅关于废止食品质量免检制度的通知》《国务院关于加强产品质量和食品安全工作的通知》《国务院关于加强食品等产品安全监督管理的特别规定》《国家食品药品安全"十一五"规划》《国家重大食品安全事故应急预案》《食品召回管理规定》。

地方性行政法规是指省、自治区、直辖市及其政府所在地的市和经国务院批准的较大的市的人大及其常务委员会根据本行政区域的情况和实际需要,在不与宪法、法律、行政法规相抵触的前提下,按法定程序所制定的地方性法规的总称。仅在发布地有效。

三、部门规章

国家食品药品监督管理局行使食品、药品、化妆品安全监督管理职能,负责食品、保健品安全管理的综合监督和组织协调,并依法组织开展对重大事故的查处。

农业行政管理部门主管全国农产品质量安全的监督管理工作,组织建设农产品标准化生产基地,实施农产品质量安全例行监测制度。

商务(经贸)部门负责加强食品流通的行业指导和管理,推进流通体制改革,建立健全食品安全检测体系。

卫生部门负责积极推行食品卫生监督量化分级管理制度,加强食品卫生日常监管和卫生许可证发放的监督管理,强化对学校食堂和餐饮业的卫生监督,进一步完善食物污染物监测网络。

工商行政管理部门负责食品生产企业及个体工商户的登记注册工作,取缔无照生产经营行为,加强上市食品质量监督检查,严肃查处虚假食品广告、商标侵权的违法行为。

质检部门负责对食品生产加工企业的监督管理,组织专项监督抽查,推行食品认证,全面实施加工食品质量安全市场准入制度,查处生产假冒伪劣食品和无证生产的违法行为,负责实施对进出口食品的检验检疫和质量安全监督管理。

部门规章包括国务院各行政部门制定的部门规章和地方人民政府制定的规章。

食品及食品原料管理规章,如:《新资源食品管理办法》《食糖卫生管理办法》《新资源食品安全性评价规程》《食品添加剂卫生管理办法》《保健食品管理办法》《冷饮食品卫生管理办法》《粮食卫生管理办法》《蛋与蛋制品卫生管理办法》《水产品卫生管理办法》《蜂蜜卫生管理办法》《肉与肉制品卫生管理办法》《豆制品、酱腌菜卫生管理办法》《食用植物油卫生管理办法》《糖果卫生管理办法》《无公害农产品管理办法》《绿色食品标志管理办法》《有机食品管理办法》《转基因食品卫生管理办法》《辐照食品卫生管理办法》《生活饮用水监督管理办法》等各种食品卫生管理办法。

食品生产经营管理规章,如:《食品生产加工企业质量安全监督管理办法》《餐饮业食品卫生管理办法》《出口食品厂、库卫生要求》《学生集体用餐卫生监督办法》《街头食品卫生管理办法》《食品标识管理规定》《食品卫生许可证管理办法》等。

食品包装材料及容器管理规章,如:《食品包装用原纸卫生管理办法》《食品用塑料制品及原材料卫生管理办法》等。

食品卫生监督管理规章,如:《食品卫生监督程序》《食品卫生行政处罚办法》《重大活动食品卫生监督规范》《进出境肉类产品检验检疫管理办法》《出口食品生产企业卫生注册登记管理条例》等。

四、卫生标准

食品卫生标准是指为保护人体健康,对食品中具有卫生学意义的特性所做的统一规定,它是食品安全法律体系的重要组成部分。

五、其他规范性文件

规范性文件不属于法律、行政法规和部门规章;也不属于标准等技术规范。这类规范性文件如国务院或各行政部门所发布的各种通知等,地方政府相关行政部门制定的食品卫生许可证发放管理办法,以及食品生产者采购食品及其原料的索证管理办法。这类规范性文件也是不可缺少的,同样是食品安全卫生法律体系的重要组成部分。

第二节　食品标准

一、食品标准基本知识

（一）标准的概念

标准是生产和生活当中重复性发生的一些事件的一些技术规范。它以科学、技术和实践经验的综合成果为基础,经有关方面协商一致,由上级机构批准,以特定形式发布,作为共同遵守的准则和依据。

食品标准是指食品工业领域各类标准的总和,包括食品产品标准、食品卫生标准、食品分析方法标准、食品管理标准、食品添加剂标准、食品术语标准等。食品标准与食品安全密切相关,是食品安全卫生的重要保证。

食品产品标准是指为保证食品的食用价值,对食品必须达到的某些或全部要求所作的规定。食品产品标准的主要内容包括:产品分类、技术要求、试验方法、检验规则以及标签与标志、包装、贮存、运输等方面的要求。

（二）食品标准的用途

1.保证食品质量卫生与安全

为保护消费者的健康和权益,防止因食物中的致病微生物、毒素、污染物(含农药、兽药残留及外来物质)、食品添加剂所带来的风险,通过制定食品标准来规定其中的营养成分指标,通过食品的安全卫生控制指标来限制可能存在的有害因素和潜在的危险性因素,规定科学的检测方法和保质期等内容,以保证食品的安全卫生和品质质量。

食品标准是检验食品是否合格的依据,是食品安全的保障。符合标准的食品是合格的、安全卫生的。

2.国家管理食品行业的依据

食品工业在国民经济中占有重要的地位,国家对食品行业进行宏观调控与管理的主要依据就是食品质量标准。食品标准是国家有关部门进行食品安全卫生与质量监督、检查的重要依据,也是规范企业行为、加强行业管理的准则。

3.企业科学管理与经营发展的基础

食品标准是食品企业科学管理的基础,是提高产品质量,保障食品安全的前提和保证。从"农田到餐桌"的全过程食品管理中的各个环节,都要以标准为准,通过对一些控制性指标的监测,来管理和控制生产的全过程,以确保产品最终能够达到合格、优质。食品企业的现代化科学管理离不开标准,食品企业创名牌的基础工作就是食品标准。

在世界食品贸易中,食品标准已成为世界各国采取的为保护本国消费者健康以及推行动植物安全卫生措施而设置的技术壁垒,只有符合国际标准的产品才有可能进入国家市场。

二、食品标准分类

(一)根据适用范围分

我国标准按照制定、审批机关的不同,可分为国家标准、行业标准、地方标准和企业标准。这四类标准主要是适用范围不同,而不是标准技术水平高低的分级。

1.国家标准

国家标准是指需要在全国范围内统一的技术要求,是对全国经济技术发展有重要意义的技术规范。国家标准由国务院标准化行政主管部门制定,在全国范围内适用。

在食品行业,基础性的卫生标准一般均为国家标准。食品卫生国家标准由卫生行政主管部门审批,国务院标准化行政主管部门编号、发布。

2.行业标准

行业标准是指在没有国家标准的情况下所制定的需要在全国某个行业范围内统一的技术标准。行业标准不得与国家标准相抵触,而是在相应的国家标准实施后自行废止。行业标准由国务院有关行政主管部门组织草拟、审批、编号、发布,并报国务院标准化行政主管部门备案。食品的产品标准多为行业标准,但标准中的食品安全卫生指标必须与国家标准相一致,或严于国家标准。

我国食品产品的行业标准主要有轻工(QB)、农业(NY)、商业(SB)、林业(LY)、水产(SC)、商检(SN)、化工(HG)等行业的标准。

3.地方标准

地方标准是指在没有国家标准和行业标准的情况下所制定的需要在某个省、自治区、直辖市地方范围内统一的技术要求。地方标准由省、自治区、直辖市标准化行政主管部门制定,并报国务院标准化行政主管部门和国务院有关行业行政主管部门备案。在相应的国家标准或行业标准实施后,该地方标准自行废止。

4.企业标准

企业标准是企业自己根据法律要求制定的组织产品生产的标准。企业生产的产品在没有国家标准、行业标准和地方标准时,应制定相应的企业标准,作为组织生产的依据。企业标准由企业组织制定并报当地标准化行政主管部门和有关行政主管部门备案。鼓励企业制定严于国家标准、行业标准或地方标准的企业标准,在企业内部适用。

另外,对于技术尚在发展中,需要有相应的标准文件引导其发展或具有标准化价值而尚不能制定为标准的项目,以及采用国际标准化组织、国际电工委员会及其他国际组织的技术报告的项目,可以制定国家标准化指导性技术文件。

(二) 根据标准的性质分

1. 强制性标准

强制性标准是为保障人体健康和人身、财产安全,由法律、行政法规规定强制执行的标准。不符合强制标准的产品,禁止生产、销售和进口。

强制性标准是国家技术法规的重要组成,它符合《世界贸易组织贸易技术壁垒协定》关于"技术法规"的定义,即"强制执行的规定产品特性或相应加工方法的,包括可适用的行政管理规定在内的文件。技术法规也可包括或专门规定用于产品、加工或生产方法的术语、符号、包装标准或标签要求"。

强制性标准又可分为全文强制和条文强制。标准的全部内容需要强制时,为全文强制形式;标准中部分技术内容需要强制时,为条文强制形式。

2. 推荐性标准

推荐性标准是指导性标准,基本上与 WTO/TBT 对标准的定义接轨,即"由公认机构批准的,非强制性的,为了通用或反复使用的,为产品或相关生产方法提供规则、指南或特性的文件。标准也可以包括或专门规定用于产品、加工或生产方法的术语、符号、包装标准或标签要求"。推荐性标准是自愿性文件。

国家标准、行业标准可分为强制性标准和推荐性标准,如食品卫生标准就是强制性国家标准。企业标准一经制定颁布,即对整个企业具有约束性,是企业法规性文件。没有强制性企业标准和推荐企业标准之分。

国家标准的代号由大写汉字拼音字母构成,强制性国家标准代号为"GB",推荐性国家标准的代号为"GB/T"。标准化指导性技术文件的代号为"GB/Z"。

企业标准的编号由企业标准代号、标准发布顺序号和标准发布年代号(4位数)组成。企业标准的代号由汉字"企"的大写拼音字母"Q"加斜线再加企业代号组成。

(三) 根据标准的内容分

食品标准从内容上来分,主要有食品加工产品及农副产品标准、食品工业基础及相关标准、食品及加工产品卫生标准、食品添加剂标准、食品检验方法标准、食品包装材料及容器标准、食品标签与标识标准、食品运输与贮存标准等。

食品企业卫生规范或良好生产规范(GMP)也以国家标准的形式列入食品标

准中,它不同于产品的卫生标准,它是企业在生产经营活动中的行为规范。

三、国际标准

为了适应国际贸易的需要,减少技术性贸易壁垒的影响,提高我国产品质量和技术水平,促进采用国际标准工作的开展,在我国的标准制定或修订时,应根据我国的实际情况,尽可能地采用国际标准。

采用国际标准是指将国际标准的内容,经过分析研究和试验验证,等同或修改转化为我国标准(包括国家标准、行业标准、地方标准和企业标准),并按我国标准审批发布程序审批发布。

(一)国际标准的概念

国际标准是指国际标准化组织(ISO)、国际电工委员会(IEC)和国际电信联盟(ITU)制定的标准,以及国际标准化组织,确认并公布的其他国际组织,如国际食品法典委员会(CAC)制定的标准。

国际食品法典标准是国际上最权威的食品标准之一。国际食品法典委员会(CAC)是联合国粮农组织(FAO)和世界卫生组织(WHO)于1961年建立的政府间的协调食品标准的国际组织,现有包括中国在内的165个成员,覆盖全世界98%的人口。CAC的工作宗旨是通过建立国际协调一致的食品标准体系,保护消费者的健康,促进公平的食品贸易。它所制定的法典标准、准则和建议已成为国际食品贸易中广泛遵循的准则。

(二)采用国际标准的原则

采用国际标准应当符合我国有关法律、法规,遵循国际惯例,做到技术先进、经济合理、安全可靠。制定或修订我国标准应当以相应国际标准(包括即将制定完成的国际标准)为基础,尽可能等同采用国际标准。我国的标准应当尽可能采用一个国际标准。采用国际标准制定我国标准,应当尽可能与相应国际标准的制定同步,并可以采用标准制定的快速程序。

企业为了提高产品质量和技术水平,提高产品在国际市场的竞争力,对于贸易需要的产品标准,如果没有相应的国际标准,或国际标准不适用时,可以采用国外先进标准。

国外先进标准包括有影响的区域标准、工业发达国家的标准和国际公认为有权威的团体标准和企业标准等。

(三)采用国际标准程度

我国标准采用国际标准的程度,分为等同采用和修改采用。

等同采用是指与国际标准在技术内容和文本结构上相同,或者与国际标准在技术内容上相同,只存在少量编辑性修改。等同采用的代号为IDT。

修改采用是指与国际标准之间存在技术性差异,并清楚地标明这些差异以及解释其产生的原因,允许包含编辑性修改。修改采用不包括只保留国际标准中少量或者不重要的条款的情况。修改采用时,我国标准与国际标准在文本结构上应当对应,只有在不影响与国际标准的内容和文本结构进行比较的情况下才允许改变文本结构。修改采用的代号为 MOD。

我国标准与国际标准的对应关系除等同采用、修改外,还包括非等效。非等效不属于采用国际标准,只表明我国标准与相应国际标准有对应关系。

非等效指与相应国际标准在技术内容和文本结构上不同,它们之间的差异没有被清楚地标明。非等效还包括在我国标准中只保留了少量或者不重要的国际标准条款的情况。非等效代号为 NEQ。

四、食品标准的内容和主要技术指标

(一)标准的内容结构

不同标准之间在内容上有很大的差异,以单独标准为例,按要素的规范性和资料性的性质以及它们在标准中的位置来划分,可分为:

资料性概述要素:标识标准,介绍其内容、背景、发展情况以及该标准与其他标准的关系的要素,即标准的封面、目次、前言和引言等。

规范性一般要素和技术要素:一般要素包括名称、范围、规范性引用文件;技术要素包括术语和定义、符号和缩略语、要求以及规范性附录等。

资料性补充要素:提供附加信息,以帮助理解或使用标准的要素,即标准的资料性附录、参考文献和索引等。

(二)标准的技术要求

1.基本要求

应充分考虑食品的基本成分和主要质量因素,外观和感官特性,营养特性和安全卫生要求,以及消费者的生理、心理因素等,尽可能定量地提出技术要求。能分级的质量要求,应根据需要,做出合理的分级规定。

2.主要内容

对食品的技术要求,涉及感官、理化、生物学等各个方面,应根据产品的具体情况,划分层次予以叙述。可以将技术要求划分为质量与卫生两类指标,分别制定标准。标准中涉及安全、卫生指标的,如有现行国家标准或行业标准应直接引用,或规定不低于现行标准的要求。

(1)原料要求。为保证食品的质量和安全、卫生,应对产品的必用原料和可选用原料加以规定。对直接影响食品质量的原料也应规定基本要求。如必用和可选用原料有现行国家标准或行业标准,应直接引用,或规定不低于现行原料标准的要求。

（2）外观和感官要求。应对食品的外观和感官特性，如食品的外形、色泽、气味、味道、质地等做出规定。

（3）理化要求。应对食品的物理、化学指标做出规定。物理指标如净含量、固形物含量、比体积、密度、异物等，以及化学成分如水分、灰分、营养素的含量、保健功能指标等，还有食品添加剂允许量、农药残留限量、兽药残留限量、重金属限量。

（4）生物学要求。应对食品的生物学特性和生物性污染做出规定，如活性酵母、乳酸菌等，细菌总数、大肠菌群、致病菌、霉菌、微生物毒素等，寄生虫、虫卵等。

第三节 政府监督

一、食品卫生监督管理制度

（一）食品卫生监督制度

食品安全法规定，国家实行食品卫生监督制度，把食品安全和营养纳入了法制化管理。食品卫生监督制度是国家行政监督的一部分，具有法律性、权威性、强制性和普遍约束力，主要由各级卫生行政部门代表政府实施监督执法。

食品卫生监督是为了保证食品安全，防止食品污染和有害因素对人体的危害，保障人民身体健康，由各级卫生行政部门在其管辖范围内依据食品安全法及其相应的法规对食品生产、贮存、运输、销售等过程的卫生执法活动。

为搞好食品卫生监督工作，必须建立有效地保证食品安全的卫生监督体制，加强食品安全卫生监督、检验的基本装备，加快危险性分析方法的应用，提高卫生监测能力和应急反应速度，完善食品安全监督信息网络，加强卫生监督、检验队伍建设，提高卫生监督、检验人员素质。实施食品卫生量化监管制度，引进危险性管理的理念，探索适应市场经济发展需要的食品安全监督模式，是提高卫生监督的效率和效益的重要措施。

要加快我国的食品安全信用体系的建设。建立企业不良记录档案，对食品生产经营中违反有关法律、法规、规章、标准和技术规范的行为，将其记入不良记录档案，并在全国卫生执法网络中予以通告，并实施重点监督管理。对严重违法的食品生产经营企业要向社会公示。

发挥社会对食品安全的监管作用，建立有效的机制保证消费者和社会舆论监督渠道畅通，是对食品卫生监督工作的重要补充。要充分发挥新闻机构的作用，运用新闻媒体宣传、普及食品安全知识，增大食品安全法规的透明度，把食品安全置于全社会的监督之下。

（二）食品卫生管理

食品卫生管理的含义，除了各级卫生行政部门的食品卫生监督管理之外，一般指食品生产经营者和各级政府的食品生产经营者管理组织对食品生产经营全部活动的自身管理过程。

食品卫生管理主要包括以下内容：

（1）食品应当无毒、无害，符合应有的营养要求，具有相应的色、香、味等感官性状，专供婴幼儿的主、副食品必须符合国家规定的营养、卫生标准。

（2）食品生产经营过程必须符合法定的卫生条件和卫生要求。

（3）生产经营和使用食品添加剂，必须符合国家卫生标准和卫生管理办法的规定。凡是不符合规定的食品添加剂，一律不得经营、使用。

（4）对食品、食品添加剂、食品容器、包装材料、食品用工具和设备，以及用于清洗食品和食品用工具、设备的洗涤剂、消毒剂，必须按照国家卫生标准、检验规程进行监督管理。

（5）对食品生产、经营过程依法进行监督管理。

（6）对食品生产经营企业和食品生产人员实行卫生许可证和健康证的制度。

（7）在县级以上人民政府卫生行政部门设立食品卫生监督员的制度。

（三）食品卫生监督量化分级管理

为方便公众了解食品生产经营单位的食品生产经营条件和自身食品卫生管理水平，接受社会对食品卫生管理工作的监督，促进食品行业健康发展，尽快使我国食品卫生监督模式与国际接轨，通过总结国外食品卫生安全监督管理经验，结合我国食品生产经营现状，目前对问题较多的食品经营单位实施了监督量化分级管理。

1.食品卫生监督量化分级管理的总体目标

合理配置卫生人力资源，科学监督管理，提高食品卫生监督水平和效能；鼓励企业自律，加强对高风险、食品卫生信誉度低的食品生产经营单位的监督，提高食品卫生的整体水平。

2.推行量化分级管理应遵循的原则

全程监督：量化评价、分级管理、动态监督、公开透明、卫生安全。

3.食品卫生简单量化分级的标准

对取得卫生许可证的食品生产经营单位进行经常性卫生监督的量化评分，根据卫生许可证和经常性卫生监督审查结果对其进行风险性分级和食品卫生信誉度分级，并确定次年食品卫生监督的频率。食品卫生信誉度分 A、B、C、D 四个等级：

（1）卫生许可审查和经常性卫生监督审查结论均良好，为低风险，评为 A 级，进行简化监督。

（2）卫生许可审查和经常性卫生监督审查结论有一个良好、另一个一般的为中风险,评为 B 级,进行常规监督。

(3)卫生许可审查和经常性卫生监督审查结论均一般的为高风险,评为 C 级,强化监督。

(4)卫生许可审查结论为差的或者卫生许可审查结论为良好/一般,但是经常性卫生监督为差的,评为 D 级,不予许可或次年不予验证。

(四)食品生产经营企业的自身管理

食品生产经营者是食品卫生第一责任人。为提高食品生产经营企业食品安全责任意识,从源头上保证食品安全,建立加强食品生产经营企业行业管理及自身管理的食品安全监管模式,应采取以下措施:

(1)建立企业诚信公告制度。加强食品行业管理,尽快建立和加强食品企业的诚信和食品安全承诺制度。对采用先进管理技术和方法,并具有良好信誉和确保食品安全的企业予以鼓励和表彰。

(2)严格执行不合格食品收回制度。制定不合格食品收回制度,企业自身及行业管理规范,加强市场监督抽检,监督食品生产经营者落实不合格食品收回制度。

(3)推行食品卫生管理员制度。食品生产经营企业应当配有取得资质的食品卫生管理员,实行食品卫生管理员制度。

(4)建立食品安全溯源制度,提高食品的可溯源性,增强消费者对食品安全的信心。

(5)食品企业应根据国家要求或自觉实施有效的食品安全控制措施,确保向消费者提供安全的食品。应鼓励食品企业增加投入,不断改进食品加工工艺和生产条件,在食品生产加工企业全面实施食品卫生规范(GHP)或者食品企业良好生产规范(GMP),积极推行危害分析关键控制点(HACCP)方法,以加强食品生产经营的行业管理和自身管理,保证食品安全。

二、食品卫生监督管理内容

卫生行政部门依据《食品安全法》行使食品卫生监督职责。食品卫生监督管理的范围分为县级、市(地)级和省级三个层次。各级卫生行政部门依《食品卫生监督程序》对辖区内的食品卫生进行监督管理。

(一)食品卫生行政许可

食品生产经营卫生行政许可作为食品卫生监督的重要手段,在我国已成为一项独立的法律制度,即许可证制度。国家实施公共许可证制度,有利于维护社会公共卫生秩序,有利于保障人民群众身体健康。卫生许可证是指卫生监督机关根据相对人的申请,依法对其经营的项目和卫生设施等进行审查后,认为符合卫生标准和要求而赋予相对人从事食品安全法律规范所一般允许的事项的权利和资格的行为。卫生行政许可的形式有卫生许可证、健康证、批准证书、批准文号证照等多种许可形式。

(1)食品卫生许可证的发放按各省、自治区、直辖市人民政府卫生行政部门制定的卫生许可证发放管理办法执行。

(2)利用新资源生产的食品、食品添加剂的新品种以及利用新的原材料生产的食品容器、包装材料和食品用工具、设备的新品种,投入生产前须提供所需资料和样品,按照规定的审批程序报请审批。

(3)食品用洗涤剂、消毒剂的审批程序按卫生部制定的有关规定进行。

(4)具有特定保健功能的食品必须报国家食品药品监督管理局审批。

(5)食品生产经营人员的卫生知识培训和健康检查,按卫生部的有关规定进行。

(6)食品广告的审批,按《食品广告管理办法》的规定进行。

(二)食品卫生监督检查

(1)卫生行政部门在接受食品生产经营者的新建、扩建、改建工程选址和设计的卫生审查申请时,应对有关资料进行审查,并做出书面答复。必要时,可指定专业技术机构对提交的资料进行审查和现场勘察,做出卫生学评价。

(2)卫生行政部门在接到工程竣工验收申请后,依照新、扩、改建工程选址和设计的卫生审批意见,进行工程验收,并提出验收意见。必要时卫生行政部门可指定专业技术机构对竣工验收工程进行卫生学评价。

(3)卫生行政部门设立食品卫生监督员行使食品卫生巡回监督检查职责。食品卫生监督员对食品生产经营者进行巡回检查时,应出示监督证件,根据法律、法规、规章以及卫生规范的规定进行监督检查。

(4)食品卫生监督检查员对食品生产经营者重点进行检查的内容有:

①卫生许可证、健康证明和食品生产经营人员的卫生知识培训情况;

②卫生管理组织和管理制度情况;

③环境卫生、个人卫生、食品用工具及设备卫生、食品容器及包装材料卫生、卫生设施、工艺流程情况;

④食品生产经营过程的卫生情况;

⑤食品包装标志、说明书、采购食品及其原料的索证情况;

⑥食品原料、半成品、成品等的感官性状,添加剂的使用情况,产品的卫生检验情况;

⑦对食品的卫生质量、餐具、饮具、盛放直接入口食品的容器进行现场检查,进行必要的采样或按监测计划采样;

⑧用水的卫生情况；

⑨使用洗涤剂和消毒剂的卫生情况；

⑩《食品安全法》规定的其他内容；

⑪对食品添加剂、食品容器、食品包装材料和食品用工具及设备的巡回检查，按卫生标准和卫生管理办法的要求进行。

（5）食品卫生监督员进行巡回监督检查，应制作现场监督笔录，笔录经被监督单位负责人或有关人员核实无误后，由食品卫生监督员和被监督单位负责人或有关人员共同签字。

（6）食品卫生监督员采集食品、食品添加剂、食品容器及包装材料、食品用洗涤剂、消毒剂、食品用工具等样品时，应出示证件并根据监督目的以及食品卫生检验标准及方法的规定，无偿采集样品。食品卫生监督员采集样品时必须向被采样单位和个人出具采样凭证。

（7）卫生行政部门接到食物中毒或食品污染事故报告后，应当及时组织人员赴现场进行调查处理，并可采取临时控制措施，封存造成食品中毒或可能导致食物中毒的食品及其原料，封存被污染的食品用工具及用具。

采取临时措施时应当使用封条，并由卫生行政部门做出处理决定。

（8）食品卫生监督员在监督检查完毕后，应当根据情况提出指导意见。若发现有违法行为，应当根据《行政处罚法》《食品安全法》和有关卫生行政处罚程序的规定，由卫生行政部门进行行政处罚。

（三）食品卫生监督管理的原则

食品卫生监督应遵循合法、公正、高效、公开的原则。食品卫生监督管理要合法、正确、及时，在监督管理过程中要做到以预防为主、实事求是、依法行政、坚持社会效益第一。

（四）食品污染物与食源性疾病监测

通过建立和完善全国食品污染物监测网和食源性疾病监测网，及时发现和纠正存在的问题，并通过修订卫生标准、法规和干预政策，及时堵塞监管漏洞和弥补工作中的不足，积极引导食品生产经营企业健康发展。应根据食品污染物监测情况发布预警信息。

食品污染物数据是控制食源性疾病危害的基础性工作，是制定国家食品安全政策、法规、标准的重要依据。建立和完善食品污染物监测网络，有效地收集有关食品化学污染物和生物污染物的污染信息，有利于开展适合我国国情的危险性评估，创建食品污染预警系统。在保护消费者健康和利益的同时，提高我国在国际食品贸易中的地位。

建立食源性疾病的报告与监测系统是有效预防和控制食源性疾病的重要基

础。应通过完善食源性疾病的报告、监测与溯源体系,借助于食品污染物监测数据,在全国建立起一个能够对食源性疾病暴发提前预警的系统,并采取针对性措施,提前消除食品中的有害因素所造成的危害,以更有效地预防和控制食源性疾病的暴发,提高我国食源性疾病的预警和控制能力。

第四节 食品安全管理方法、内容

一、对企业的基本要求

(一)应当符合法律、行政法规及国家有关政策规定的企业设立条件

按现行法律、行政法规及国家有关政策规定设立的食品生产加工企业,必须取得卫生部门发放的食品卫生许可证,向工商行政部门申请登记企业法人营业执照或者营业执照,最后在质量技术监督部门申领食品生产许可证。

(二)环境条件

食品生产加工企业保证产品质量安全的环境条件主要包括厂区环境和车间环境。有关要求见各类食品厂的卫生规范。

企业厂区应当清洁,应建在无有害气体、烟尘、粉尘、放射性物质及其他扩散性污染源的地区。

企业的生产场所应能满足生产的需要;车间、库房清洁明亮;有防尘、防蝇、防鼠等设施;生产车间应有洗手、消毒、更衣设施;厕所应设置在生产车间外侧,各种废弃物应存放在车间外较远处。

(三)生产设备、设施条件

食品生产加工企业必须具备产品质量安全的生产设备、工艺装备和相关辅助设备。生产设备一般指食品企业生产、加工、制造产品的各种机器。生产的产品不同,所需的生产设备也不同。工艺装备是指产品制造过程中所使用的各种工具的总称,相关辅助设备是根据产品特点和生产要求,必须配备的辅助设备。

企业生产设备的性能和精度应满足有关规定及安全生产的要求,并应加强设备的维护、保养。直接接触食品及原料的设备和容器必须无毒、无害、无异味,并易消毒。

企业应当具有与保证产品质量相适应的原料处理厂房或场所。加工车间设计要合理,能满足从原料到成品出厂整个工艺流程的要求。原材料贮存库和成品贮存库应当清洁卫生,保证贮存的原材料和成品不变质、不失效。

以辐射加工技术等特殊工艺设备生产食品的,还应当符合计量等有关法规、规章规定的条件。

（四）加工工艺及过程要求

食品加工工艺流程应当科学、合理，生产加工过程应当严格规范，防止生物性、化学性、物理性污染，防止生食品与熟食品，原料与半成品、成品，陈旧食品与新鲜食品等的交叉污染。

食品污染往往由工艺流程不科学及加工过程失控引起，因此科学地设计工艺流程和严格控制加工过程至关重要。工艺流程设计要科学、合理，应当按照从生到熟，从原料到成品顺序将各工序隔开，成品包（罐）装工艺要有严格的卫生保障措施，空气流向应当从清洁区流向污染区并与成品流向相反。在食品的加工过程中，每一道工艺都有原料的投入和产品的产出，整个生产过程形成了食品加工链，在每一个关键环节上都必须控制食品的污染，必须对人员、设备、原辅材料、工艺过程、环境条件等五个方面提出严格的管理要求和技术规范，并通过严格、规范的程序操作，防止食品的交叉污染。

在食品生产加工和搬运、贮存过程中，应加强产品防护，防止原料、半成品、成品出现污染或损坏。

在食品生产加工过程中防止食品污染，主要是防止物料与食品的交叉污染，如要注意生食与熟食分开，原料与半成品、成品分开；防止人员对食品的污染，如防止生产加工人员未消毒的手、不洁净的工作服或汗滴、毛发等对食品的污染；防止设备、工具、容器对食品的污染，如防止设备里的机油和设备、工具、容器上残留的清洁剂、消毒剂等对食品的污染；防止车间环境对食品的污染，如生产车间的灰尘、脏水、屋顶脱落物、水珠以及蚊蝇、虫鼠等对食品的污染。

食品生产加工企业应制定科学、合理的各种工艺文件，工艺文件是规定生产加工技术方法的文件，也包括生产加工管理的文件。企业工艺文件主要有：工艺路线表、工艺流程图、工艺过程卡、工艺卡、工序工艺卡、加工工艺卡、装配工艺卡，工艺守则、生产程序、作业指导书、工艺操作规范、消耗定额、工时定额及其他工艺文件等。

（五）原材料要求

食品生产加工企业生产食品所用的原材料均应无毒、无害，符合相应的强制性国家标准、行业标准及有关规定。企业不得使用非食用性原辅材料加工食品，不得使用食品生产的废液、废料进行食品生产，不使用有毒、有害、有疫病的原辅材料生产食品，应优先使用获得生产许可证企业的产品进行生产。对采购的原辅材料、包装材料以及外协加工品要进行检验或验证。

食品生产加工企业应当使用符合国家法律、法规和强制性添加剂进行生产，严格执行《食品添加剂卫生管理办法》，执行 GB 2760—2007《食品添加剂使用卫生标准》等国家强制性标准。对于部分具有一定毒副作用的食品添加剂，应当尽可能不用或少用,必须使用时应严格控制其使用范围和使用量。

(六)产品标准要求

食品生产加工企业必须按照有效的产品标准组织生产。食品质量安全必须符合法律法规和相应的强制性标准要求,无强制性标准规定的,应当符合企业明示采用的标准要求。"明示采用的标准"是指企业在组织生产中所采用的检验产品质量的标准,并且已将该标准的编号标注在产品的标志上。产品如有强制性标准,企业明示执行企业标准时,该标准不得低于国家、行业或者地方的强制性标准。产品没有强制性标准的,以企业明示执行的标准作为判定依据。

食品企业应具备的标准主要有:原辅材料标准、产品标准(含产品卫生标准)、检验标准、包装标准等;相关标准有 GB 5749—2006《生活饮用水卫生标准》(2012年 7 月 1 日开始实施)、GB 7718—2011《预包装食品标签通则》《定量包装商品计量监督规定》等。

(七)人员要求

1.人员资格

食品生产加工企业负责人和主要管理人员应当了解与食品质量安全相关的法律法规知识;食品企业必须具有与食品生产相适应的专业技术人员、熟练技术工人和质量工作人员。企业领导应了解生产者的产品质量责任义务,质量管理人员应具有一定的质量管理知识及相关食品生产知识,技术人员应掌握食品生产专业技术知识,生产操作人员应能看懂相关技术文件(如配方和作业指导书等),且能熟练地操作设备。

2.健康管理

(1)食品生产经营人员(包括临时工)必须进行健康检查,取得健康合格证后方可参加工作。食品厂全体工作人员每年至少体检一次,并在必要时进行临时体检。工厂应建立职工健康档案。

(2)任何患有传染病或传染病病毒携带者(如痢疾、伤寒、病毒性肝炎、活动性肺结核)、化脓性或渗出性脱屑性皮肤病、疥疮、有感染的伤口和其他有碍食品卫生的疾病者,均不得在与食品有直接或间接接触的岗位工作。

(3)工作人员的疾病或受伤情况应向有关部门报告,以便进行必要的医疗检查或者考虑将其调离与食品加工有关的岗位。应报告的情况包括黄疸、腹泻、呕吐、发烧、伴有发烧的咽痛、可见性感染皮肤损伤(烫伤、割伤、碰伤等),以及耳、眼、鼻中有流出物等。在病愈后回到工作岗位前都必须提交医生开具的证明,证明其复原并可回到食品工厂重新工作。

(4)应定期对全厂职工进行食品安全法、食品企业良好生产规范(或卫生规范)及其他有关卫生规定的宣传教育,做到教育有计划、考核有标准、卫生培训制度化和规范化。从业人员上岗前,要先经过卫生培训教育,方可上岗。

3.个人卫生

(1)食品从业人员应保持良好的个人卫生,防止食品污染。工作前、去卫生间后、每次离开工作场所、当手被弄脏或被污染时,要求用热水和合适的洗涤剂、消毒剂彻底洗手。

正确的洗手方法为:

清水洗手→用皂液或无菌皂洗手→冲净皂液→于50mg/Kg(余氯)消毒液浸泡30s→清水冲洗→干手(用纸巾或毛巾)。

(2)食品从业人员进车间前,必须穿戴整洁的工作服、帽、靴鞋,头发不得露于帽外。

(3)直接与原料、半成品和成品接触的人员不准戴耳环、戒指、手镯、项链等首饰及手表,工作时不得涂指甲油、化妆品及喷洒香水,不得留长指甲。

(4)操作人员手部受外伤后,不得接触食品或原料,经过包扎治疗戴上防护手套后,方可参加未直接接触食品的工作。

(5)不准穿工作服、工作鞋进厕所或离开工作场所。

(6)上班前不准酗酒,工作时不准吸烟、饮酒、嚼口香糖或吃食物及做其他有碍食品卫生的活动,禁止吐痰,咳嗽或打喷嚏时一定要背向产品或生产线并捂住嘴,并要重新洗手或更换手套。

(7)生产车间不得带入或存放个人生活用品,如衣物、食品、烟酒、药品、化妆品等。

(8)进入生产加工车间的其他人员包括参观人员,均应遵守以上规定。

(八)质量检验和计量检测要求

食品生产加工企业应当具有与所生产产品相适应的质量检验和计量检测手段。企业应当具备产品出厂检验能力,检验、检测仪器必须经计量检定合格后方可使用。不具备出厂检验能力的企业,必须委托符合国家质检总局统一公布的、具有法定资格的检验机构进行产品出厂检验。

检验能力包括检验仪器设备与设施、检验人员、检验技术和方法。企业出厂检验设备的性能、准确度应能达到规定的要求,并在检定或校准的有效期内使用。食品生产企业常用的计量器具和设备有磅秤、流量计、温度计、压力表、灌装机、辐射加工设备。

企业应有独立行使权力的质量检验机构或专(兼)职管理人员和相应的检验人员,应制定成品质量检验制度以及检测设备管理制度。企业委托检验时,要签有正式的委托检验合同。

企业在生产过程中应按规定开展产品质量检验工作(过程检验),做好各项检验记录。企业应严格按产品标准及有关规定对出厂产品进行检验和试验(出厂检验),并出具产品质量检验报告和合格证。

(九)建立健全质量管理体系要求

1.对质量管理体系的要求

食品生产加工企业应当在生产的全过程建立标准体系,实行标准化管理,建立健全企业质量管理体系,实施从原材料采购、产品出厂检验到售后服务全过程的质量管理,建立岗位质量责任制,加强质量考核,严格实施质量否决权。

食品生产企业应制定明确的质量目标,并贯彻执行,要健全内部产品质量管理制度,主要包括:组织结构图、岗位质量责任、考核办法、文件管理制度、生产过程管理制度、生产设备设施管理制度、人员培训管理制度、采购质量管理制度、不合格品管理制度、检验管理制度。

生产过程控制是对从原料投入到产品产出的全过程控制。生产过程控制要求有明确的工艺流程,确定生产过程关键工序、质量控制点,企业应制定关键质量控制点的操作控制程序或作业指导书,并切实实施,以控制和保证食品质量安全。

2.企业认证

鼓励企业根据国际通行的质量管理标准和技术规范获取质量体系认证或者HACCP认证,提高企业质量管理水平。

企业质量体系认证是根据国际通用的质量体系标准,经过认证机构对企业质量体系进行审核,通过颁发认证证书的形式,证明企业的质量体系符合相应要求的活动。国际通用的质量管理体系标准是 ISO 9001:2000《质量管理体系——要求》,我国已将其等同采用并转化为国家标准 GB/T 19001—2000。质量体系认证是自愿性认证。

HACCP系统是目前食品行业有效预防食品质量与安全事故的最先进管理方法,已成为国际上通用的一种食品安全控制体系。我国将逐步在食品企业实施HACCP管理。

(十)包装、标志要求

食品包装和用于食品包装的材料必须清洁、无毒、无害,对食品无污染。食品生产企业在选购食品包装时,要验证包装及其制作包装的材料是否符合国家法律、法规和强制性标准的规定,审查包装产品和包装材料生产企业提供的检测报告。

食品标签是标注在销售包装上的产品标志,是预包装食品容器上的文字、图形、符号,以及一切说明物。食品的标签必须符合相应的规定和要求,如强制性国家标准《预包装食品标签通则》(GB 7718—2011)、《预包装特殊营养品标签通则》(GB 13432—2004)的有关要求。裸装食品在其出厂的大包装上能够标注使用标签的,也应当予以标注。

(十一)贮运要求

贮存、运输和装卸食品的容器、包装、工具、设备必须安全,保持清洁,对食品无污染。原料、半成品、成品在转运过程中应防止食品污染,主要是注意运输容器、工具、车辆的清洁,以及铺垫物、遮盖物的干净卫生,同时注意不能将食品与其他物品同车运输等。在食品贮存过程中应防止污染,主要是注意食品的包装、置放以及库房的防尘、防潮、防鼠、防虫以及控温、采光等。

二、市场准入制度

为了从生产加工源头保证食品质量安全,保障人民健康和安全,维护广大人民群众的根本利益,提高食品质量安全水平,加强对食品质量安全的监督管理,我国实施了食品质量安全市场准入制度。在国内从事食品生产加工的企业必须具备保证食品质量安全的基本生产条件,按规定程序获取食品生产许可证,所生产加工的食品必须经检验合格,并加印(贴)食品质量安全市场准入(QS)标志后,方可出厂销售。

实行食品质量安全市场准入制度应坚持事先保证与事后监督相结合的原则,实行分类管理、分步实施原则,实行统一领导、分级实施的组织管理原则。

三、食品生产许可

食品生产许可证制度是食品质量安全市场准入制度的一个组成部分,没有取得食品生产许可证的企业不得生产加工食品,任何企业和个人不得销售无证食品。

国家质检总局授权省级质量技术监督部门组织开展本辖区食品生产许可证的受理、企业必备条件审查、产品质量检验和食品生产许可证发证工作。省级质量技术监督部门可以授权市(地)级质量技术监督部门承担食品生产许可证的受理和审查等具体工作。

(一)企业申请食品生产许可证的规定

食品生产加工企业按照地域管辖和分级管理的原则,到所在地的市(地)级以上质量技术监督部门提出办理食品生产许可证的申请。

企业经营范围应当覆盖申请取证产品。新建和新转产的食品企业,应当及时向质量技术监督部门申请食品生产许可证。除法律、行政法规规定的限制条件外,任何单位不得另行附加条件,限制企业申请食品生产许可证。

(二)食品生产许可证的审批

(1)食品生产加工企业申请食品生产许可证时应提供书面材料,具体应包括以下内容:按照规定要求填写《食品生产许可证申请书》;企业营业执照、食品卫生许可证、企业代码证(复印件),不需办理代码证书的企业,提供企业负责人身份证复印件;企业生产场所布局图;企业生产工艺流程图(标注关键设备和参数);企业质量管理文件;如产品执行企业标准,还应提供经质量技术监督部门备案的企业产品标准;不具备自行出厂检验能力的企业还必须提供有效的委托检验协议;申请表中规定应当提供的其他材料。

(2)质量技术监督部门在接到企业申请材料后,组成审查组,对申请书和资料等文件进行审查,审查申请材料的完整性、准确性和有效性。企业材料符合要求的,发给《食品生产许可证受理通知书》。企业申报材料不符合要求的,允许企业补正,逾期未补正的,视为撤回申请。

(3)对于书面材料审查合格的企业,审查组按照食品生产许可证审查规则,完成对企业必备条件和出厂检验能力的现场审查,并对现场审查合格的企业,由审查组现场抽封样品。

《食品生产加工企业必备条件现场审查表》包括六大部分,即质量管理职责、生产资源提供、技术文件管理、采购质量控制、过程质量控制、产品质量检验等审查内容。

(4)发证检验是对产品的全项目质量检验。审查组或者申请取证企业应当在封样后按期将样品送达指定的检验机构。检验机构收到样品后,应当按照规定的标准和要求进行检验,并应当在规定的期限内完成检验工作。

(5)经必备条件审查和发证检验合格而符合发证条件的,对审查报告进行审核无误后,由省级质量技术监督部门统一汇总符合发证条件企业的材料,将符合发证条件的企业名单及相关材料报送国家质检总局。

(6)国家质检总局对符合发证条件的企业材料审核批准后,公告获得食品生产许可证的企业名单。省级质量技术监督部门根据国家质检总局的批准,对符合发证条件的生产企业发放食品生产许可证。

食品生产许可证的式样由国家质检总局统一规定、印制并用印,食品生产许可证含正本和副本。

(7)出口食品生产加工企业生产的食品在国内销售的,应当申请办理食品生产许可证。已获得出入境检验检疫机构颁发的出口食品卫生注册证、登记证的企业,或者已经通过 HACCP 体系认证、验证的企业,在申请食品生产许可证时,免于企业必备条件审查。获得国家质检总局认定的食品认证企业,在申请食品生产许可证时,可按照不重复的原则,简化或者免予企业必备条件审查。

(三)食品生产许可证的管理

(1)食品生产许可证的有效期一般不超过五年。不同食品其生产许可证的有效期限在相应的规范文件中规定。企业应在食品生产许可证有效期满前,按有关规定重新申请换证。

（2）食品生产许可证实行年审制度。

（3）食品生产加工企业在食品原材料、生产工艺、生产设备等生产条件发生重大变化后，或者开发生产新种类食品的，应当按规定申请变更食品生产许可证。

企业名称发生变化时，也应当对食品生产许可证办理更名手续。

（4）食品生产许可证采用英文字母"QS"加 12 位阿拉伯数字编号方法。编号前 4 位为受理机关编号，中间 4 位为产品类别编号，后 4 位为企业序号。凡取得生产许可证的产品，企业必须在产品的包装和标签上标注生产许可证编号。

受理机关编号前 2 位代表省、自治区、直辖市，后 2 位代表各地市编号。

前 2 位编号规则：北京 11、天津 12、河北 13、山西 14、内蒙古 15、辽宁 21、吉林 22、黑龙江 23、上海 31、江苏 32、浙江 33、安徽 34、福建 35、江西 36、山东 37、河南 41、湖北 42、湖南 43、广东 44、广西 45、海南 46、重庆 50、四川 51、贵州 52、云南 53、西藏 54、陕西 61、甘肃 62、青海 63、宁夏 64、新疆 65。

产品类别编号规定：小麦粉 0101、大米 0102、食用植物油 0201、酱油 0301、食醋 0302、糖 0303、味精 0304、肉制品 0401、乳制品 0501、饮料 0601、方便面 0701、饼干 0801、罐头 0901、冷冻饮品 1001、速冻米面食品 1101、膨化食品 1201。

四、食品质量安全检验

对用于生产加工食品的原材料、添加剂、包装材料和容器必须实施进货验收制度，不符合质量安全要求的，不得用于食品生产加工及包装。食品出厂必须经过检验，未经检验或者检验不合格的食品不得出厂、销售。

取得食品生产许可证并具有产品出厂检验能力的企业，可以自行检验其生产加工的，属于食品生产许可证许可范围内的食品。国家对于某些特殊食品的检验另有规定的，按照国家有关规定办理。实施自行检验的企业，应当每年将样品送到质量技术监督部门指定的检验机构进行比对。

不具备产品出厂检验能力的企业，按照就近、就便的原则委托国家质检总局指定并统一公布的检验机构进行食品出厂检验。

承担食品检验工作的检验机构，必须具备法定资格和条件，按照国家规定经过计量认证、审查认可或者通过实验室认可，并根据有关的产品标准和技术法规等要求实施产品抽样和检验。

（一）食品质量安全标志

实施食品质量安全市场准入制度的食品，出厂前必须加印（贴）食品质量安全市场准入标志。没有食品质量安全市场准入标志的，不得出厂销售。

食品质量安全市场准入标志是质量标志，表明食品符合质量安全基本要求，以"质量安全"的英文名称 Quality Safety 的缩写"QS"表示。企业使用食品质量安市场准入标志表明其产品经检验合格,符合食品质量安全的基本要求。加印(贴)QS 标志的食品,在质量保证期内,非消费者使用或保管不当而出现质量问题的,由生产者、销售者根据各自的义务,依法承担法律责任。

食品质量安全市场准入标志(QS 标志)的式样由国家质检总局统一制定。食品质量安全市场准入标志由食品生产企业自行加印(贴),使用时可根据需要按比例放大或者缩小,但不得变形、变色。

(二)食品质量安全监督

获得食品生产许可证的企业应当保证持续、稳定地生产合格的食品,并接受当地质量技术监督部门的监督和管理。食品销售企业应当检查所出售的食品是否具有 QS 标志和食品生产许可证编号。

质量技术监督部门应当根据不同类型食品的特点,定期对食品质量安全进行监督检查,主要检查企业是否持续满足保证产品质量的必备条件、是否持续保证食品质量安全以及食品生产许可证和食品质量安全市场准入标志的使用等情况。

食品生产加工企业不得使用过期的、失效的、变质的、污秽不洁的、陈化的、回收的或者非食用的原材料生产加工食品。质量技术监督部门应当加强食品生产加工企业原材料、添加剂及包装材料使用情况的监督检查,并检查其在采购食品原材料时,是否向供货单位索取合格证明,或者自行检验、委托检验合格。

使用新资源、食品添加剂新品种生产加工食品,或者利用新的原材料进行食品包装的,食品生产加工企业必须在投产前进行质量安全检验,必须向质量技术监督部门提供质量安全检验证明。质量技术监督部门应对上述新材料的使用进行监督。

第五节　食品危险性分析

危险性分析在 WTO 工作中的作用至关重要,它是制定食品安全标准和解决国际食品贸易争端的依据。危险性分析体系的建立,也为各国在食品安全领域建立合理的贸易壁垒提供了一个具体的操作模式。按照目前的发展趋势,危险性分析将成为制定食品安全政策和解决食品安全事件的总模式,同时还将指导设计进出口检验体系、食品放行或退货标准、监控和调查程序,提供制定有效管理策略的信息,以及根据食品危害类别全面分配食品安全管理资源等。

危险性分析由三个相互关联的部分构成,即危险性评估、危险性管理和有关危险性的信息交流。

一、危险性评估

危险性又称为危险度或风险度,是指由食品中危害导致不利于健康作用的可能性及其严重程度。危险性评估是指对人体接触食源性危害而产生的已知或潜在的对健康不良作用的科学评估。危险性评估过程往往是由科学家完成的,是一个纯科学的过程,得出的危险性评估结论可分为定性和定量两种形式,适用于所有国家和人群。危险性评估包含下列步骤:①危害的确认。②危害特征的描述。③暴露评估,特别是摄入量评估。④危险性特征的描述。

危险性评估是对科学技术信息及其不确定度进行组织和系统研究的一种方法,用以回答有关健康风险的特定问题。危险性评估要求对相关信息进行评价,并且选择适当的模型对资料做出判断;同时,要明确地认识其中的不确定性,并在某些具体情况下利用已有信息推导出科学、合理的结论。

危害确认采用的是定性方法,其余三个步骤虽可以采用定性方法,但最好采用定量方法。但相对于微生物危害而言,这一方法更适用于化学危害,这主要是因为考虑许多混淆因素比较困难。

(一)食品中化学物的危险性评估

化学物的危险性评估主要是针对食品中有意加入的化学物、无意的污染物和天然存在的毒素,包括食品添加剂、农药残留、兽药残留、不同来源的化学物以及天然毒素(如霉菌毒素和鱼贝类毒素)。但微生物中的细菌毒素(如金黄色葡萄球菌毒素)不包括在内。

1.危害确认

危害是指食品中可能导致一种健康不良作用的生物、化学或物理因素或状态,这些危害包括有意加入的或者无意污染的或者在自然界中天然存在的。危害确认又称危害确定或危害识别,是对可能存在于某种或某类食品中的已知或潜在影响健康的因素进行确定。

简单来说,对于化学因素(包括食品添加剂、农药和兽药残留、污染物和天然毒素)而言,危害确认主要是指要确定某种物质的毒性,即确定人体摄入化学物的潜在不良作用。在实际工作中,危害确认一般采用动物毒性试验和体外试验的资料作为依据。

动物试验包括急性和慢性毒性试验。动物试验的主要目的在于确定最大无作用量(MNL)、无作用量(NOEL)、无明显损害作用水平(NOAEL)或最小可见损害水平(LOAEL)。通过体外试验可以增加对危害作用机制的了解。通过定量的结构-活性关系研究,对于同一类化学物质(如多环芳烃、多氯联苯、二噁英)可根据一种或多种化合物已知的毒理学资料,采用毒性当量的方法来预测其他化合物的危害。

2.危害特征描述

危害特征描述是对可能存在于食品中可导致不利于健康作用的生物、化学和物理因素进行定性和(或)定量评价。危害特征描述的核心就是剂量-反应评估。剂量-反应评估是指确定某种化学、生物或物理因素的暴露水平(剂量)与相应的健康不良效果的严重程度和(或)发生频度(反应)之间的关系。对化学因素应进行剂量-反应评估。对生物或物理因素,如数据可得到时,也应进行剂量-反应评估。

简单来说,危害特征描述一般是由毒理学试验获得的数据外推到人,计算人体的日容许摄入量(ADI值)(严格来说,对于食品添加剂、农药和兽药残留,为制定ADI值);对于污染物,为制定暂定每周允许摄入量(PTWI值,针对蓄积性污染物如铅、镉、汞)或暂定每日耐受摄入量(PTDI值,针对非蓄积性污染物如砷);对于营养素,为制定每日可耐受最高摄入量(UL)。

3.暴露评估

暴露评估就是对可能经饮食途径暴露的生物、化学和物理因素以及其他相关来源的暴露进行定性和(或)定量评价。对化学物而言,即是测定某一化学物进入机体的途径、范围和速率,来估计人群与环境(水、土、空气和食品)暴露化学物的浓度和剂量。对化学物的暴露就是机体与界面外化学物的接触,基于剂量-反应关系的人群危险性评估就需要包括剂量评估,对食品来说外剂量的研究就是摄入量的评估。

暴露评估主要是根据膳食调查和各种食品中化学物质暴露水平调查的数据进行的。通过计算,可以得到人体对于该种化学物质的暴露量。进行膳食调查和制定国家食品污染监测计划是准确进行暴露评估的基础。

4.危险性特征描述

危险性特征描述是根据危害确认、危害特征描述和暴露评估,并考虑可能伴随的不确定因素,对在某一特定人群中发生的已知或潜在的不利于健康作用的可能性及其严重程度进行定性和(或)定量评价,其中包括不确定性。

危险性特征描述就是对人体摄入某一化学物对健康产生不良效果的可能性进行评估。对于有阈值的化学物质,就是比较暴露(摄入量)和ADI值(或者其他测量值)来作为危险性特征的描述,如所评价的化学物摄入量小于ADI值,则对人体健康危害的可能性小,理论上为零。对于无阈值物质,对人群的危险性是暴露与危害强度的综合结果。危险性特征描述需要说明危险性评估过程中每一步所涉及的不确定性。

(二)食品中生物因素的危险性评估

与公众健康有关的生物性危害包括,致病性细菌、病毒、蠕虫、原生动物、藻类和它们产生的某些毒素,目前全球食品安全最显著的危害是致病性细菌。生物性危害主要通过两种机制使人致病,产生毒素造成症状或宿主进食具有感染性的活病原体而产生病理学反应。微生物毒素的阈值容易确定,有可能开展危险性评估;然而对病原菌产生的危害进行评估时,食品中微生物危害的危险性特征描述就遇到许多困难,微生物病原体可以繁殖、死亡,其生物学作用是很复杂的。进入食物链的原料受到污染的程度可因很多因素影响而发生改变。动物品系和环境也影响病原体的致病性,而宿主和病原体的变异也非常大。

对于食源性细菌病原体来说,采用定性方法进行危险性特征描述可能是目前唯一的选择。定性的危险性评估取决于:特定的食品品种,细菌性病原体的生态学知识,流行病学数据,食品原料可能的污染率以及食品生产、加工、贮存、销售和消费者再加工制备所造成的影响等内容。

二、危险性管理与信息交流

危险性管理是根据危险性评估的结果进行权衡选择决策过程,如可接受的、减少的或降低的危险性,在需要的情况下选择并实施包括立法在内的适当管理方法。危险性管理的首要目标是通过选择和实施适当的措施,尽可能有效地控制这些危害,从而保障公众健康。这些措施包括制定最高限量,制定食品标签标准,实施公众教育计划,通过使用其他物质或者改善农业或生产规范以减少某些化学物质的使用等。

危险性信息交流则是在危险性评估者、危险性管理者、消费者和有关组织之间进行危险性信息和意见的交流。它贯穿于整个危险性分析的过程中。

需要指出的是,在进行一个危险性分析的实际项目时,并非危险性分析三个部分的所有具体步骤都必须包括在内,但是某些步骤的省略必须建立在合理的前提之上,而且整个危险性分析的总体框架结构应当是完整的。

第六节 工业化食品生产卫生管理

一、GMP 概述

良好生产规范(GMP),是为保障食品安全与质量而制定的贯穿食品生产全过程的一系列措施、方法和技术要求。它要求食品生产企业应具备良好的生产设备,合理的生产过程,完善的质量管理和严格的检测系统,确保产品的质量符合标准。GMP 开始较多应用于制药工业,随后许多国家也将其用于食品工业并制定出相应的 GMP 法规。良好生产规范(GMP)和卫生标准操作程序(SSOP)等是实施HACCP 的必备程序。

1963 年,美国 FDA 就制定了世界上第一部药品的良好生产规范,1969 年发布了《食品良好生产工艺基本法》(简称 GMP 或 FGMP 基本法)。1996 年版的美国联邦管理法规第 21 篇第 110 部分《食品制造、包装或存放过程中良好生产操作规程》(GMP)共分 7 大部分,具体内容包括:定义、现行良好生产操作规范、人员、厂房和场地、卫生操作、卫生设施和控制、设备和工器具、加工过程及控制、仓储与分销、食品中对人体健康无害的、天然的或不可避免的缺陷等。除了上述基本准则外,美国 FDA 还制定了各类食品的 GMP。国际食品法典委员会(CAC)的《食品卫生通则》也可以认为是食品业的 GMP。

1998 年,我国卫生部颁布了《保健食品良好生产规范》(GB 17405—1998)和《膨化食品良好生产规范》(GB 17404—1998),这是我国首批颁布的食品 GMP 强制性标准,使我国在食品行业实施 GMP 时能完全与国际接轨。

二、我国食品企业的卫生规范和 GMP

(一)食品企业卫生规范

我国《食品企业通用卫生规范》(GB 14881—1994)是卫生部根据《食品卫生法》的规定,参照 CAC《食品卫生通则》,结合我国国情制定的,适用于食品生产、经营的企业、工厂,并作为制定各类食品厂专业卫生规范的依据。我国目前已制定了罐头厂、白酒厂、啤酒厂、酱油厂、食醋厂、食用植物油厂、蜜饯厂、糕点厂、乳品厂、肉类加工厂、饮料厂、葡萄酒厂、果酒厂、黄酒厂、面粉厂、饮用天然矿泉水厂、巧克力厂等 17 类食品加工企业的卫生规范。

根据食品贸易全球化的发展以及对食品安全卫生的要求,原国家商检局发布了我国《出口食品厂、库卫生要求》,并在此基础上制定了出口禽畜肉及制品、罐头、水产品、饮料、茶叶、糖类、面糖制品、速冻方便食品、肠衣等 9 类加工企业注册卫生规范。凡是从事出口食品生产的企业,贮存的厂、库都必须达到以上要求。

《食品企业通用卫生规范》包括以下 7 个要素:原材料采购、运输的卫生要求,工厂设计与设施的卫生要求,工厂的卫生管理,生产过程的卫生要求,卫生和质量检验的管理,成品储存、运输的卫生要求,个人卫生与健康的要求。

出口食品厂、库卫生质量体系至少包括以下 11 个要素:卫生质量方针和卫生质量目标,组织机构及其职责,生产、检验人员的管理,环境卫生的要求,车间及设施卫生的控制,原料、原辅料卫生质量的控制,生产卫生质量的控制,包装、贮存、运输卫生的控制,检验的要求,质量记录的控制,质量体系的内部审核。

(二)食品良好生产规范(GMP)

1.我国食品 GMP 的主要内容

(1)设计与设施:设计、厂房与厂房设施。

(2)人员要求:人员资格与培训、健康管理、个人卫生。

(3)卫生管理:建立健全卫生管理机构与制度,设施的维修与保养,清洗和消毒工作、除虫、灭害管理,有毒有害物质的管理,饲养动物的管理,污水、污物的处理,卫生设施的管理,工作服的管理。

(4)生产过程管理:制定生产操作规程,明确原辅料的要求、生产过程的要求,包装容器的洗涤、灭菌和保洁,包装,标志。

(5)品质管理:建立品质管理机构与检验设施、品质管理制度的制定与执行、原料的品质管理、加工过程的品质管理。

(6)成品贮存与运输:仓库要求、成品的贮存、成品的运输。

2.GMP 的实施

对各类食品实施 GMP 应按照已经发布的或参照相关的良好生产规范,以确定加工产品的设施、方法、操作和控制是否安全,以及这些产品是否在卫生条件下加工。

企业应该对实施 GMP 的情况进行检查、记录,并把记录情况存档备查。

我国已开始在保健食品企业实施 GMP 认证制度。

三、药品生产质量管理规范(GMP)

药品生产质量管理规范是药品生产和质量管理的基本准则,适用于药品制剂生产的全过程、原料药生产中影响成品质量的关键工序。

(一)药品生产质量管理规范的主要内容

①总则;②机构与人员;③厂房与设施;④设备;⑤物料;⑥卫生;⑦验证;⑧文件;⑨生产管理;⑩质量管理;⑪产品销售与收回;⑫投诉与不良反应报告;⑬自检;⑭附则。

(二)药品 GMP 认证申请

为加强对药品生产企业的监督管理,我国全面实施了药品 GMP 认证工作。药品 GMP 认证是国家对药品生产企业检查的一种手段,是对药品生产企业(车间)实施 GMP 情况的检查认可过程。

申请药品 GMP 认证的药品生产企业,应按规定填报《药品 GMP 认证申请书》,并报送以下资料。

(1)《药品生产企业许可证》和《营业执照》(复印件)。

(2)药品生产管理和质量管理自查情况(包括企业概况、GMP 实施情况及培训情况)。

(3)药品生产企业(车间)的负责人、检验人员文化程度登记表;高、中、初级技术人员的比例情况表。

(4)药品生产企业(车间)生产的组织机构图(包括各组织部门的功能及相互

关系、部门负责人情况)。

(5)药品生产企业(车间)生产的所有剂型和品种表。

(6)药品生产企业(车间)的环境条件、仓储及总平面布置图。

(7)药品生产车间概况及工艺布局平面图(包括更衣室、盥洗间、人流和物料通道、气闸等,并标明空气洁净度等级)。

(8)所生产剂型或品种工艺流程图,并注明主要过程控制点。

(9)药品生产企业(车间)的关键工序、主要设备验证情况和检验仪器、仪表校验情况。

(10)药品生产企业(车间)生产管理、质量管理文件目录。

新开办的药品生产企业(车间)申请 GMP 认证,除报送上述规定的资料外,还须报送开办药品生产企业(车间)批准立项文件和拟生产的品种或剂型 3 批试生产记录。

四、卫生标准操作程序

卫生标准操作程序(SSOP)是食品企业为保障食品卫生质量,在食品加工过程中应遵守的操作规范。SSOP 强调食品生产车间、环境、人员及与食品有接触的器具、设备中可能存在的危害的预防以及清洗(洁)的措施。

每个企业都应制定和实施卫生标准操作程序或类似文件,以说明企业如何满足和实施如下卫生条件和规范:

(1)与食品或食品表面接触的水的安全性或生产用冰的安全。

(2)食品接触表面(包括设备、手套和外衣等)的卫生情况和清洁度。

(3)防止不卫生物品对食品、食品包装和其他与食品接触表面的污染及未加工产品和熟制品的交叉污染。

(4)洗手间、消毒设施和厕所设施的卫生保持情况。

(5)防止食品、食品包装材料和食品接触表面掺杂润滑剂、燃料、杀虫剂、清洁剂、消毒剂、冷凝剂及其他化学、物理或生物污染物。

(6)规范地标示标签、存贮和使用有毒化合物。

(7)员工个人卫生的控制,这些卫生条件可能对食品、食品包装材料和食品接触面产生微生物污染。

(8)消灭工厂内的鼠类和昆虫。

每个企业应该对实施 SSOP 的情况进行检查、记录,并将记录结果存档、备查。

SSOP 文件应描述工厂与食品卫生和环境清洁有关的程序和实施情况,其内容是:描述在工厂中使用的卫生程序;提供这些卫生程序的时间计划表;提供一个支持日常监测计划的基础;鼓励提前做好计划,确保及时采取纠正措施;确认问题发生的趋势,防止同样问题再次发生;确保从管理层到生产工人的每个人都理解卫生概念;为员工提供一种连续培训的工具;为购买者和检查人员做出承诺;指导厂内的卫生操作和状况得以完善提高。

SSOP 的正确制定和有效执行,对控制危害是非常有价值的。SSOP 在对HACCP 系统的支持性程序中扮演着十分重要的角色,有了 SSOP,HACCP 就会更有效,因为它可以更好地把重点集中在与食品或其加工有关的危害上。SSOP 的设计因企业而异,企业可根据法规和自身需要建立文件化的 SSOP。

第七节　危害分析与关键控制点系统(HACCP)

一、HACCP 管理体系概述

HACCP 是英文 hazard analysis critical control point 的缩写,称危害分析关键控制点。HACCP 是指对食品安全危害予以识别、评估和控制的系统化方法。HACCP管理体系是指企业经过危害分析找出关键控制点,制订科学合理的 HACCP 计划,在食品生产过程中有效地运行,并能达到预期目的而保证食品安全的体系。近年来,HACCP 受到世界各国的普遍重视,已成为国际上共同认可的食品安全质量保证体系。

20 世纪 60 年代初,美国的食品生产者与美国航空航天局(NASA)合作,首次建立起了 HACCP 系统。HACCP 概念的雏形于 1971 年在美国国家食品保护会议上首次被提出,1973 年美国开始在低酸性罐头食品实施 HACCP。1997 年,国际食品法典委员会(CAC)颁布了《HACCP 体系及其应用准则》,与《国际推荐的操作规范——食品卫生通则》和《食品微生物标准的制定和应用原则》一起作为《食品法典——食品卫生基础文件》的三个文件。目前 HACCP 在许多行业都被采用,比如水产品、禽肉类、罐头、速冻蔬菜、果蔬汁生产企业和餐饮、化妆品制造等行业中。

我国 1999 年发布的 SC/T 3009—1999《水产品加工质量管理规范》,采用了HACCP 原则作为水产品质量保证体系。国家认监委在《出口食品生产企业卫生注册登记管理规定》中,明确了六大类出口产品企业必须强制建立 HACCP 体系。卫生部在 2002 年下发了《食品企业 HACCP 实施指南》,在 2003 年制定的《食品安全行动计划》中要求食品企业积极推行危害分析关键控制点(HACCP)方法。

HACCP 是预防性的食品安全控制体系,对所有潜在的生物、物理、化学性危害进行分析,确定预防措施,重在防止危害发生。同时,HACCP 并不是一个零风险的体系,是采用现有的科学技术和最经济的手段尽量减少食品安全危害的风险。因此企业需配合检验、卫生管理等手段来控制食品安全。

HACCP 可以应用于从初级(原料)生产到最终消费的整个食品链中,并且应以健康危害方面的科学依据为导向实施。HACCP 的实施还有助于政府对食品安全的监督,并通过提高食品安全的可信度促进经济发展。HACCP 的应用,强化了食品的安全保障,将食品安全管理延伸到食品生产的每一个环节,从原有的产品终端检验变成全程控制,强化了食品生产者在食品安全体系中的作用。HACCP 在食品安全体系中起着核心作用,是一个适用于各类食品企业的简便、易行的方法。

HACCP 的实施相容于质量管理体系(例如 ISO 9000 系列),是在质量管理体系下管理食品安全的一种系统方法。

二、HACCP 的基本原理

(一)进行危害分析

危害是指对健康有潜在不利影响的生物、化学或物理性因素或条件。显著危害是指对可能发生,并且可能对消费者导致不可接受的危害有发生的可能性和严重性。危害分析(HA)是指收集和评估有关的危害以及导致这些危害存在的资料,以确定哪些危害对食品安全有重要影响,而需要在 HACCP 计划中予以解决的过程。危害分析不仅要分析可能发生的危害及危害程度,也要设计防护措施来控制这种危害。

(二)确定关键控制点(CCPs)

关键控制点(CCP)是指能够实施控制措施的步骤,该步骤对于预防和消除一个食品安全危害或将其减少到可接受水平非常关键。

每个控制点(能控制生物、化学或物理因素的任何点、步骤或过程)可以是食品生产制造过程的任一步骤,包括原辅材料收购或生产、收获、运输、产品配方及加工、贮运各个环节。

(三)确定关键限值

关键限值是区分可接受和不可接受水平的标准值。而由操作者用来减少偏离风险的标准则比关键限值更严格,称为操作限值。每个关键控制点对显著的危害必须有一个或一个以上的关键限值。

(四)建立 CCP 的监控程序

监测是指为评估关键控制点(CCP)是否得到控制,而对控制指标进行有计划地连续观察或检测。应尽可能通过各种理化方法对 CCP 进行连续的监控,若无法连续监控临界值,应有足够的间歇频率来观察、测定 CCP 的变化特征,以确保 CCP 是在控制中。

(五)建立当关键控制点失去控制时应采取的纠偏措施

控制措施是指能够预防或消除一个食品安全危害,或将其降低到可接受水平的任何措施和行动。

当监控显示某 CCP 出现偏离关键限值时,就是失控,要采取纠偏措施。纠偏措施是指当针对关键控制点(CCP)的监测显示该关键控制点失去控制时所采取的措施。

(六)建立确认 HACCP 系统有效运行的验证程序

验证是指为了确定 HACCP 计划是否正确实施所采用的除监测以外的其他方法、程序、试验和评价。验证的频率应足以证实 HACCP 体系的有效运行。

(七)建立有关上述原则及其应用的必要程序和记录

要求把列有确定的危害性质、CCP、关键限值的书面 HACCP 计划的准备、执行、监控、纪录保持和其他措施等与执行 HACCP 计划有关的信息、数据记录文件完整地保存下来。

三、HACCP 计划实施过程

HACCP 计划是依据 HACCP 原则制定的一套文件,用于确保在食品生产、加工、销售等食物链各阶段与食品安全有重要关系的危害得到控制。

(一)组建 HACCP 工作小组

(1)HACCP 小组负责制订 HACCP 计划以及实施和验证 HACCP 体系。HACCP 小组的人员构成应保证建立有效 HACCP 计划所需的相关专业知识和经验,应包括企业具体管理 HACCP 计划实施的领导、生产技术人员、工程技术人员、质量管理人员以及其他必要人员。技术力量不足的部分,小型企业也可以外聘专家。

(2)确定 HACCP 计划的范围,即在食品供应链中的具体实施环节,以及须加以解决的危害的一般类别(例如,是有选择地解决一些危害问题,还是解决所有的危害问题)。

(二)描述产品、确定产品的预期用途

HACCP 工作的首要任务是对实施 HACCP 系统管理的产品进行描述。

描述的内容包括:①产品名称(说明生产过程类型);②产品的原料和主要成分;③产品的理化性质(包括 Aw、pH 等)及杀菌处理(如热加工、冷冻、盐渍、熏制等);④包装方式;⑤贮存条件;⑥保质期限;⑦销售方式;⑧销售区域;⑨必要时,有关食品安全的流行病学资料;⑩产品的预期用途和消费人群。

(三)绘制和确认生产工艺流程图

HACCP 工作小组应深入生产线,详细了解产品的生产加工过程,在此基础上绘制产品的生产工艺流程图,制作完成后需要现场验证流程图。

流程图应包括对产品从原辅料的收购及贮存到产品销售的整个过程,每个步

骤要简明扼要,都需按顺序标明,防止含糊不清。为便于危害分析,应在细致检验产品生产过程的基础上描绘流程图(即产品的生产流程图)。流程图通常用文字表示,一般仅为产品加工步骤,需要时也可包括加工前后的食品链各环节。环境或加工过程会出现其他危害时(如冰、水、清洗及消毒过程、工作人员、厂房结构与设备等),也要将其列出。

要确立一个完整的 HACCP 流程图,需收集以下信息资料:所有采用的原材料、辅料及包装材料的微生物、化学、物理数据资料,原、辅材料进入生产的工艺步骤及顺序,工艺控制的内容,原材料、半成品及成品的温度、时间历史(包括潜在的延续环节),产品的循环或再利用路线,高、低危害区的分隔,设备设计特征,人员进出路线,可能存在的交叉污染路线,清洗与消毒工艺的效果。

(四)危害分析

(1)危害分析可分为自由讨论和危害评价两项活动。自由讨论时,范围要广泛、全面,要包含所用的原料、产品加工的每一步骤和所用设备、最终产品及其贮存和分销方式,一直到消费者如何使用产品等。在此阶段,要尽可能列出所有可能出现的潜在危害。没有发生理由的危害不会在 HACCP 计划中做进一步考虑。自由讨论后,小组对每一个危害发生的可能性及其严重程度进行评价,以确定出对食品安全非常关键的显著危害(具有危险性和严重性),并将其纳入 HACCP 计划。

(2)进行危害分析时应将安全问题与一般质量问题区分开。应考虑的涉及安全问题的危害有生物性危害、化学性危害和物理性危害。

①生物性危害:包括细菌、病毒及其毒素、寄生虫和有害生物因子。

②化学性危害:可分为天然的化学物质、有意加入的化学品、无意或偶然加入的化学品、生产过程中所产生的有害化学物质等四类。天然的化学物质如霉菌毒素、组胺等;有意加入的化学品,如食物添加剂、防腐剂、营养素强化剂、色素;无意或偶然加入的化学药品。如农用化学品、禁用物质、有毒物质和化合物、工厂化学物质(润滑剂、清洁化合物等)。

③物理性危害:任何潜在于食品中不常发现的有害异物,如玻璃、金属等。

(3)列出危害分析工作单。危害分析工作单可以用来组织和明确危害分析的思路。HACCP 工作小组还应考虑对每一危害可采取哪种控制措施。

(五)确定关键控制点

可应用判定树的逻辑推理方法,确定 HACCP 系统中的关键控制点(CCP)。对判定树的应用应当灵活,必要时也可使用其他方法。

在某一步骤上对一个确定的危害进行控制对保证食品安全是必要的,然而如果在该步骤及其他步骤上都没有相应的控制措施,那么对该步骤或其前后步骤的生产或加工工艺必须进行修改,以便使其包括相应的控制措施。

(六) 每个关键控制点

应有一项或多项控制措施,确保预防、消除已确定的显著危害或将其减至可接受的水平。每一项控制措施要有一个或多个相应的关键限值。

关键限值的确定应以科学为依据,可来源于科学刊物、法规性指南、专家、试验研究等。用来确定关键限值的依据和参考资料应作为 HACCP 方案支持文件的一部分。

通常来说,关键限值所使用的指标包括:温度、时间、湿度、pH、水分活性、含盐量、含糖量、物理参数、可滴定酸度、有效氯、添加剂含量以及感官指标如外观和气味等。

(七) 建立起对每个关键控制点进行监测的系统

通过监测应能够发现关键控制点是否失控。此外,通过监测还能提供必要的信息,以及时调整生产过程,防止超出关键限值。

操作限值是比关键限值更严格的限值,是由操作人员使用用以降低偏离风险的标准。加工工序应当在超过操作限值时就进行调整,以避免违反关键限值,这些措施称为加工调整。加工人员可以使用这些调整避免失控和避免采取纠偏行动,以及早发现失控的趋势,并采取行动以防止产品返工,或者更坏的情况造成产品报废。只有在超出关键限值时才采取纠偏行动。

一个监控系统的设计必须确定:

(1)监控内容。通常通过观察和测量来评估一个 CCP 的操作是否在关键限值内。

(2)监控方法。设计的监控措施必须能够快速提供结果。物理和化学检测能够比微生物检测更快地进行,是很好的监控方法。常用的物理、化学检测指标包括时间和温度组合(常用来监控杀死或控制病原体生长的有效程度);水分活度(Aw)(可通过限制水分活度来控制病原体的生长),可以收集样品检测其水分活度;酸度或 pH(一定的 pH 水平可限制病原体的生长);感官检验(一种检测食品的直观方法)。

(3)监控设备。例如,温湿度计、钟表、天平、pH 计、水分活度计、化学分析设备等。

(4)监控频率。监控可以是连续的或非连续的,如有可能,应采取连续监控。连续监控对许多物理或化学参数都是可行的。如果监测不是连续进行的,那么监测的数量或频率应确保关键控制点是在控制之下。

(5)监控人员。可以进行 CCP 监控的人员包括生产流水线上的人员、设备操作者、监督员、维修人员、质量保证人员,等等。负责监控 CCP 的人员必须接受有关 CCP 监控技术的培训,完全理解 CCP 监控的重要性,能及时进行监控活动,准确报告每次监控工作,随时报告违反关键限值的情况以便及时采取纠偏活动。

(八)建立纠偏措施

(1)在 HACCP 计划中,对每一个关键控制点都应预先建立相应的纠偏措施,以便在出现偏离时实施。

(2)纠偏措施应包括:①确定并纠正引起偏离的原因;②确定偏离期所涉及产品的处理方法,例如进行隔离和保存并做安全评估、退回原料、重新加工、销毁产品等;③记录纠偏行动,包括产品确认(如产品处理、留置产品的数量)、偏离的描述、采取的纠偏行动包括对受影响产品的最终处理、采取纠偏行动人员的姓名、必要的评估结果。

(九)建立验证程序

通过验证、审查、检验(包括随机抽样化验),可确定 HACCP 是否正确运行。验证程序包括对 CCP 的验证和对 HACCP 体系的验证。

1.CCP 的验证活动

(1)校准。CCP 验证活动包括对监控设备的校准,以确保采取的测量方法的准确度。

(2)校准记录的复查。复查设备的校准记录、设计检查日期和校准方法,以及实验结果。应该保存校准的记录并加以复查。

(3)针对性的采样检测。

(4)CCP 记录的复查。

2.HACCP 体系的验证

(1)验证的频率。验证的频率应足以确认 HACCP 体系在有效运行,每年至少进行一次,或在系统发生故障时、产品原材料或加工过程发生显著改变时,或发现了新的危害时进行。

(2)体系的验证活动。检查产品说明和生产流程图的准确性;检查 CCP 是否按 HACCP 的要求被监控;监控活动是否在 HACCP 计划中规定的场所执行;监控活动是否按照 HACCP 计划中规定的频率执行;当监控表明发生了偏离关键限值的情况时,是否执行了纠偏行动;设备是否按照 HACCP 计划中规定的频率进行了校准;工艺过程是否在既定的关键限值内操作;检查记录是否准确和是否按照要求的时间来完成等。

(十)建立文件和记录档案

一般来讲,HACCP 体系须保存的记录应包括:

(1)危害分析小结。包括书面的危害分析工作单、用于进行危害分析和建立关键限值的任何信息和记录。支持文件也可以包括:制定抑制细菌性病原体生长的方法时所使用的充足资料,建立产品安全货架寿命所使用的资料,以及在确定杀死细菌性病原体加热强度时所使用的资料。除了数据以外,支持文件也可以包含向有关顾问和专家进行咨询的信件。

（2）HACCP 计划。包括 HACCP 工作小组名单及相关的责任、产品描述、经确认的生产工艺流程和 HACCP 小结。HACCP 小结应包括产品名称、HACCP 所处的步骤和危害的名称、关键限值、监控措施、纠偏措施、验证程序和保持记录的程序。

（3）HACCP 计划实施过程中发生的所有记录。

（4）其他支持性文件如验证记录,包括 HACCP 计划的修订等。

（十一）宣传与培训

（1）由卫生行政部门对社会公众进行 HACCP 知识的宣教工作。

（2）卫生技术人员和食品企业应定期对系统内部相关人员进行 HACCP 培训。

（十二）其他

（1）食品企业应将实施 HACCP 和企业的基础设施建设、技术改造结合起来。

（2）HACCP 是针对具体的产品和生产工艺的,生产工艺如有变更,企业应该结合实际情况对 HACCP 的部分内容进行修改。

本章小结

依据食品安全卫生法律规范的具体表现形式及其法律效力层级,食品安全卫生法律体系由法律、法规、规章、标准等具有不同法律效力层级的规范性文件构成。

食品安全法是国家强制实施的对食品生产、经营实行安全卫生监督管理的法律规范。它调整国家与从事食品生产、经营的单位或个人之间,以及食品生产、经营者与消费者之间在有关食品安全与卫生管理、监督中所发生的社会关系特别是经济利益关系。

国家实行食品卫生监督制度,把食品安全和营养纳入法制化管理。食品卫生监督制度是国家行政监督的一部分,具有法律性、权威性、强制性和普遍约束力,主要由各级卫生行政部门代表政府实施监督执法。

我国实施了食品质量安全市场准入制度。在国内从事食品生产加工的企业必须具备保证食品质量安全的基本生产条件,按规定程序获取食品生产许可证,所生产加工的食品必须经检验合格,并加印（贴）食品质量安全市场准入（QS）标志后,方可出厂销售。食品生产许可证制度是食品质量安全市场准入制度的一个组成部分,没有取得食品生产许可证的企业不得生产加工食品,任何企业和个人不得销售无证食品。

食品危险性分析是制定食品安全标准和解决国际食品贸易争端的依据,为各国在食品安全领域建立合理的贸易壁垒提供了一个具体的操作模式。危险性分析将成为制定食品安全政策、解决食品安全事件的总模式,同时还将指导设计进出口检验体系、食品放行或退货标准、监控和调查程序,提供制定有效管理策略的信息,以及根据食品危害类别全面分配食品安全管理资源等。危险性分析由三个相互关联的部分构成,即危险性评估、危险性管理和有关危险性的信息交流。

良好生产规范(GMP)是为保障食品安全、质量而制定的贯穿食品生产全过程的一系列措施、方法和技术要求。HACCP 是对食品安全危害予以识别、评估和控制的系统化方法。HACCP 管理体系是企业经过危害分析找出关键控制点,制定科学合理的 HACCP 计划,在食品生产过程中有效地运行并能达到预期目的,从而保证食品安全的体系。

 思考与练习

1.我国食品安全法律体系如何?

2.食品安全法调整对象是什么?

3.什么是"食品生产市场准入制度"和"食品生产许可制度"?

4.什么是食品危险性评估? 具体方法是什么?

5.什么是 GMP,它在实践中是如何应用的?

6.什么是 HACCP,它在实践中是如何应用的?

附录一 中华人民共和国食品安全法

《中华人民共和国食品安全法》已由中华人民共和国第十二届全国人民代表大会常务委员会第十四次会议于 2015 年 4 月 24 日修订通过,现将修订后的《中华人民共和国食品安全法》公布,自 2015 年 10 月 1 日起施行。

目 录

第一章 总 则

第一条　为了保证食品安全,保障公众身体健康和生命安全,制定本法。

第二条　在中华人民共和国境内从事下列活动,应当遵守本法:

（一）食品生产和加工（以下称食品生产），食品销售和餐饮服务（以下称食品经营）；

（二）食品添加剂的生产经营；

（三）用于食品的包装材料、容器、洗涤剂、消毒剂和用于食品生产经营的工具、设备（以下称食品相关产品）的生产经营；

（四）食品生产经营者使用食品添加剂、食品相关产品；

（五）食品的贮存和运输；

（六）对食品、食品添加剂、食品相关产品的安全管理。

供食用的源于农业的初级产品（以下称食用农产品）的质量安全管理，遵守《中华人民共和国农产品质量安全法》的规定。但是，食用农产品的市场销售、有关质量安全标准的制定、有关安全信息的公布和本法对农业投入品作出规定的，应当遵守本法的规定。

第三条　食品安全工作实行预防为主、风险管理、全程控制、社会共治，建立科学、严格的监督管理制度。

第四条　食品生产经营者对其生产经营食品的安全负责。

食品生产经营者应当依照法律、法规和食品安全标准从事生产经营活动，保证食品安全，诚信自律，对社会和公众负责，接受社会监督，承担社会责任。

第五条　国务院设立食品安全委员会，其职责由国务院规定。

国务院食品药品监督管理部门依照本法和国务院规定的职责，对食品生产经营活动实施监督管理。

国务院卫生行政部门依照本法和国务院规定的职责，组织开展食品安全风险监测和风险评估，会同国务院食品药品监督管理部门制定并公布食品安全国家标准。

国务院其他有关部门依照本法和国务院规定的职责，承担有关食品安全工作。

第六条　县级以上地方人民政府对本行政区域的食品安全监督管理工作负责，统一领导、组织、协调本行政区域的食品安全监督管理工作以及食品安全突发事件应对工作，建立健全食品安全全程监督管理工作机制和信息共享机制。

县级以上地方人民政府依照本法和国务院的规定，确定本级食品药品监督管理、卫生行政部门和其他有关部门的职责。有关部门在各自职责范围内负责本行政区域的食品安全监督管理工作。

县级人民政府食品药品监督管理部门可以在乡镇或者特定区域设立派出机构。

第七条　县级以上地方人民政府实行食品安全监督管理责任制。上级人民政府负责对下一级人民政府的食品安全监督管理工作进行评议、考核。县级以上地方人民政府负责对本级食品药品监督管理部门和其他有关部门的食品安全监督管理工作进行评议、考核。

第八条　县级以上人民政府应当将食品安全工作纳入本级国民经济和社会发展规划,将食品安全工作经费列入本级政府财政预算,加强食品安全监督管理能力建设,为食品安全工作提供保障。

县级以上人民政府食品药品监督管理部门和其他有关部门应当加强沟通、密切配合,按照各自职责分工,依法行使职权,承担责任。

第九条　食品行业协会应当加强行业自律,按照章程建立健全行业规范和奖惩机制,提供食品安全信息、技术等服务,引导和督促食品生产经营者依法生产经营,推动行业诚信建设,宣传、普及食品安全知识。

消费者协会和其他消费者组织对违反本法规定,损害消费者合法权益的行为,依法进行社会监督。

第十条　各级人民政府应当加强食品安全的宣传教育,普及食品安全知识,鼓励社会组织、基层群众性自治组织、食品生产经营者开展食品安全法律、法规以及食品安全标准和知识的普及工作,倡导健康的饮食方式,增强消费者食品安全意识和自我保护能力。

新闻媒体应当开展食品安全法律、法规以及食品安全标准和知识的公益宣传,并对食品安全违法行为进行舆论监督。有关食品安全的宣传报道应当真实、公正。

第十一条　国家鼓励和支持开展与食品安全有关的基础研究、应用研究,鼓励和支持食品生产经营者为提高食品安全水平采用先进技术和先进管理规范。

国家对农药的使用实行严格的管理制度,加快淘汰剧毒、高毒、高残留农药,推动替代产品的研发和应用,鼓励使用高效低毒低残留农药。

第十二条　任何组织或者个人有权举报食品安全违法行为,依法向有关部门了解食品安全信息,对食品安全监督管理工作提出意见和建议。

第十三条　对在食品安全工作中做出突出贡献的单位和个人,按照国家有关规定给予表彰、奖励。

第二章　食品安全风险监测和评估

第十四条　国家建立食品安全风险监测制度,对食源性疾病、食品污染以及食品中的有害因素进行监测。

国务院卫生行政部门会同国务院食品药品监督管理、质量监督等部门,制定、实施国家食品安全风险监测计划。

国务院食品药品监督管理部门和其他有关部门获知有关食品安全风险信息

后,应当立即核实并向国务院卫生行政部门通报。对有关部门通报的食品安全风险信息以及医疗机构报告的食源性疾病等有关疾病信息,国务院卫生行政部门应当会同国务院有关部门分析研究,认为必要的,及时调整国家食品安全风险监测计划。

省、自治区、直辖市人民政府卫生行政部门会同同级食品药品监督管理、质量监督等部门,根据国家食品安全风险监测计划,结合本行政区域的具体情况,制定、调整本行政区域的食品安全风险监测方案,报国务院卫生行政部门备案并实施。

第十五条　承担食品安全风险监测工作的技术机构应当根据食品安全风险监测计划和监测方案开展监测工作,保证监测数据真实、准确,并按照食品安全风险监测计划和监测方案的要求报送监测数据和分析结果。

食品安全风险监测工作人员有权进入相关食用农产品种植养殖、食品生产经营场所采集样品、收集相关数据。采集样品应当按照市场价格支付费用。

第十六条　食品安全风险监测结果表明可能存在食品安全隐患的,县级以上人民政府卫生行政部门应当及时将相关信息通报同级食品药品监督管理等部门,并报告本级人民政府和上级人民政府卫生行政部门。食品药品监督管理等部门应当组织开展进一步调查。

第十七条　国家建立食品安全风险评估制度,运用科学方法,根据食品安全风险监测信息、科学数据以及有关信息,对食品、食品添加剂、食品相关产品中生物性、化学性和物理性危害因素进行风险评估。

国务院卫生行政部门负责组织食品安全风险评估工作,成立由医学、农业、食品、营养、生物、环境等方面的专家组成的食品安全风险评估专家委员会进行食品安全风险评估。食品安全风险评估结果由国务院卫生行政部门公布。

对农药、肥料、兽药、饲料和饲料添加剂等的安全性评估,应当有食品安全风险评估专家委员会的专家参加。

食品安全风险评估不得向生产经营者收取费用,采集样品应当按照市场价格支付费用。

第十八条　有下列情形之一的,应当进行食品安全风险评估:

(一)通过食品安全风险监测或者接到举报发现食品、食品添加剂、食品相关产品可能存在安全隐患的;

(二)为制定或者修订食品安全国家标准提供科学依据需要进行风险评估的;

(三)为确定监督管理的重点领域、重点品种需要进行风险评估的;

(四)发现新的可能危害食品安全因素的;

(五)需要判断某一因素是否构成食品安全隐患的;

(六)国务院卫生行政部门认为需要进行风险评估的其他情形。

第十九条　国务院食品药品监督管理、质量监督、农业行政等部门在监督管理工作中发现需要进行食品安全风险评估的,应当向国务院卫生行政部门提出食品安全风险评估的建议,并提供风险来源、相关检验数据和结论等信息、资料。属于本法第十八条规定情形的,国务院卫生行政部门应当及时进行食品安全风险评估,并向国务院有关部门通报评估结果。

第二十条　省级以上人民政府卫生行政、农业行政部门应当及时相互通报食品、食用农产品安全风险监测信息。

国务院卫生行政、农业行政部门应当及时相互通报食品、食用农产品安全风险评估结果等信息。

第二十一条　食品安全风险评估结果是制定、修订食品安全标准和实施食品安全监督管理的科学依据。

经食品安全风险评估,得出食品、食品添加剂、食品相关产品不安全结论的,国务院食品药品监督管理、质量监督等部门应当依据各自职责立即向社会公告,告知消费者停止食用或者使用,并采取相应措施,确保该食品、食品添加剂、食品相关产品停止生产经营;需要制定、修订相关食品安全国家标准的,国务院卫生行政部门应当会同国务院食品药品监督管理部门立即制定、修订。

第二十二条　国务院食品药品监督管理部门应当会同国务院有关部门,根据食品安全风险评估结果、食品安全监督管理信息,对食品安全状况进行综合分析。对经综合分析表明可能具有较高程度安全风险的食品,国务院食品药品监督管理部门应当及时提出食品安全风险警示,并向社会公布。

第二十三条　县级以上人民政府食品药品监督管理部门和其他有关部门、食品安全风险评估专家委员会及其技术机构,应当按照科学、客观、及时、公开的原则,组织食品生产经营者、食品检验机构、认证机构、食品行业协会、消费者协会以及新闻媒体等,就食品安全风险评估信息和食品安全监督管理信息进行交流沟通。

第三章　食品安全标准

第二十四条　制定食品安全标准,应当以保障公众身体健康为宗旨,做到科学合理、安全可靠。

第二十五条　食品安全标准是强制执行的标准。除食品安全标准外,不得制定其他食品强制性标准。

第二十六条　食品安全标准应当包括下列内容:

(一)食品、食品添加剂、食品相关产品中的致病性微生物,农药残留、兽药残留、生物毒素、重金属等污染物质以及其他危害人体健康物质的限量规定;

（二）食品添加剂的品种、使用范围、用量；

（三）专供婴幼儿和其他特定人群的主辅食品的营养成分要求；

（四）对与卫生、营养等食品安全要求有关的标签、标志、说明书的要求；

（五）食品生产经营过程的卫生要求；

（六）与食品安全有关的质量要求；

（七）与食品安全有关的食品检验方法与规程；

（八）其他需要制定为食品安全标准的内容。

第二十七条　食品安全国家标准由国务院卫生行政部门会同国务院食品药品监督管理部门制定、公布，国务院标准化行政部门提供国家标准编号。

食品中农药残留、兽药残留的限量规定及其检验方法与规程由国务院卫生行政部门、国务院农业行政部门会同国务院食品药品监督管理部门制定。

屠宰畜、禽的检验规程由国务院农业行政部门会同国务院卫生行政部门制定。

第二十八条　制定食品安全国家标准，应当依据食品安全风险评估结果并充分考虑食用农产品安全风险评估结果，参照相关的国际标准和国际食品安全风险评估结果，并将食品安全国家标准草案向社会公布，广泛听取食品生产经营者、消费者、有关部门等方面的意见。

食品安全国家标准应当经国务院卫生行政部门组织的食品安全国家标准审评委员会审查通过。食品安全国家标准审评委员会由医学、农业、食品、营养、生物、环境等方面的专家以及国务院有关部门、食品行业协会、消费者协会的代表组成，对食品安全国家标准草案的科学性和实用性等进行审查。

第二十九条　对地方特色食品，没有食品安全国家标准的，省、自治区、直辖市人民政府卫生行政部门可以制定并公布食品安全地方标准，报国务院卫生行政部门备案。食品安全国家标准制定后，该地方标准即行废止。

第三十条　国家鼓励食品生产企业制定严于食品安全国家标准或者地方标准的企业标准，在本企业适用，并报省、自治区、直辖市人民政府卫生行政部门备案。

第三十一条　省级以上人民政府卫生行政部门应当在其网站上公布制定和备案的食品安全国家标准、地方标准和企业标准，供公众免费查阅、下载。

对食品安全标准执行过程中的问题，县级以上人民政府卫生行政部门应当会同有关部门及时给予指导、解答。

第三十二条　省级以上人民政府卫生行政部门应当会同同级食品药品监督管理、质量监督、农业行政等部门，分别对食品安全国家标准和地方标准的执行情况进行跟踪评价，并根据评价结果及时修订食品安全标准。

省级以上人民政府食品药品监督管理、质量监督、农业行政等部门应当对食品安全标准执行中存在的问题进行收集、汇总，并及时向同级卫生行政部门通报。

食品生产经营者、食品行业协会发现食品安全标准在执行中存在问题的,应当立即向卫生行政部门报告。

第四章 食品生产经营

第一节 一般规定

第三十三条 食品生产经营应当符合食品安全标准,并符合下列要求:

(一)具有与生产经营的食品品种、数量相适应的食品原料处理和食品加工、包装、贮存等场所,保持该场所环境整洁,并与有毒、有害场所以及其他污染源保持规定的距离;

(二)具有与生产经营的食品品种、数量相适应的生产经营设备或者设施,有相应的消毒、更衣、盥洗、采光、照明、通风、防腐、防尘、防蝇、防鼠、防虫、洗涤以及处理废水、存放垃圾和废弃物的设备或者设施;

(三)有专职或者兼职的食品安全专业技术人员、食品安全管理人员和保证食品安全的规章制度;

(四)具有合理的设备布局和工艺流程,防止待加工食品与直接入口食品、原料与成品交叉污染,避免食品接触有毒物、不洁物;

(五)餐具、饮具和盛放直接入口食品的容器,使用前应当洗净、消毒,炊具、用具用后应当洗净,保持清洁;

(六)贮存、运输和装卸食品的容器、工具和设备应当安全、无害,保持清洁,防止食品污染,并符合保证食品安全所需的温度、湿度等特殊要求,不得将食品与有毒、有害物品一同贮存、运输;

(七)直接入口的食品应当使用无毒、清洁的包装材料、餐具、饮具和容器;

(八)食品生产经营人员应当保持个人卫生,生产经营食品时,应当将手洗净,穿戴清洁的工作衣、帽等;销售无包装的直接入口食品时,应当使用无毒、清洁的容器、售货工具和设备;

(九)用水应当符合国家规定的生活饮用水卫生标准;

(十)使用的洗涤剂、消毒剂应当对人体安全、无害;

(十一)法律、法规规定的其他要求。

非食品生产经营者从事食品贮存、运输和装卸的,应当符合前款第六项的规定。

第三十四条 禁止生产经营下列食品、食品添加剂、食品相关产品:

(一)用非食品原料生产的食品或者添加食品添加剂以外的化学物质和其他可能危害人体健康物质的食品,或者用回收食品作为原料生产的食品;

（二）致病性微生物，农药残留、兽药残留、生物毒素、重金属等污染物质以及其他危害人体健康的物质含量超过食品安全标准限量的食品、食品添加剂、食品相关产品；

（三）用超过保质期的食品原料、食品添加剂生产的食品、食品添加剂；

（四）超范围、超限量使用食品添加剂的食品；

（五）营养成分不符合食品安全标准的专供婴幼儿和其他特定人群的主辅食品；

（六）腐败变质、油脂酸败、霉变生虫、污秽不洁、混有异物、掺假掺杂或者感官性状异常的食品、食品添加剂；

（七）病死、毒死或者死因不明的禽、畜、兽、水产动物肉类及其制品；

（八）未按规定进行检疫或者检疫不合格的肉类，或者未经检验或者检验不合格的肉类制品；

（九）被包装材料、容器、运输工具等污染的食品、食品添加剂；

（十）标注虚假生产日期、保质期或者超过保质期的食品、食品添加剂；

（十一）无标签的预包装食品、食品添加剂；

（十二）国家为防病等特殊需要明令禁止生产经营的食品；

（十三）其他不符合法律、法规或者食品安全标准的食品、食品添加剂、食品相关产品。

第三十五条　国家对食品生产经营实行许可制度。从事食品生产、食品销售、餐饮服务，应当依法取得许可。但是，销售食用农产品，不需要取得许可。

县级以上地方人民政府食品药品监督管理部门应当依照《中华人民共和国行政许可法》的规定，审核申请人提交的本法第三十三条第一款第一项至第四项规定要求的相关资料，必要时对申请人的生产经营场所进行现场核查；对符合规定条件的，准予许可；对不符合规定条件的，不予许可并书面说明理由。

第三十六条　食品生产加工小作坊和食品摊贩等从事食品生产经营活动，应当符合本法规定的与其生产经营规模、条件相适应的食品安全要求，保证所生产经营的食品卫生、无毒、无害，食品药品监督管理部门应当对其加强监督管理。

县级以上地方人民政府应当对食品生产加工小作坊、食品摊贩等进行综合治理，加强服务和统一规划，改善其生产经营环境，鼓励和支持其改进生产经营条件，进入集中交易市场、店铺等固定场所经营，或者在指定的临时经营区域、时段经营。

食品生产加工小作坊和食品摊贩等的具体管理办法由省、自治区、直辖市制定。

第三十七条　利用新的食品原料生产食品，或者生产食品添加剂新品种、食品相关产品新品种，应当向国务院卫生行政部门提交相关产品的安全性评估材料。

国务院卫生行政部门应当自收到申请之日起六十日内组织审查;对符合食品安全要求的,准予许可并公布;对不符合食品安全要求的,不予许可并书面说明理由。

第三十八条 生产经营的食品中不得添加药品,但是可以添加按照传统既是食品又是中药材的物质。按照传统既是食品又是中药材的物质目录由国务院卫生行政部门会同国务院食品药品监督管理部门制定、公布。

第三十九条 国家对食品添加剂生产实行许可制度。从事食品添加剂生产,应当具有与所生产食品添加剂品种相适应的场所、生产设备或者设施、专业技术人员和管理制度,并依照本法第三十五条第二款规定的程序,取得食品添加剂生产许可。

生产食品添加剂应当符合法律、法规和食品安全国家标准。

第四十条 食品添加剂应当在技术上确有必要且经过风险评估证明安全可靠,方可列入允许使用的范围;有关食品安全国家标准应当根据技术必要性和食品安全风险评估结果及时修订。

食品生产经营者应当按照食品安全国家标准使用食品添加剂。

第四十一条 生产食品相关产品应当符合法律、法规和食品安全国家标准。对直接接触食品的包装材料等具有较高风险的食品相关产品,按照国家有关工业产品生产许可证管理的规定实施生产许可。质量监督部门应当加强对食品相关产品生产活动的监督管理。

第四十二条 国家建立食品安全全程追溯制度。

食品生产经营者应当依照本法的规定,建立食品安全追溯体系,保证食品可追溯。国家鼓励食品生产经营者采用信息化手段采集、留存生产经营信息,建立食品安全追溯体系。

国务院食品药品监督管理部门会同国务院农业行政等有关部门建立食品安全全程追溯协作机制。

第四十三条 地方各级人民政府应当采取措施鼓励食品规模化生产和连锁经营、配送。

国家鼓励食品生产经营企业参加食品安全责任保险。

第二节 生产经营过程控制

第四十四条 食品生产经营企业应当建立健全食品安全管理制度,对职工进行食品安全知识培训,加强食品检验工作,依法从事生产经营活动。

食品生产经营企业的主要负责人应当落实企业食品安全管理制度,对本企业的食品安全工作全面负责。

食品生产经营企业应当配备食品安全管理人员,加强对其培训和考核。经考核不具备食品安全管理能力的,不得上岗。食品药品监督管理部门应当对企业食品安全管理人员随机进行监督抽查考核并公布考核情况。监督抽查考核不得收取费用。

第四十五条　食品生产经营者应当建立并执行从业人员健康管理制度。患有国务院卫生行政部门规定的有碍食品安全疾病的人员,不得从事接触直接入口食品的工作。

从事接触直接入口食品工作的食品生产经营人员应当每年进行健康检查,取得健康证明后方可上岗工作。

第四十六条　食品生产企业应当就下列事项制定并实施控制要求,保证所生产的食品符合食品安全标准:

(一)原料采购、原料验收、投料等原料控制;

(二)生产工序、设备、贮存、包装等生产关键环节控制;

(三)原料检验、半成品检验、成品出厂检验等检验控制;

(四)运输和交付控制。

第四十七条　食品生产经营者应当建立食品安全自查制度,定期对食品安全状况进行检查评价。生产经营条件发生变化,不再符合食品安全要求的,食品生产经营者应当立即采取整改措施;有发生食品安全事故潜在风险的,应当立即停止食品生产经营活动,并向所在地县级人民政府食品药品监督管理部门报告。

第四十八条　国家鼓励食品生产经营企业符合良好生产规范要求,实施危害分析与关键控制点体系,提高食品安全管理水平。

对通过良好生产规范、危害分析与关键控制点体系认证的食品生产经营企业,认证机构应当依法实施跟踪调查;对不再符合认证要求的企业,应当依法撤销认证,及时向县级以上人民政府食品药品监督管理部门通报,并向社会公布。认证机构实施跟踪调查不得收取费用。

第四十九条　食用农产品生产者应当按照食品安全标准和国家有关规定使用农药、肥料、兽药、饲料和饲料添加剂等农业投入品,严格执行农业投入品使用安全间隔期或者休药期的规定,不得使用国家明令禁止的农业投入品。禁止将剧毒、高毒农药用于蔬菜、瓜果、茶叶和中草药材等国家规定的农作物。

食用农产品的生产企业和农民专业合作经济组织应当建立农业投入品使用记录制度。

县级以上人民政府农业行政部门应当加强对农业投入品使用的监督管理和指导,建立健全农业投入品安全使用制度。

第五十条　食品生产者采购食品原料、食品添加剂、食品相关产品,应当查验供货者的许可证和产品合格证明;对无法提供合格证明的食品原料,应当按照食品安全标准进行检验;不得采购或者使用不符合食品安全标准的食品原料、食品添加剂、食品相关产品。

食品生产企业应当建立食品原料、食品添加剂、食品相关产品进货查验记录制度,如实记录食品原料、食品添加剂、食品相关产品的名称、规格、数量、生产日期或者生产批号、保质期、进货日期以及供货者名称、地址、联系方式等内容,并保存相关凭证。记录和凭证保存期限不得少于产品保质期满后六个月;没有明确保质期的,保存期限不得少于二年。

第五十一条 食品生产企业应当建立食品出厂检验记录制度,查验出厂食品的检验合格证和安全状况,如实记录食品的名称、规格、数量、生产日期或者生产批号、保质期、检验合格证号、销售日期以及购货者名称、地址、联系方式等内容,并保存相关凭证。记录和凭证保存期限应当符合本法第五十条第二款的规定。

第五十二条 食品、食品添加剂、食品相关产品的生产者,应当按照食品安全标准对所生产的食品、食品添加剂、食品相关产品进行检验,检验合格后方可出厂或者销售。

第五十三条 食品经营者采购食品,应当查验供货者的许可证和食品出厂检验合格证或者其他合格证明(以下称合格证明文件)。

食品经营企业应当建立食品进货查验记录制度,如实记录食品的名称、规格、数量、生产日期或者生产批号、保质期、进货日期以及供货者名称、地址、联系方式等内容,并保存相关凭证。记录和凭证保存期限应当符合本法第五十条第二款的规定。

实行统一配送经营方式的食品经营企业,可以由企业总部统一查验供货者的许可证和食品合格证明文件,进行食品进货查验记录。

从事食品批发业务的经营企业应当建立食品销售记录制度,如实记录批发食品的名称、规格、数量、生产日期或者生产批号、保质期、销售日期以及购货者名称、地址、联系方式等内容,并保存相关凭证。记录和凭证保存期限应当符合本法第五十条第二款的规定。

第五十四条 食品经营者应当按照保证食品安全的要求贮存食品,定期检查库存食品,及时清理变质或者超过保质期的食品。

食品经营者贮存散装食品,应当在贮存位置标明食品的名称、生产日期或者生产批号、保质期、生产者名称及联系方式等内容。

第五十五条 餐饮服务提供者应当制定并实施原料控制要求,不得采购不符合食品安全标准的食品原料。倡导餐饮服务提供者公开加工过程,公示食品原料及其来源等信息。

餐饮服务提供者在加工过程中应当检查待加工的食品及原料,发现有本法第三十四条第六项规定情形的,不得加工或者使用。

第五十六条　餐饮服务提供者应当定期维护食品加工、贮存、陈列等设施、设备;定期清洗、校验保温设施及冷藏、冷冻设施。

餐饮服务提供者应当按照要求对餐具、饮具进行清洗消毒,不得使用未经清洗消毒的餐具、饮具;餐饮服务提供者委托清洗消毒餐具、饮具的,应当委托符合本法规定条件的餐具、饮具集中消毒服务单位。

第五十七条　学校、托幼机构、养老机构、建筑工地等集中用餐单位的食堂应当严格遵守法律、法规和食品安全标准;从供餐单位订餐的,应当从取得食品生产经营许可的企业订购,并按照要求对订购的食品进行查验。供餐单位应当严格遵守法律、法规和食品安全标准,当餐加工,确保食品安全。

学校、托幼机构、养老机构、建筑工地等集中用餐单位的主管部门应当加强对集中用餐单位的食品安全教育和日常管理,降低食品安全风险,及时消除食品安全隐患。

第五十八条　餐具、饮具集中消毒服务单位应当具备相应的作业场所、清洗消毒设备或者设施,用水和使用的洗涤剂、消毒剂应当符合相关食品安全国家标准和其他国家标准、卫生规范。

餐具、饮具集中消毒服务单位应当对消毒餐具、饮具进行逐批检验,检验合格后方可出厂,并应当随附消毒合格证明。消毒后的餐具、饮具应当在独立包装上标注单位名称、地址、联系方式、消毒日期以及使用期限等内容。

第五十九条　食品添加剂生产者应当建立食品添加剂出厂检验记录制度,查验出厂产品的检验合格证和安全状况,如实记录食品添加剂的名称、规格、数量、生产日期或者生产批号、保质期、检验合格证号、销售日期以及购货者名称、地址、联系方式等相关内容,并保存相关凭证。记录和凭证保存期限应当符合本法第五十条第二款的规定。

第六十条　食品添加剂经营者采购食品添加剂,应当依法查验供货者的许可证和产品合格证明文件,如实记录食品添加剂的名称、规格、数量、生产日期或者生产批号、保质期、进货日期以及供货者名称、地址、联系方式等内容,并保存相关凭证。记录和凭证保存期限应当符合本法第五十条第二款的规定。

第六十一条　集中交易市场的开办者、柜台出租者和展销会举办者,应当依法审查入场食品经营者的许可证,明确其食品安全管理责任,定期对其经营环境和条件进行检查,发现其有违反本法规定行为的,应当及时制止并立即报告所在地县级人民政府食品药品监督管理部门。

第六十二条　网络食品交易第三方平台提供者应当对入网食品经营者进行实名登记,明确其食品安全管理责任;依法应当取得许可证的,还应当审查其许可证。

网络食品交易第三方平台提供者发现入网食品经营者有违反本法规定行为的,应当及时制止并立即报告所在地县级人民政府食品药品监督管理部门;发现严重违法行为的,应当立即停止提供网络交易平台服务。

第六十三条　国家建立食品召回制度。食品生产者发现其生产的食品不符合食品安全标准或者有证据证明可能危害人体健康的,应当立即停止生产,召回已经上市销售的食品,通知相关生产经营者和消费者,并记录召回和通知情况。

食品经营者发现其经营的食品有前款规定情形的,应当立即停止经营,通知相关生产经营者和消费者,并记录停止经营和通知情况。食品生产者认为应当召回的,应当立即召回。由于食品经营者的原因造成其经营的食品有前款规定情形的,食品经营者应当召回。

食品生产经营者应当对召回的食品采取无害化处理、销毁等措施,防止其再次流入市场。但是,对因标签、标志或者说明书不符合食品安全标准而被召回的食品,食品生产者在采取补救措施且能保证食品安全的情况下可以继续销售;销售时应当向消费者明示补救措施。

食品生产经营者应当将食品召回和处理情况向所在地县级人民政府食品药品监督管理部门报告;需要对召回的食品进行无害化处理、销毁的,应当提前报告时间、地点。食品药品监督管理部门认为必要的,可以实施现场监督。

食品生产经营者未依照本条规定召回或者停止经营的,县级以上人民政府食品药品监督管理部门可以责令其召回或者停止经营。

第六十四条　食用农产品批发市场应当配备检验设备和检验人员或者委托符合本法规定的食品检验机构,对进入该批发市场销售的食用农产品进行抽样检验;发现不符合食品安全标准的,应当要求销售者立即停止销售,并向食品药品监督管理部门报告。

第六十五条　食用农产品销售者应当建立食用农产品进货查验记录制度,如实记录食用农产品的名称、数量、进货日期以及供货者名称、地址、联系方式等内容,并保存相关凭证。记录和凭证保存期限不得少于六个月。

第六十六条　进入市场销售的食用农产品在包装、保鲜、贮存、运输中使用保鲜剂、防腐剂等食品添加剂和包装材料等食品相关产品,应当符合食品安全国家标准。

第三节　标签、说明书和广告

第六十七条　预包装食品的包装上应当有标签。标签应当标明下列事项:

(一)名称、规格、净含量、生产日期;

(二)成分或者配料表;

（三）生产者的名称、地址、联系方式；

（四）保质期；

（五）产品标准代号；

（六）贮存条件；

（七）所使用的食品添加剂在国家标准中的通用名称；

（八）生产许可证编号；

（九）法律、法规或者食品安全标准规定应当标明的其他事项。

专供婴幼儿和其他特定人群的主辅食品，其标签还应当标明主要营养成分及其含量。

食品安全国家标准对标签标注事项另有规定的，从其规定。

第六十八条　食品经营者销售散装食品，应当在散装食品的容器、外包装上标明食品的名称、生产日期或者生产批号、保质期以及生产经营者名称、地址、联系方式等内容。

第六十九条　生产经营转基因食品应当按照规定显著标示。

第七十条　食品添加剂应当有标签、说明书和包装。标签、说明书应当载明本法第六十七条第一款第一项至第六项、第八项、第九项规定的事项，以及食品添加剂的使用范围、用量、使用方法，并在标签上载明"食品添加剂"字样。

第七十一条　食品和食品添加剂的标签、说明书，不得含有虚假内容，不得涉及疾病预防、治疗功能。生产经营者对其提供的标签、说明书的内容负责。

食品和食品添加剂的标签、说明书应当清楚、明显，生产日期、保质期等事项应当显著标注，容易辨识。

食品和食品添加剂与其标签、说明书的内容不符的，不得上市销售。

第七十二条　食品经营者应当按照食品标签标示的警示标志、警示说明或者注意事项的要求销售食品。

第七十三条　食品广告的内容应当真实合法，不得含有虚假内容，不得涉及疾病预防、治疗功能。食品生产经营者对食品广告内容的真实性、合法性负责。

县级以上人民政府食品药品监督管理部门和其他有关部门以及食品检验机构、食品行业协会不得以广告或者其他形式向消费者推荐食品。消费者组织不得以收取费用或者其他牟取利益的方式向消费者推荐食品。

第四节　特殊食品

第七十四条　国家对保健食品、特殊医学用途配方食品和婴幼儿配方食品等特殊食品实行严格监督管理。

第七十五条　保健食品声称保健功能，应当具有科学依据，不得对人体产生急性、亚急性或者慢性危害。

保健食品原料目录和允许保健食品声称的保健功能目录,由国务院食品药品监督管理部门会同国务院卫生行政部门、国家中医药管理部门制定、调整并公布。

保健食品原料目录应当包括原料名称、用量及其对应的功效;列入保健食品原料目录的原料只能用于保健食品生产,不得用于其他食品生产。

第七十六条 使用保健食品原料目录以外原料的保健食品和首次进口的保健食品应当经国务院食品药品监督管理部门注册。但是,首次进口的保健食品中属于补充维生素、矿物质等营养物质的,应当报国务院食品药品监督管理部门备案。其他保健食品应当报省、自治区、直辖市人民政府食品药品监督管理部门备案。

进口的保健食品应当是出口国(地区)主管部门准许上市销售的产品。

第七十七条 依法应当注册的保健食品,注册时应当提交保健食品的研发报告、产品配方、生产工艺、安全性和保健功能评价、标签、说明书等材料及样品,并提供相关证明文件。国务院食品药品监督管理部门经组织技术审评,对符合安全和功能声称要求的,准予注册;对不符合要求的,不予注册并书面说明理由。对使用保健食品原料目录以外原料的保健食品作出准予注册决定的,应当及时将该原料纳入保健食品原料目录。

依法应当备案的保健食品,备案时应当提交产品配方、生产工艺、标签、说明书以及表明产品安全性和保健功能的材料。

第七十八条 保健食品的标签、说明书不得涉及疾病预防、治疗功能,内容应当真实,与注册或者备案的内容相一致,载明适宜人群、不适宜人群、功效成分或者标志性成分及其含量等,并声明"本品不能代替药物"。保健食品的功能和成分应当与标签、说明书相一致。

第七十九条 保健食品广告除应当符合本法第七十三条第一款的规定外,还应当声明"本品不能代替药物";其内容应当经生产企业所在地省、自治区、直辖市人民政府食品药品监督管理部门审查批准,取得保健食品广告批准文件。省、自治区、直辖市人民政府食品药品监督管理部门应当公布并及时更新已经批准的保健食品广告目录以及批准的广告内容。

第八十条 特殊医学用途配方食品应当经国务院食品药品监督管理部门注册。注册时,应当提交产品配方、生产工艺、标签、说明书以及表明产品安全性、营养充足性和特殊医学用途临床效果的材料。

特殊医学用途配方食品广告适用《中华人民共和国广告法》和其他法律、行政法规关于药品广告管理的规定。

第八十一条 婴幼儿配方食品生产企业应当实施从原料进厂到成品出厂的全过程质量控制,对出厂的婴幼儿配方食品实施逐批检验,保证食品安全。

生产婴幼儿配方食品使用的生鲜乳、辅料等食品原料、食品添加剂等,应当符合法律、行政法规的规定和食品安全国家标准,保证婴幼儿生长发育所需的营养成分。

婴幼儿配方食品生产企业应当将食品原料、食品添加剂、产品配方及标签等事项向省、自治区、直辖市人民政府食品药品监督管理部门备案。

婴幼儿配方乳粉的产品配方应当经国务院食品药品监督管理部门注册。注册时,应当提交配方研发报告和其他表明配方科学性、安全性的材料。

不得以分装方式生产婴幼儿配方乳粉,同一企业不得用同一配方生产不同品牌的婴幼儿配方乳粉。

第八十二条　保健食品、特殊医学用途配方食品、婴幼儿配方乳粉的注册人或者备案人应当对其提交材料的真实性负责。

省级以上人民政府食品药品监督管理部门应当及时公布注册或者备案的保健食品、特殊医学用途配方食品、婴幼儿配方乳粉目录,并对注册或者备案中获知的企业商业秘密予以保密。

保健食品、特殊医学用途配方食品、婴幼儿配方乳粉生产企业应当按照注册或者备案的产品配方、生产工艺等技术要求组织生产。

第八十三条　生产保健食品,特殊医学用途配方食品、婴幼儿配方食品和其他专供特定人群的主辅食品的企业,应当按照良好生产规范的要求建立与所生产食品相适应的生产质量管理体系,定期对该体系的运行情况进行自查,保证其有效运行,并向所在地县级人民政府食品药品监督管理部门提交自查报告。

第五章　食品检验

第八十四条　食品检验机构按照国家有关认证认可的规定取得资质认定后,方可从事食品检验活动。但是,法律另有规定的除外。

食品检验机构的资质认定条件和检验规范,由国务院食品药品监督管理部门规定。

符合本法规定的食品检验机构出具的检验报告具有同等效力。

县级以上人民政府应当整合食品检验资源,实现资源共享。

第八十五条　食品检验由食品检验机构指定的检验人独立进行。

检验人应当依照有关法律、法规的规定,并按照食品安全标准和检验规范对食品进行检验,尊重科学,恪守职业道德,保证出具的检验数据和结论客观、公正,不得出具虚假检验报告。

第八十六条　食品检验实行食品检验机构与检验人负责制。食品检验报告应当加盖食品检验机构公章,并有检验人的签名或者盖章。食品检验机构和检验人对出具的食品检验报告负责。

第八十七条 县级以上人民政府食品药品监督管理部门应当对食品进行定期或者不定期的抽样检验,并依据有关规定公布检验结果,不得免检。进行抽样检验,应当购买抽取的样品,委托符合本法规定的食品检验机构进行检验,并支付相关费用;不得向食品生产经营者收取检验费和其他费用。

第八十八条 对依照本法规定实施的检验结论有异议的,食品生产经营者可以自收到检验结论之日起七个工作日内向实施抽样检验的食品药品监督管理部门或者其上一级食品药品监督管理部门提出复检申请,由受理复检申请的食品药品监督管理部门在公布的复检机构名录中随机确定复检机构进行复检。复检机构出具的复检结论为最终检验结论。复检机构与初检机构不得为同一机构。复检机构名录由国务院认证认可监督管理、食品药品监督管理、卫生行政、农业行政等部门共同公布。

采用国家规定的快速检测方法对食用农产品进行抽查检测,被抽查人对检测结果有异议的,可以自收到检测结果时起四小时内申请复检。复检不得采用快速检测方法。

第八十九条 食品生产企业可以自行对所生产的食品进行检验,也可以委托符合本法规定的食品检验机构进行检验。

食品行业协会和消费者协会等组织、消费者需要委托食品检验机构对食品进行检验的,应当委托符合本法规定的食品检验机构进行。

第九十条 食品添加剂的检验,适用本法有关食品检验的规定。

第六章 食品进出口

第九十一条 国家出入境检验检疫部门对进出口食品安全实施监督管理。

第九十二条 进口的食品、食品添加剂、食品相关产品应当符合我国食品安全国家标准。

进口的食品、食品添加剂应当经出入境检验检疫机构依照进出口商品检验相关法律、行政法规的规定检验合格。

进口的食品、食品添加剂应当按照国家出入境检验检疫部门的要求随附合格证明材料。

第九十三条 进口尚无食品安全国家标准的食品,由境外出口商、境外生产企业或者其委托的进口商向国务院卫生行政部门提交所执行的相关国家(地区)标准或者国际标准。国务院卫生行政部门对相关标准进行审查,认为符合食品安全要求的,决定暂予适用,并及时制定相应的食品安全国家标准。进口利用新的食品原料生产的食品或者进口食品添加剂新品种、食品相关产品新品种,依照本法第三十七条的规定办理。

出入境检验检疫机构按照国务院卫生行政部门的要求,对前款规定的食品、食品添加剂、食品相关产品进行检验。检验结果应当公开。

第九十四条　境外出口商、境外生产企业应当保证向我国出口的食品、食品添加剂、食品相关产品符合本法以及我国其他有关法律、行政法规的规定和食品安全国家标准的要求,并对标签、说明书的内容负责。

进口商应当建立境外出口商、境外生产企业审核制度,重点审核前款规定的内容;审核不合格的,不得进口。

发现进口食品不符合我国食品安全国家标准或者有证据证明可能危害人体健康的,进口商应当立即停止进口,并依照本法第六十三条的规定召回。

第九十五条　境外发生的食品安全事件可能对我国境内造成影响,或者在进口食品、食品添加剂、食品相关产品中发现严重食品安全问题的,国家出入境检验检疫部门应当及时采取风险预警或者控制措施,并向国务院食品药品监督管理、卫生行政、农业行政部门通报。接到通报的部门应当及时采取相应措施。

县级以上人民政府食品药品监督管理部门对国内市场上销售的进口食品、食品添加剂实施监督管理。发现存在严重食品安全问题的,国务院食品药品监督管理部门应当及时向国家出入境检验检疫部门通报。国家出入境检验检疫部门应当及时采取相应措施。

第九十六条　向我国境内出口食品的境外出口商或者代理商、进口食品的进口商应当向国家出入境检验检疫部门备案。向我国境内出口食品的境外食品生产企业应当经国家出入境检验检疫部门注册。已经注册的境外食品生产企业提供虚假材料,或者因其自身的原因致使进口食品发生重大食品安全事故的,国家出入境检验检疫部门应当撤销注册并公告。

国家出入境检验检疫部门应当定期公布已经备案的境外出口商、代理商、进口商和已经注册的境外食品生产企业名单。

第九十七条　进口的预包装食品、食品添加剂应当有中文标签;依法应当有说明书的,还应当有中文说明书。标签、说明书应当符合本法以及我国其他有关法律、行政法规的规定和食品安全国家标准的要求,并载明食品的原产地以及境内代理商的名称、地址、联系方式。预包装食品没有中文标签、中文说明书或者标签、说明书不符合本条规定的,不得进口。

第九十八条　进口商应当建立食品、食品添加剂进口和销售记录制度,如实记录食品、食品添加剂的名称、规格、数量、生产日期、生产或者进口批号、保质期、境外出口商和购货者名称、地址及联系方式、交货日期等内容,并保存相关凭证。记录和凭证保存期限应当符合本法第五十条第二款的规定。

第九十九条　出口食品生产企业应当保证其出口食品符合进口国(地区)的标准或者合同要求。

出口食品生产企业和出口食品原料种植、养殖场应当向国家出入境检验检疫部门备案。

第一百条　国家出入境检验检疫部门应当收集、汇总下列进出口食品安全信息,并及时通报相关部门、机构和企业:

(一)出入境检验检疫机构对进出口食品实施检验检疫发现的食品安全信息;

(二)食品行业协会和消费者协会等组织、消费者反映的进口食品安全信息;

(三)国际组织、境外政府机构发布的风险预警信息及其他食品安全信息,以及境外食品行业协会等组织、消费者反映的食品安全信息;

(四)其他食品安全信息。

国家出入境检验检疫部门应当对进出口食品的进口商、出口商和出口食品生产企业实施信用管理,建立信用记录,并依法向社会公布。对有不良记录的进口商、出口商和出口食品生产企业,应当加强对其进出口食品的检验检疫。

第一百零一条　国家出入境检验检疫部门可以对向我国境内出口食品的国家(地区)的食品安全管理体系和食品安全状况进行评估和审查,并根据评估和审查结果,确定相应检验检疫要求。

第七章　食品安全事故处置

第一百零二条　国务院组织制定国家食品安全事故应急预案。

县级以上地方人民政府应当根据有关法律、法规的规定和上级人民政府的食品安全事故应急预案以及本行政区域的实际情况,制定本行政区域的食品安全事故应急预案,并报上一级人民政府备案。

食品安全事故应急预案应当对食品安全事故分级、事故处置组织指挥体系与职责、预防预警机制、处置程序、应急保障措施等作出规定。

食品生产经营企业应当制定食品安全事故处置方案,定期检查本企业各项食品安全防范措施的落实情况,及时消除事故隐患。

第一百零三条　发生食品安全事故的单位应当立即采取措施,防止事故扩大。事故单位和接收病人进行治疗的单位应当及时向事故发生地县级人民政府食品药品监督管理、卫生行政部门报告。

县级以上人民政府质量监督、农业行政等部门在日常监督管理中发现食品安全事故或者接到事故举报,应当立即向同级食品药品监督管理部门通报。

发生食品安全事故,接到报告的县级人民政府食品药品监督管理部门应当按照应急预案的规定向本级人民政府和上级人民政府食品药品监督管理部门报告。县级人民政府和上级人民政府食品药品监督管理部门应当按照应急预案的规定上报。

任何单位和个人不得对食品安全事故隐瞒、谎报、缓报,不得隐匿、伪造、毁灭有关证据。

第一百零四条 医疗机构发现其接收的病人属于食源性疾病病人或者疑似病人的,应当按照规定及时将相关信息向所在地县级人民政府卫生行政部门报告。县级人民政府卫生行政部门认为与食品安全有关的,应当及时通报同级食品药品监督管理部门。

县级以上人民政府卫生行政部门在调查处理传染病或者其他突发公共卫生事件中发现与食品安全相关的信息,应当及时通报同级食品药品监督管理部门。

第一百零五条 县级以上人民政府食品药品监督管理部门接到食品安全事故的报告后,应当立即会同同级卫生行政、质量监督、农业行政等部门进行调查处理,并采取下列措施,防止或者减轻社会危害:

(一)开展应急救援工作,组织救治因食品安全事故导致人身伤害的人员;

(二)封存可能导致食品安全事故的食品及其原料,并立即进行检验;对确认属于被污染的食品及其原料,责令食品生产经营者依照本法第六十三条的规定召回或者停止经营;

(三)封存被污染的食品相关产品,并责令进行清洗消毒;

(四)做好信息发布工作,依法对食品安全事故及其处理情况进行发布,并对可能产生的危害加以解释、说明。

发生食品安全事故需要启动应急预案的,县级以上人民政府应当立即成立事故处置指挥机构,启动应急预案,依照前款和应急预案的规定进行处置。

发生食品安全事故,县级以上疾病预防控制机构应当对事故现场进行卫生处理,并对与事故有关的因素开展流行病学调查,有关部门应当予以协助。县级以上疾病预防控制机构应当向同级食品药品监督管理、卫生行政部门提交流行病学调查报告。

第一百零六条 发生食品安全事故,设区的市级以上人民政府食品药品监督管理部门应当立即会同有关部门进行事故责任调查,督促有关部门履行职责,向本级人民政府和上一级人民政府食品药品监督管理部门提出事故责任调查处理报告。

涉及两个以上省、自治区、直辖市的重大食品安全事故由国务院食品药品监督管理部门依照前款规定组织事故责任调查。

第一百零七条 调查食品安全事故,应当坚持实事求是、尊重科学的原则,及时、准确查清事故性质和原因,认定事故责任,提出整改措施。

调查食品安全事故,除了查明事故单位的责任,还应当查明有关监督管理部门、食品检验机构、认证机构及其工作人员的责任。

第一百零八条 食品安全事故调查部门有权向有关单位和个人了解与事故有关的情况,并要求提供相关资料和样品。有关单位和个人应当予以配合,按照要求提供相关资料和样品,不得拒绝。

任何单位和个人不得阻挠、干涉食品安全事故的调查处理。

第八章 监督管理

第一百零九条 县级以上人民政府食品药品监督管理、质量监督部门根据食品安全风险监测、风险评估结果和食品安全状况等,确定监督管理的重点、方式和频次,实施风险分级管理。

县级以上地方人民政府组织本级食品药品监督管理、质量监督、农业行政等部门制定本行政区域的食品安全年度监督管理计划,向社会公布并组织实施。

食品安全年度监督管理计划应当将下列事项作为监督管理的重点:

(一)专供婴幼儿和其他特定人群的主辅食品;

(二)保健食品生产过程中的添加行为和按照注册或者备案的技术要求组织生产的情况,保健食品标签、说明书以及宣传材料中有关功能宣传的情况;

(三)发生食品安全事故风险较高的食品生产经营者;

(四)食品安全风险监测结果表明可能存在食品安全隐患的事项。

第一百一十条 县级以上人民政府食品药品监督管理、质量监督部门履行各自食品安全监督管理职责,有权采取下列措施,对生产经营者遵守本法的情况进行监督检查:

(一)进入生产经营场所实施现场检查;

(二)对生产经营的食品、食品添加剂、食品相关产品进行抽样检验;

(三)查阅、复制有关合同、票据、账簿以及其他有关资料;

(四)查封、扣押有证据证明不符合食品安全标准或者有证据证明存在安全隐患以及用于违法生产经营的食品、食品添加剂、食品相关产品;

(五)查封违法从事生产经营活动的场所。

第一百一十一条 对食品安全风险评估结果证明食品存在安全隐患,需要制定、修订食品安全标准的,在制定、修订食品安全标准前,国务院卫生行政部门应当及时会同国务院有关部门规定食品中有害物质的临时限量值和临时检验方法,作为生产经营和监督管理的依据。

第一百一十二条　县级以上人民政府食品药品监督管理部门在食品安全监督管理工作中可以采用国家规定的快速检测方法对食品进行抽查检测。

对抽查检测结果表明可能不符合食品安全标准的食品,应当依照本法第八十七条的规定进行检验。抽查检测结果确定有关食品不符合食品安全标准的,可以作为行政处罚的依据。

第一百一十三条　县级以上人民政府食品药品监督管理部门应当建立食品生产经营者食品安全信用档案,记录许可颁发、日常监督检查结果、违法行为查处等情况,依法向社会公布并实时更新;对有不良信用记录的食品生产经营者增加监督检查频次,对违法行为情节严重的食品生产经营者,可以通报投资主管部门、证券监督管理机构和有关的金融机构。

第一百一十四条　食品生产经营过程中存在食品安全隐患,未及时采取措施消除的,县级以上人民政府食品药品监督管理部门可以对食品生产经营者的法定代表人或者主要负责人进行责任约谈。食品生产经营者应当立即采取措施,进行整改,消除隐患。责任约谈情况和整改情况应当纳入食品生产经营者食品安全信用档案。

第一百一十五条　县级以上人民政府食品药品监督管理、质量监督等部门应当公布本部门的电子邮件地址或者电话,接受咨询、投诉、举报。接到咨询、投诉、举报,对属于本部门职责的,应当受理并在法定期限内及时答复、核实、处理;对不属于本部门职责的,应当移交有权处理的部门并书面通知咨询、投诉、举报人。有权处理的部门应当在法定期限内及时处理,不得推诿。对查证属实的举报,给予举报人奖励。

有关部门应当对举报人的信息予以保密,保护举报人的合法权益。举报人举报所在企业的,该企业不得以解除、变更劳动合同或者其他方式对举报人进行打击报复。

第一百一十六条　县级以上人民政府食品药品监督管理、质量监督等部门应当加强对执法人员食品安全法律、法规、标准和专业知识与执法能力等的培训,并组织考核。不具备相应知识和能力的,不得从事食品安全执法工作。

食品生产经营者、食品行业协会、消费者协会等发现食品安全执法人员在执法过程中有违反法律、法规规定的行为以及不规范执法行为的,可以向本级或者上级人民政府食品药品监督管理、质量监督等部门或者监察机关投诉、举报。接到投诉、举报的部门或者机关应当进行核实,并将经核实的情况向食品安全执法人员所在部门通报;涉嫌违法违纪的,按照本法和有关规定处理。

第一百一十七条 县级以上人民政府食品药品监督管理等部门未及时发现食品安全系统性风险,未及时消除监督管理区域内的食品安全隐患的,本级人民政府可以对其主要负责人进行责任约谈。

地方人民政府未履行食品安全职责,未及时消除区域性重大食品安全隐患的,上级人民政府可以对其主要负责人进行责任约谈。

被约谈的食品药品监督管理等部门、地方人民政府应当立即采取措施,对食品安全监督管理工作进行整改。

责任约谈情况和整改情况应当纳入地方人民政府和有关部门食品安全监督管理工作评议、考核记录。

第一百一十八条 国家建立统一的食品安全信息平台,实行食品安全信息统一公布制度。国家食品安全总体情况、食品安全风险警示信息、重大食品安全事故及其调查处理信息和国务院确定需要统一公布的其他信息由国务院食品药品监督管理部门统一公布。食品安全风险警示信息和重大食品安全事故及其调查处理信息的影响限于特定区域的,也可以由有关省、自治区、直辖市人民政府食品药品监督管理部门公布。未经授权不得发布上述信息。

县级以上人民政府食品药品监督管理、质量监督、农业行政部门依据各自职责公布食品安全日常监督管理信息。

公布食品安全信息,应当做到准确、及时,并进行必要的解释说明,避免误导消费者和社会舆论。

第一百一十九条 县级以上地方人民政府食品药品监督管理、卫生行政、质量监督、农业行政部门获知本法规定需要统一公布的信息,应当向上级主管部门报告,由上级主管部门立即报告国务院食品药品监督管理部门;必要时,可以直接向国务院食品药品监督管理部门报告。

县级以上人民政府食品药品监督管理、卫生行政、质量监督、农业行政部门应当相互通报获知的食品安全信息。

第一百二十条 任何单位和个人不得编造、散布虚假食品安全信息。

县级以上人民政府食品药品监督管理部门发现可能误导消费者和社会舆论的食品安全信息,应当立即组织有关部门、专业机构、相关食品生产经营者等进行核实、分析,并及时公布结果。

第一百二十一条 县级以上人民政府食品药品监督管理、质量监督等部门发现涉嫌食品安全犯罪的,应当按照有关规定及时将案件移送公安机关。对移送的案件,公安机关应当及时审查;认为有犯罪事实需要追究刑事责任的,应当立案侦查。

公安机关在食品安全犯罪案件侦查过程中认为没有犯罪事实,或者犯罪事实显著轻微,不需要追究刑事责任,但依法应当追究行政责任的,应当及时将案件移送食品药品监督管理、质量监督等部门和监察机关,有关部门应当依法处理。

公安机关商请食品药品监督管理、质量监督、环境保护等部门提供检验结论、认定意见以及对涉案物品进行无害化处理等协助的,有关部门应当及时提供,予以协助。

第九章　法律责任

第一百二十二条　违反本法规定,未取得食品生产经营许可从事食品生产经营活动,或者未取得食品添加剂生产许可从事食品添加剂生产活动的,由县级以上人民政府食品药品监督管理部门没收违法所得和违法生产经营的食品、食品添加剂以及用于违法生产经营的工具、设备、原料等物品;违法生产经营的食品、食品添加剂货值金额不足一万元的,并处五万元以上十万元以下罚款;货值金额一万元以上的,并处货值金额十倍以上二十倍以下罚款。

明知从事前款规定的违法行为,仍为其提供生产经营场所或者其他条件的,由县级以上人民政府食品药品监督管理部门责令停止违法行为,没收违法所得,并处五万元以上十万元以下罚款;使消费者的合法权益受到损害的,应当与食品、食品添加剂生产经营者承担连带责任。

第一百二十三条　违反本法规定,有下列情形之一,尚不构成犯罪的,由县级以上人民政府食品药品监督管理部门没收违法所得和违法生产经营的食品,并可以没收用于违法生产经营的工具、设备、原料等物品;违法生产经营的食品货值金额不足一万元的,并处十万元以上十五万元以下罚款;货值金额一万元以上的,并处货值金额十五倍以上三十倍以下罚款;情节严重的,吊销许可证,并可以由公安机关对其直接负责的主管人员和其他直接责任人员处五日以上十五日以下拘留:

(一)用非食品原料生产食品、在食品中添加食品添加剂以外的化学物质和其他可能危害人体健康的物质,或者用回收食品作为原料生产食品,或者经营上述食品;

(二)生产经营营养成分不符合食品安全标准的专供婴幼儿和其他特定人群的主辅食品;

(三)经营病死、毒死或者死因不明的禽、畜、兽、水产动物肉类,或者生产经营其制品;

(四)经营未按规定进行检疫或者检疫不合格的肉类,或者生产经营未经检验或者检验不合格的肉类制品;

(五)生产经营国家为防病等特殊需要明令禁止生产经营的食品;

（六）生产经营添加药品的食品。

明知从事前款规定的违法行为，仍为其提供生产经营场所或者其他条件的，由县级以上人民政府食品药品监督管理部门责令停止违法行为，没收违法所得，并处十万元以上二十万元以下罚款；使消费者的合法权益受到损害的，应当与食品生产经营者承担连带责任。

违法使用剧毒、高毒农药的，除依照有关法律、法规规定给予处罚外，可以由公安机关依照第一款规定给予拘留。

第一百二十四条 违反本法规定，有下列情形之一，尚不构成犯罪的，由县级以上人民政府食品药品监督管理部门没收违法所得和违法生产经营的食品、食品添加剂，并可以没收用于违法生产经营的工具、设备、原料等物品；违法生产经营的食品、食品添加剂货值金额不足一万元的，并处五万元以上十万元以下罚款；货值金额一万元以上的，并处货值金额十倍以上二十倍以下罚款；情节严重的，吊销许可证：

（一）生产经营致病性微生物，农药残留、兽药残留、生物毒素、重金属等污染物质以及其他危害人体健康的物质含量超过食品安全标准限量的食品、食品添加剂；

（二）用超过保质期的食品原料、食品添加剂生产食品、食品添加剂，或者经营上述食品、食品添加剂；

（三）生产经营超范围、超限量使用食品添加剂的食品；

（四）生产经营腐败变质、油脂酸败、霉变生虫、污秽不洁、混有异物、掺假掺杂或者感官性状异常的食品、食品添加剂；

（五）生产经营标注虚假生产日期、保质期或者超过保质期的食品、食品添加剂；

（六）生产经营未按规定注册的保健食品、特殊医学用途配方食品、婴幼儿配方乳粉，或者未按注册的产品配方、生产工艺等技术要求组织生产；

（七）以分装方式生产婴幼儿配方乳粉，或者同一企业以同一配方生产不同品牌的婴幼儿配方乳粉；

（八）利用新的食品原料生产食品，或者生产食品添加剂新品种，未通过安全性评估；

（九）食品生产经营者在食品药品监督管理部门责令其召回或者停止经营后，仍拒不召回或者停止经营。

除前款和本法第一百二十三条、第一百二十五条规定的情形外，生产经营不符合法律、法规或者食品安全标准的食品、食品添加剂的，依照前款规定给予处罚。

生产食品相关产品新品种，未通过安全性评估，或者生产不符合食品安全标准的食品相关产品的,由县级以上人民政府质量监督部门依照第一款规定给予处罚。

第一百二十五条 违反本法规定,有下列情形之一的,由县级以上人民政府食品药品监督管理部门没收违法所得和违法生产经营的食品、食品添加剂,并可以没收用于违法生产经营的工具、设备、原料等物品;违法生产经营的食品、食品添加剂货值金额不足一万元的,并处五千元以上五万元以下罚款;货值金额一万元以上的,并处货值金额五倍以上十倍以下罚款;情节严重的,责令停产停业,直至吊销许可证:

(一)生产经营被包装材料、容器、运输工具等污染的食品、食品添加剂;

(二)生产经营无标签的预包装食品、食品添加剂或者标签、说明书不符合本法规定的食品、食品添加剂;

(三)生产经营转基因食品未按规定进行标示;

(四)食品生产经营者采购或者使用不符合食品安全标准的食品原料、食品添加剂、食品相关产品。

生产经营的食品、食品添加剂的标签、说明书存在瑕疵但不影响食品安全且不会对消费者造成误导的,由县级以上人民政府食品药品监督管理部门责令改正;拒不改正的,处二千元以下罚款。

第一百二十六条 违反本法规定,有下列情形之一的,由县级以上人民政府食品药品监督管理部门责令改正,给予警告;拒不改正的,处五千元以上五万元以下罚款;情节严重的,责令停产停业,直至吊销许可证:

(一)食品、食品添加剂生产者未按规定对采购的食品原料和生产的食品、食品添加剂进行检验;

(二)食品生产经营企业未按规定建立食品安全管理制度,或者未按规定配备或者培训、考核食品安全管理人员;

(三)食品、食品添加剂生产经营者进货时未查验许可证和相关证明文件,或者未按规定建立并遵守进货查验记录、出厂检验记录和销售记录制度;

(四)食品生产经营企业未制定食品安全事故处置方案;

(五)餐具、饮具和盛放直接入口食品的容器,使用前未经洗净、消毒或者清洗消毒不合格,或者餐饮服务设施、设备未按规定定期维护、清洗、校验;

(六)食品生产经营者安排未取得健康证明或者患有国务院卫生行政部门规定的有碍食品安全疾病的人员从事接触直接入口食品的工作;

(七)食品经营者未按规定要求销售食品;

(八)保健食品生产企业未按规定向食品药品监督管理部门备案,或者未按备案的产品配方、生产工艺等技术要求组织生产;

(九)婴幼儿配方食品生产企业未将食品原料、食品添加剂、产品配方、标签等向食品药品监督管理部门备案；

(十)特殊食品生产企业未按规定建立生产质量管理体系并有效运行，或者未定期提交自查报告；

(十一)食品生产经营者未定期对食品安全状况进行检查评价，或者生产经营条件发生变化，未按规定处理；

(十二)学校、托幼机构、养老机构、建筑工地等集中用餐单位未按规定履行食品安全管理责任；

(十三)食品生产企业、餐饮服务提供者未按规定制定、实施生产经营过程控制要求。

餐具、饮具集中消毒服务单位违反本法规定用水，使用洗涤剂、消毒剂，或者出厂的餐具、饮具未按规定检验合格并随附消毒合格证明，或者未按规定在独立包装上标注相关内容的，由县级以上人民政府卫生行政部门依照前款规定给予处罚。

食品相关产品生产者未按规定对生产的食品相关产品进行检验的，由县级以上人民政府质量监督部门依照第一款规定给予处罚。

食用农产品销售者违反本法第六十五条规定的，由县级以上人民政府食品药品监督管理部门依照第一款规定给予处罚。

第一百二十七条　对食品生产加工小作坊、食品摊贩等的违法行为的处罚，依照省、自治区、直辖市制定的具体管理办法执行。

第一百二十八条　违反本法规定，事故单位在发生食品安全事故后未进行处置、报告的，由有关主管部门按照各自职责分工责令改正，给予警告；隐匿、伪造、毁灭有关证据的，责令停产停业，没收违法所得，并处十万元以上五十万元以下罚款；造成严重后果的，吊销许可证。

第一百二十九条　违反本法规定，有下列情形之一的，由出入境检验检疫机构依照本法第一百二十四条的规定给予处罚：

(一)提供虚假材料，进口不符合我国食品安全国家标准的食品、食品添加剂、食品相关产品；

(二)进口尚无食品安全国家标准的食品，未提交所执行的标准并经国务院卫生行政部门审查，或者进口利用新的食品原料生产的食品或者进口食品添加剂新品种、食品相关产品新品种，未通过安全性评估；

(三)未遵守本法的规定出口食品；

(四)进口商在有关主管部门责令其依照本法规定召回进口的食品后，仍拒不召回。

违反本法规定，进口商未建立并遵守食品、食品添加剂进口和销售记录制度、境外出口商或者生产企业审核制度的，由出入境检验检疫机构依照本法第一百二十六条的规定给予处罚。

第一百三十条　违反本法规定,集中交易市场的开办者、柜台出租者、展销会的举办者允许未依法取得许可的食品经营者进入市场销售食品,或者未履行检查、报告等义务的,由县级以上人民政府食品药品监督管理部门责令改正,没收违法所得,并处五万元以上二十万元以下罚款;造成严重后果的,责令停业,直至由原发证部门吊销许可证;使消费者的合法权益受到损害的,应当与食品经营者承担连带责任。

食用农产品批发市场违反本法第六十四条规定的,依照前款规定承担责任。

第一百三十一条　违反本法规定,网络食品交易第三方平台提供者未对入网食品经营者进行实名登记、审查许可证,或者未履行报告、停止提供网络交易平台服务等义务的,由县级以上人民政府食品药品监督管理部门责令改正,没收违法所得,并处五万元以上二十万元以下罚款;造成严重后果的,责令停业,直至由原发证部门吊销许可证;使消费者的合法权益受到损害的,应当与食品经营者承担连带责任。

消费者通过网络食品交易第三方平台购买食品,其合法权益受到损害的,可以向入网食品经营者或者食品生产者要求赔偿。网络食品交易第三方平台提供者不能提供入网食品经营者的真实名称、地址和有效联系方式的,由网络食品交易第三方平台提供者赔偿。网络食品交易第三方平台提供者赔偿后,有权向入网食品经营者或者食品生产者追偿。网络食品交易第三方平台提供者作出更有利于消费者承诺的,应当履行其承诺。

第一百三十二条　违反本法规定,未按要求进行食品贮存、运输和装卸的,由县级以上人民政府食品药品监督管理等部门按照各自职责分工责令改正,给予警告;拒不改正的,责令停产停业,并处一万元以上五万元以下罚款;情节严重的,吊销许可证。

第一百三十三条　违反本法规定,拒绝、阻挠、干涉有关部门、机构及其工作人员依法开展食品安全监督检查、事故调查处理、风险监测和风险评估的,由有关主管部门按照各自职责分工责令停产停业,并处二千元以上五万元以下罚款;情节严重的,吊销许可证;构成违反治安管理行为的,由公安机关依法给予治安管理处罚。

违反本法规定,对举报人以解除、变更劳动合同或者其他方式打击报复的,应当依照有关法律的规定承担责任。

第一百三十四条　食品生产经营者在一年内累计三次因违反本法规定受到责令停产停业、吊销许可证以外处罚的,由食品药品监督管理部门责令停产停业,直至吊销许可证。

第一百三十五条　被吊销许可证的食品生产经营者及其法定代表人、直接负责的主管人员和其他直接责任人员自处罚决定作出之日起五年内不得申请食品生产经营许可,或者从事食品生产经营管理工作、担任食品生产经营企业食品安全管理人员。

因食品安全犯罪被判处有期徒刑以上刑罚的,终身不得从事食品生产经营管理工作,也不得担任食品生产经营企业食品安全管理人员。

食品生产经营者聘用人员违反前两款规定的,由县级以上人民政府食品药品监督管理部门吊销许可证。

第一百三十六条　食品经营者履行了本法规定的进货查验等义务,有充分证据证明其不知道所采购的食品不符合食品安全标准,并能如实说明其进货来源的,可以免予处罚,但应当依法没收其不符合食品安全标准的食品;造成人身、财产或者其他损害的,依法承担赔偿责任。

第一百三十七条　违反本法规定,承担食品安全风险监测、风险评估工作的技术机构、技术人员提供虚假监测、评估信息的,依法对技术机构直接负责的主管人员和技术人员给予撤职、开除处分;有执业资格的,由授予其资格的主管部门吊销执业证书。

第一百三十八条　违反本法规定,食品检验机构、食品检验人员出具虚假检验报告的,由授予其资质的主管部门或者机构撤销该食品检验机构的检验资质,没收所收取的检验费用,并处检验费用五倍以上十倍以下罚款,检验费用不足一万元的,并处五万元以上十万元以下罚款;依法对食品检验机构直接负责的主管人员和食品检验人员给予撤职或者开除处分;导致发生重大食品安全事故的,对直接负责的主管人员和食品检验人员给予开除处分。

违反本法规定,受到开除处分的食品检验机构人员,自处分决定作出之日起十年内不得从事食品检验工作;因食品安全违法行为受到刑事处罚或者因出具虚假检验报告导致发生重大食品安全事故受到开除处分的食品检验机构人员,终身不得从事食品检验工作。食品检验机构聘用不得从事食品检验工作的人员的,由授予其资质的主管部门或者机构撤销该食品检验机构的检验资质。

食品检验机构出具虚假检验报告,使消费者的合法权益受到损害的,应当与食品生产经营者承担连带责任。

第一百三十九条　违反本法规定,认证机构出具虚假认证结论,由认证认可监督管理部门没收所收取的认证费用,并处认证费用五倍以上十倍以下罚款,认证费用不足一万元的,并处五万元以上十万元以下罚款;情节严重的,责令停业,直至撤销认证机构批准文件,并向社会公布;对直接负责的主管人员和负有直接责任的认证人员,撤销其执业资格。

认证机构出具虚假认证结论,使消费者的合法权益受到损害的,应当与食品生产经营者承担连带责任。

第一百四十条 违反本法规定,在广告中对食品作虚假宣传,欺骗消费者,或者发布未取得批准文件、广告内容与批准文件不一致的保健食品广告的,依照《中华人民共和国广告法》的规定给予处罚。

广告经营者、发布者设计、制作、发布虚假食品广告,使消费者的合法权益受到损害的,应当与食品生产经营者承担连带责任。

社会团体或者其他组织、个人在虚假广告或者其他虚假宣传中向消费者推荐食品,使消费者的合法权益受到损害的,应当与食品生产经营者承担连带责任。

违反本法规定,食品药品监督管理等部门、食品检验机构、食品行业协会以广告或者其他形式向消费者推荐食品,消费者组织以收取费用或者其他牟取利益的方式向消费者推荐食品的,由有关主管部门没收违法所得,依法对直接负责的主管人员和其他直接责任人员给予记大过、降级或者撤职处分;情节严重的,给予开除处分。

对食品作虚假宣传且情节严重的,由省级以上人民政府食品药品监督管理部门决定暂停销售该食品,并向社会公布;仍然销售该食品的,由县级以上人民政府食品药品监督管理部门没收违法所得和违法销售的食品,并处二万元以上五万元以下罚款。

第一百四十一条 违反本法规定,编造、散布虚假食品安全信息,构成违反治安管理行为的,由公安机关依法给予治安管理处罚。

媒体编造、散布虚假食品安全信息的,由有关主管部门依法给予处罚,并对直接负责的主管人员和其他直接责任人员给予处分;使公民、法人或者其他组织的合法权益受到损害的,依法承担消除影响、恢复名誉、赔偿损失、赔礼道歉等民事责任。

第一百四十二条 违反本法规定,县级以上地方人民政府有下列行为之一的,对直接负责的主管人员和其他直接责任人员给予记大过处分;情节较重的,给予降级或者撤职处分;情节严重的,给予开除处分;造成严重后果的,其主要负责人还应当引咎辞职:

(一)对发生在本行政区域内的食品安全事故,未及时组织协调有关部门开展有效处置,造成不良影响或者损失;

(二)对本行政区域内涉及多环节的区域性食品安全问题,未及时组织整治,造成不良影响或者损失;

(三)隐瞒、谎报、缓报食品安全事故;

(四)本行政区域内发生特别重大食品安全事故,或者连续发生重大食品安全事故。

第一百四十三条 违反本法规定,县级以上地方人民政府有下列行为之一的,对直接负责的主管人员和其他直接责任人员给予警告、记过或者记大过处分;造成严重后果的,给予降级或者撤职处分:

(一)未确定有关部门的食品安全监督管理职责,未建立健全食品安全全程监督管理工作机制和信息共享机制,未落实食品安全监督管理责任制;

(二)未制定本行政区域的食品安全事故应急预案,或者发生食品安全事故后未按规定立即成立事故处置指挥机构、启动应急预案。

第一百四十四条 违反本法规定,县级以上人民政府食品药品监督管理、卫生行政、质量监督、农业行政等部门有下列行为之一的,对直接负责的主管人员和其他直接责任人员给予记大过处分;情节较重的,给予降级或者撤职处分;情节严重的,给予开除处分;造成严重后果的,其主要负责人还应当引咎辞职:

(一)隐瞒、谎报、缓报食品安全事故;

(二)未按规定查处食品安全事故,或者接到食品安全事故报告未及时处理,造成事故扩大或者蔓延;

(三)经食品安全风险评估得出食品、食品添加剂、食品相关产品不安全结论后,未及时采取相应措施,造成食品安全事故或者不良社会影响;

(四)对不符合条件的申请人准予许可,或者超越法定职权准予许可;

(五)不履行食品安全监督管理职责,导致发生食品安全事故。

第一百四十五条 违反本法规定,县级以上人民政府食品药品监督管理、卫生行政、质量监督、农业行政等部门有下列行为之一,造成不良后果的,对直接负责的主管人员和其他直接责任人员给予警告、记过或者记大过处分;情节较重的,给予降级或者撤职处分;情节严重的,给予开除处分:

(一)在获知有关食品安全信息后,未按规定向上级主管部门和本级人民政府报告,或者未按规定相互通报;

(二)未按规定公布食品安全信息;

(三)不履行法定职责,对查处食品安全违法行为不配合,或者滥用职权、玩忽职守、徇私舞弊。

第一百四十六条 食品药品监督管理、质量监督等部门在履行食品安全监督管理职责过程中,违法实施检查、强制等执法措施,给生产经营者造成损失的,应当依法予以赔偿,对直接负责的主管人员和其他直接责任人员依法给予处分。

第一百四十七条 违反本法规定,造成人身、财产或者其他损害的,依法承担赔偿责任。生产经营者财产不足以同时承担民事赔偿责任和缴纳罚款、罚金时,先承担民事赔偿责任。

第一百四十八条 消费者因不符合食品安全标准的食品受到损害的,可以向经营者要求赔偿损失,也可以向生产者要求赔偿损失。接到消费者赔偿要求的生产经营者,应当实行首负责任制,先行赔付,不得推诿;属于生产者责任的,经营者赔偿后有权向生产者追偿;属于经营者责任的,生产者赔偿后有权向经营者追偿。

生产不符合食品安全标准的食品或者经营明知是不符合食品安全标准的食品,消费者除要求赔偿损失外,还可以向生产者或者经营者要求支付价款十倍或者损失三倍的赔偿金;增加赔偿的金额不足一千元的,为一千元。但是,食品的标签、说明书存在不影响食品安全且不会对消费者造成误导的瑕疵的除外。

第一百四十九条　违反本法规定,构成犯罪的,依法追究刑事责任。

第十章　附则

第一百五十条　本法下列用语的含义:

食品,指各种供人食用或者饮用的成品和原料以及按照传统既是食品又是中药材的物品,但是不包括以治疗为目的的物品。

食品安全,指食品无毒、无害,符合应当有的营养要求,对人体健康不造成任何急性、亚急性或者慢性危害。

预包装食品,指预先定量包装或者制作在包装材料、容器中的食品。

食品添加剂,指为改善食品品质和色、香、味以及为防腐、保鲜和加工工艺的需要而加入食品中的人工合成或者天然物质,包括营养强化剂。

用于食品的包装材料和容器,指包装、盛放食品或者食品添加剂用的纸、竹、木、金属、搪瓷、陶瓷、塑料、橡胶、天然纤维、化学纤维、玻璃等制品和直接接触食品或者食品添加剂的涂料。

用于食品生产经营的工具、设备,指在食品或者食品添加剂生产、销售、使用过程中直接接触食品或者食品添加剂的机械、管道、传送带、容器、用具、餐具等。

用于食品的洗涤剂、消毒剂,指直接用于洗涤或者消毒食品、餐具、饮具以及直接接触食品的工具、设备或者食品包装材料和容器的物质。

食品保质期,指食品在标明的贮存条件下保持品质的期限。

食源性疾病,指食品中致病因素进入人体引起的感染性、中毒性等疾病,包括食物中毒。

食品安全事故,指食源性疾病、食品污染等源于食品,对人体健康有危害或者可能有危害的事故。

第一百五十一条　转基因食品和食盐的食品安全管理,本法未作规定的,适用其他法律、行政法规的规定。

第一百五十二条　铁路、民航运营中食品安全的管理办法由国务院食品药品监督管理部门会同国务院有关部门依照本法制定。

保健食品的具体管理办法由国务院食品药品监督管理部门依照本法制定。

食品相关产品生产活动的具体管理办法由国务院质量监督部门依照本法制定。

国境口岸食品的监督管理由出入境检验检疫机构依照本法以及有关法律、行政法规的规定实施。

军队专用食品和自供食品的食品安全管理办法由中央军事委员会依照本法制定。

第一百五十三条 国务院根据实际需要，可以对食品安全监督管理体制作出调整。

第一百五十四条 本法自 2015 年 10 月 1 日起施行。

中国居民膳食营养素参考摄入量表(DRIs)

1.能量和蛋白质的 RNIs 及脂肪供能比

年龄（岁）	能量 Energy				蛋白质 Protein RNI(g)		脂肪(Fat)占能量百分比
	RNI(MJ)		RNI(kcal)				
	男	女	男	女	男	女	
0~	0.4MJ/kg		95kcal/kg *		1.5~3g/(kg.d)		45~50
0.5~	0.4MJ/kg		95kcal/kg		1.5~3g/(kg.d)		35~40
1~	4.60	4.40	1100	1050	35	35	35~40
2~	5.02	4081	1200	1150	40	40	30~35
3~	5.64	5.43	1350	1300	45	45	30~35
4~	6.06	5.83	1450	1400	50	50	30~35
5~	6.70	6.27	1600	1500	55	55	30~35
6~	7.10	6.67	1700	1600	55	55	30~35
7~	7.53	7.10	1800	1700	60	60	25~30
8~	7.94	7.53	1900	1800	65	65	25~30
9~	8.36	7.94	2000	1900	65	65	25~30
10~	8.80	8.36	2100	2000	70	65	25~30
11~	10.04	9.20	2400	2200	75	75	25~30
14~	12.00	9.62	2900	2400	80	80	25~30

续表

年龄(岁)	能量 Energy				蛋白质 Protein RNI(g)		脂肪(Fat)占能量百分比
	RNI(MJ)		RNI(kcal)				
	男	女	男	女	男	女	
18~							
体力活动 PAL▲							
轻	10.03	8.80	2400	2100	75	65	20~30
中	11.29	9.62	2700	2300	80	70	20~30
重	13.38	11.30	3200	2700	90	80	20~30
孕妇		+0.84		+200		+5,+15,+20	20~30
乳母		+2.09		+500		+20	20~30
50~							
体力活动 PAL▲							
轻	9.62	8.00	2300	1900	75	65	20~30
中	10.87	8.36	2600	2000	80	70	20~30
重	13.00	9.20	3100	2200	90	80	20~30
60~							
体力活动 PAL▲							
轻	7.94	7.53	1900	1800	75	65	20~30
中	9.20	8.36	2200	2000	75	65	20~30
70~							
体力活动 PAL▲							
轻	7.94	7.10	1900	1700	75	65	20~30
中	8.80	8.00	2100	1900	75	65	20~30
80	7.74	7.10	1900	1700	75	65	20~30

2. 常量和微量元素的 RNIs 或 AIs

年龄（岁）	钙 Ca AI(mg)	磷 p AI(mg)	钾 k AI(mg)	钠 Na AI(mg)	镁 Mg AI(mg)	铁 Fe AI(mg) 男	铁 Fe AI(mg) 女	碘 I RNI(ug)	锌 Zn RNI(mg) 男	锌 Zn RNI(mg) 女	硒 Se RNI(ug)	铜 Cu AI(mg)	氟 F AI(mg)	铬 Cr AI(ug)	锰 Mn AI(mg)	钼 N AI(ug)
0~	300	150	500	200	30	0.3		50	1.5		15(AI)	0.4	0.1	10		
0.5~	400	300	700	500	70	10		50	8.0		20(AI)	0.6	0.4	15		
1~	600	450	1000	650	100	12		50	9.0		20	0.8	0.6	20		15
4~	800	500	1500	900	150	12		90	12.0		25	1.0	0.8	30		20
7~	800	700	1500	1000	250	12		90	13.5		35	1.2	1.0	30		30
11~	1000	1000	1500	1200	350	16	18	120	18.0	15.0	45	1.8	1.2	40		50
14~	1000	1000	2000	1800	350	20	25	150	19.0	15.5	50	2.0	1.4	40		50
18~	800	700	2000	2200	350	15	20	150	15.0	11.5	50	2.0	1.5	50	3.5	60
50~	1000	700	2000	2200	350	15		150	11.5		50	2.0	1.5	60		
孕妇 早期	800	700	2500	2200	400	15		200	11.5		50					
孕妇 中期	1000	700	2500	2200	400	25		200	16.5		50					
孕妇 晚期	1200	700	2500	2200	400	35		200	16.5		50					
乳母	1200	700	2500	2200	400	25		200	21.5		65					

（凡表中数字空缺之处表示未制定该参考值）

3. 脂溶性和水溶性维生素的 RNIs 或 AIs

年龄(岁)	维生素 A VA RNI (ugRE)		维生素 D VD RNI (ug)	维生素 E VE AI(mg α-TE*)	维生素 B₁ VB1 RNI (mg)		维生素 B₂ VB2 RNI (mg)		维生素 B₆ VB6 AI (mg)	维生素 B₁₂ VB12 AI (ug)	维生素 C VC RNI (mg)	泛酸 Pantothenic acid AI (ug)	叶酸 Folic acid RNI (ugDFE*)	烟酸 Niacin RNI (mgNE)		胆碱 Choline AI (mg)	生物素 Biotin AI (ug)
	男	女			男	女	男	女						男	女		
0~	400		10	3	0.2		0.4		0.1	0.4	40	1.7	65	2		100	5
0.5~	400		10	3	0.3		0.5		0.3	0.5	50	1.8	80	3		150	6
1~	500		10	4	0.6		0.6		0.5	0.9	60	3.0	150	6		200	8
4~	600		10	5	0.7		0.7		0.6	1.2	70	3.0	200	7		250	12
7~	700		10	7	0.9		1.0		0.7	1.2	80	4.0	200	9		300	16
11~	700		5	10	1.2		1.2		0.9	1.8	90	5.0	300	12		350	20
14~	800	700	5	14	1.5	1.2	1.5	1.2	1.1	2.4	100	5.0	400	15	12	450	25
18~	800	700	5	14	1.4	1.3	1.4	1.2	1.2	2.4	100	5.0	400	14	13	500	30
50~	800	700	10	14	1.3		1.4		1.5	2.4	100	5.0	400	13		500	30
孕妇																	
早期	800		5	14	1.5		1.7		1.9	2.6	100	6.0	600	15		500	30
中期	900		10	14	1.5		1.7		1.9	2.6	130	6.0	600	15		500	30
晚期	900		10	14	1.5		1.7		1.9	2.6	130	6.0	600	15		500	30
乳母	1200		10	14	1.8		1.7		1.9	2.8	130	7.0	500	18		500	35

* α-TE 为 α-生育酚当量(α-Tocopherol Equivalent);DFE 为膳食叶酸当量(Dietary Folate Equivalent)
(凡表中数字空缺之处未制定该参考值)

4.蛋白质及微量营养素的 EARS

年龄（岁）	蛋白质 Protein（g/kg）	锌 Zn（mg）	硒 Se（ug）	维生素 AVA（ugRE#）	维生素 DVD（ug）	维生素 B₁VB₁（mg）	维生素 B₂VB₂（mg）	维生素 CVC（mg）	叶酸 Folic acid（ugDFE）
0~	2.25~1.25	1.5			8.8*				
0.5	1.25~1.15	6.7			13.8				
1~		7.4	17	300		0.4	0.5	13	320
4~		8.7	20			0.5	0.6	22	320
7~		9.7	26	400		0.5	0.8	39	320
		男 女				男 女	男 女		
11~		13.1 10.8	36	500		0.7	1.0	63	320
14~		13.9 11.2	40			1.0 0.9	1.3 1.0	75	320
18~	0.92	13.2 8.3	41			1.4 1.3	1.2 1.0	66	320
孕妇						1.3	1.4		320
早期		8.3	50						
中期		65	50						
晚期		+5	50						
乳母	+0.18	+10	65			1.3	1.4	96	
50~	0.92							75	450
									320

*0 岁~2.9 岁南方地区为 8.88ug，北方地区为 13.8ug

#RE 为拾荒醇当量（Retinal equivalent）

（凡表中数字空缺之处表示未制定该参考值）

5.某些微量营养素的 ULs

年龄(岁)	钙Ca(mg)	磷P(mg)	镁Mg(mg)	铁Fe(mg)	碘I(ug)	锌Zn(mg) 男 女	硒Se(ug)	铜Cu(mg)	氟F(mg)	铬Cr(ug)	锰Mn(mg)	钼Mo(ug)	维生素A VA(ugRE)	维生素D VD(ug)	维生素B1 VB1(mg)	维生素C VC(mg)	叶酸 Folic acid(ug DFE#)	烟酸 Niacin(mg NE*)	胆碱 Choline(mg)
0~				10			55		0.4							400			600
0.5~				30		13	80		0.8							500			800
1~	2000	3000	200	30		23	120	1.5	1.2	200		80			50	600	300	10	1000
4~	2000	3000	300	30		23	180	2.0	1.6	300		110	2000	20	50	700	400	15	1500
7~	2000	3000	500	30	800	28	240	3.5	2.0	300		160	2000	20	50	800	400	20	2000
11~	2000	3500	700	50	800	37 34	300	5.0	2.4	400		280	2000	20	50	900	600	30	2500
14~	2000	3500	700	50	800	42 35	360	7.0	2.8	400		280	2000	20	50	1000	800	30	3000
18~	2000	3500	700	50	1000	45 37	400	8.0	3.0	500	10	350	3000	20	50	1000	1000	35	3500
50~	2000	3500	700	50	1000	37 37	400	8.0	3.0	500	10	350	3000	20	50	1000	1000	35	3500
孕妇	2000	3000▲	700	60	1000	35	400						2400	20		1000	1000	35	3500
乳母	2000	3500	700	50	1000	35	400							20		1000	1000	35	3500

* NE 为烟酸当量 (Niacin Equivalent)

\#DFE 为膳食叶酸当量 (Dietary Folate Equivalent)

▲60 岁以上磷的 UL 为 3000mg。

（凡表中数字空缺之处未表示未制定该参考值）

参考书目

[1]餐饮业和集体用餐配送单位卫生规范.北京:中国法制出版社,2005.

[2]中国营养学会.中国居民膳食指南.拉萨:西藏人民出版社,2011.

[3]田克勤.食品营养与卫生.大连:东北财经大学出版社,2010.

[4]黄刚平.营养与卫生.北京:旅游教育出版社,2008.

[5]张怀玉,蒋建基.烹饪营养与卫生.北京:高等教育出版社,2008.

[6]葛可佑.中国营养师培训教材.北京:人民卫生出版社,2007.

[7]纪江红.家庭健康营养全书.北京:北京出版社,2004.

[8]杨月欣.中国食物成分表2004.北京:北京大学医学出版社,2005.

[9]杨月欣.中国食物成分表2002.北京:北京大学医学出版社,2002.

[10]郭红卫.营养与食品安全宝典.上海:复旦大学出版社,2009.

[11]翟凤英.我的平衡膳食.北京:北京大学医学出版社,2009.

[12]南俊华.餐饮业食品安全控制.北京:中国标准出版社,2005.

[13]孟凡乔,周陶陶等.食品安全性.北京:中国农业大学出版社,2005.

[14]葛可佑.中国营养科学全书.北京:人民卫生出版社,2006.

[15]吴坤.营养与食品卫生学.北京:人民卫生出版社,2005.

[16]国家食物与营养咨询委员会.主要食物营养成分表.www.sfncc.org.cn,2004-
    10-16.

责任编辑：郭珍宏

图书在版编目（CIP）数据

食品营养与安全卫生／赵建春主编. −北京：旅
游教育出版社，2013.6（2023.1重印）
新编高职高专旅游管理类专业规划教材
ISBN 978−7−5637−2598−4

Ⅰ．①食… Ⅱ．①赵… Ⅲ．①食品营养—高等职业教
育—教材 ②食品卫生—高等职业教育—教材 Ⅳ．①R15

中国版本图书馆 CIP 数据核字（2013）第 066509 号

新编高职高专旅游管理类专业规划教材

谢彦君　总主编

食品营养与安全卫生
（第2版）

赵建春　主编

出版单位	旅游教育出版社
地　　址	北京市朝阳区定福庄南里 1 号
邮　　编	100024
发行电话	（010）65778403 65728372 65767462（传真）
本社网址	www. tepcb. com
E-mail	tepfx@ 163. com
排版单位	北京旅教文化传播有限公司
印刷单位	唐山玺诚印务有限公司
经销单位	新华书店
开　　本	710 毫米×1000 毫米　1/16
印　　张	17.25
字　　数	270 千字
版　　次	2016 年 8 月第 2 版
印　　次	2023 年 1 月第 3 次印刷
定　　价	32.00 元

（图书如有装订差错请与发行部联系）